TOEVALLIGE ONTMOETINGEN

Toevallige ontmoetingen

Bio-ethiek voor een gehavende planeet

Kristien Hens

OpenBook
Publishers

https://www.openbookpublishers.com

© 2023 Kristien Hens

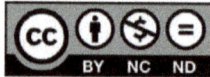

ISBN Paperback: 978-1-80064-888-3
ISBN Hardback: 978-1-80511-029-3
ISBN Digitaal (PDF): 978-1-80511-008-8
ISBN Digitaal e-book (EPUB): 978-1-80511-105-4
ISBN XML: 978-1-80511-064-4
ISBN HTML: 978-1-80511-036-1
DOI: 10.11647/OBP.0370

Omslagillustratie: *intuïtieve weergave van schimmel / vegetatieve samenwerkingen*.
Tekening door Christina Stadlbauer (2019).
Omslagontwerp: Jeevanjot Kaur Nagpal.

Vertaling door Luk Vanrespaille
Uitgegeven met steun van de Universitaire Stichting van België

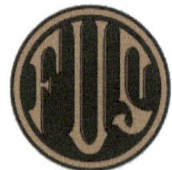

Inhoud

Opmerking aan de lezer over de keuze van de beelden en schetsen   vii

Voorwoord: Van Rensselaer Potter   ix

1. Een fundament voor de bio-ethiek:
Van Rensselaer Potters nalatenschap   1

2. Overzicht van de argumentatie   11

DEEL ÉÉN: WETENSCHAP   15

3. Onderzoeksethiek in al zijn vormen   19
     Het bizarre geval Paulo Macchiarini   19
     "What is philosophy for?"   24

4. Tegen elk dualisme   29
     De discussie over 'nature vs. nurture'   30
     Genen vs. omgeving   35
     Epigenetica   47

5. Ontwikkeling en ethiek   59
     Ontwikkeling en omgeving   59
     Ontwikkeling en ethiek   62

DEEL TWEE: TOEVAL EN CREATIVITEIT   75

6. Een hond is een hond is een hond: Over natuur en waarden   79

7. Een procesontologie voor de bio-ethiek   89
     Veronderstellingen en feitelijke gelegenheden   89
     Whiteheadiaanse dwalingen   95

8. Tijd, cultuur en creativiteit   101
    Time is of the essence   101
    Wereld-makend: creëren en gecreëerd worden   107

9. Symbiose en interdependentie   117

DEEL DRIE: ERVAREN   125

10. Medische ethiek en milieu-ethiek   129

11. Ziekten, stoornissen, handicaps en normen   133
    Ziekten, wat zijn dat en wat doet dat ertoe?   133
    Handicap   139
    Canguilhem en het wereld-makende van ziekteoordelen   142
    De vreemde zaak van de mensverbetering   147

12. Standpunten   163
    Epistemische standpunten en epistemische
    (on)rechtvaardigheden   164
    De rol van de bio-ethicus: diplomaten en idioten   171

DEEL VIER: PROBLEMEN   177

13. Terug naar het milieu   181

14. Zorgende verantwoordelijkheid   189

15. Onvergeten verleden   199

16. Een creatieve en toekomstgerichte bio-ethiek   205

DEEL VIJF: BIO-ETHIEK   211

17. Concepten: Risico's   215

18. Ontwikkeling: Autismeonderzoek   231

19. Trouble: Krokodillen en muizen   237

20. Creativiteit: Een game dat bio-ethici inspireert   245

Epiloog: Denken met …   251

Bibliografie   257

Index   271

Opmerking aan de lezer over de keuze van de beelden en schetsen

Beste lezer,

Hoe de beelden en schetsen in deze publicatie terechtgekomen zijn, ging als volgt:

Het was een kwestie van geluk en toeval dat het pad van de auteur en het onze elkaar kruisten. Wij, dat zijn kunstenaars en onderzoekers Christina Stadlbauer en Bart HM Vandeput (Bartaku). In onze praktijk verbinden en bevragen we disciplines, media en contexten. Kristien Hens vroeg ons om beeldmateriaal voor haar boek te leveren.

We gingen op die uitnodiging in, lazen het manuscript en zagen heel wat parallellen en verbindingen tussen onze praktijk en Kristiens werk. Meer bepaald doen onze veelvuldige samenwerkingen met wetenschappers gelijkaardige vragen rijzen als diegene die in dit boek zijn verwoord. In ons geval zetten ze artistieke onderzoeksprocessen in gang en vormen ze de basis voor tastbare kunstwerken.

Onze visuele bijdrage biedt een ander perspectief op het landschap dat Hens beschrijft. Dat houdt in dat de beelden niet zomaar 'illustraties' zijn bij de tekst maar eerder een aanvulling bij de analyse door de auteur. We hopen in het bijzonder dat ze helpen om alert bij de problemen te blijven die in het boek van Kristien Hens aan bod komen.

Bedankt Kristien, voor de uitnodiging om mee te werken aan deze publicatie!

Voorwoord
Van Rensselaer Potter

Waarin ik een van de oorspronkelijke bio-ethici voorstel

De doelstelling van dit boek is om bij te dragen tot de toekomst van onze soort door onze inzet voor de totstandkoming van een nieuwe tak van de wetenschap, de discipline van de bio-ethiek. Als er sprake is van 'twee culturen' die elkaar niet begrijpen — exacte wetenschappen en geesteswetenschappen — en als dat er mee de oorzaak van is dat onze toekomst onzeker lijkt, misschien dat het uitbouwen van het vakgebied van de bio-ethiek als brug tussen de twee culturen dan ook wel een 'brug naar de toekomst' slaat.[1]

—Van Rensselaer Potter (Rensselaer Potter, 1971, p. vii)

---

1   Alle citaten in dit werk zijn door ons vertaald op basis van de tekst zoals die in het oorspronkelijke boek is aangehaald, ook waar van de geciteerde bron anderstalige versies zouden bestaan. Voor de duidelijkheid krijgen zinnen of zinsdelen die in de lopende tekst worden aangehaald in de vertaling dubbele aanhalingstekens, hoewel het geen citaten in de letterlijke zin vormen. Zoals het ethici die pleiten voor creativiteit betaamt hanteren sommige auteurs wel eens een minder klassieke academische schrijfstijl. De vertaling probeert recht te doen aan hun creativiteit, maar — alweer voor de duidelijkheid —in een aantal van die gevallen gevolgd door de oorspronkelijke formulering, doorgaans tussen vierkante haken. (noot van de vertaler)

    https://doi.org/10.11647/OBP.0370.22

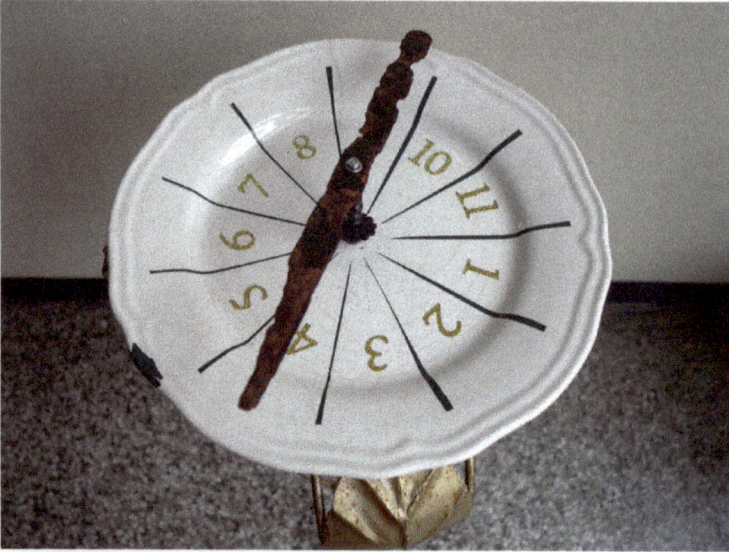

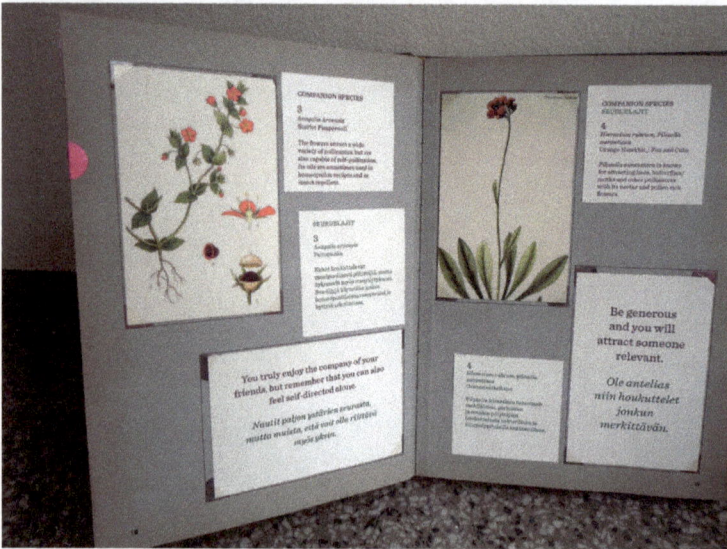

'Oefening ter inleving met het tijdsgebruik en de aanpassingsmogelijkheden van planten'plantaardige levensvormen'

Stadlbauer, C., 'The Phytonic Oracle. A tool to read into the future, based on selected plants from the FlowerClock', 2022. Fotos: Christina Stadlbauer, 2022[1]

1   Christina Stadlbauer, *The Phytonic Oracle*; participatieve installatie tijdens de tentoonstelling 'Plant Measures', Finlayson Art Area, Tampere (FI), 2022.

1. Een fundament voor de bio-ethiek

Van Rensselaer Potters nalatenschap

Hoe te leven op een gehavende planeet? Op die vraag antwoordden de auteurs die bijdroegen tot de bundel *Arts of Living on a Damaged Planet*, uitgegeven door Anna Tsing, Heather Swanson, Elaine Gan en Nils Bubandt, verschenen in 2017 (Tsing *et al.*, 2017). Terwijl ik dit schrijf, in 2022, woedt een pandemie die de mensheid overrompeld heeft. Voor veel ethici en beleidsmakers komt COVID-19 over als een waarschuwing. Hoe moet het nu verder? Hoe voorkomen we nog zwaardere rampen, of milderen we de gevolgen of leren we ermee te leven? Welke methoden gebruiken we daarbij? Welke ethische principes moeten ons daarbij leiden? Welke technologieën zijn geschikt? En hoe zullen die ons veranderen? Wat met mogelijke gezondheidscrisissen in de toekomst die te maken hebben met milieuvervuiling en klimaatverandering? De *bio-ethiek* is de discipline die zich ten gronde dat soort vragen stelt rond technologieën, gezondheid en biologie. Vandaag — we schrijven 2022 — is het meer dan ooit nodig om bio-ethisch na te denken over onze verantwoordelijkheid tegenover de toekomstige generaties, onze positie als menselijke diersoort in de biosfeer en de beperkingen van onze geneeskunde tegenover ernstige crisissen in de volksgezondheid. Tegelijk laat de hoofdstroom in de bio-ethiek, in de confrontatie met mogelijke toekomstige problemen, nog altijd na om die gelegenheid ten volle aan te grijpen.

Om te beginnen stonden bio-ethici zoals ikzelf onvoldoende stil bij het gesitueerde karakter van de bio-ethische kennis en reflectie. We

    https://doi.org/10.11647/OBP.0370.01

gingen ervan uit dat een gereedschapskist met wat Angelsaksische principes als autonomie en het goede doen (Beauchamp and Childress, 1979), of eerder continentale beginselen, waaronder waardigheid, zouden volstaan voor een ethische biomedische praktijk. We hebben soms opportuniteiten laten liggen om aansluiting te vinden bij andere waardesystemen en gemarginaliseerde standpunten. Zoals Henk Ten Have schrijft in *Bizarre Bioethics*:

> De bio-ethiek staat te ver af van de waarden van gewone mensen en te ver van de sociale context waarin de problemen zich stellen. De ethiek moet 'gehersocialiseerd' worden, dat wil zeggen in specifieke contexten gelokaliseerd, bijvoorbeeld nadenken over een situatie van armoede en onvoldoende toegang tot behandeling. (ten Have, 2022)

Ten tweede waren onze perspectieven misschien te oppervlakkig en vielen we te snel voor de lokroep van fantastische nieuwe technologieën. Misschien ging verhoudingsgewijs te veel aandacht naar de ethiek van designerbaby's terwijl het voortbestaan van de wereld zoals we die kennen bedreigd is. Tegelijk krijgt de mensheid wel te maken met nooit eerder geziene uitdagingen. Op het moment ik deze lijnen neerpen erkennen de meeste wetenschappers en politici dat het moeilijk wordt om de globale opwarming onder de 1,5 graad Celsius te houden. Het is zo goed als zeker dat de generaties na ons met ongeziene problemen geconfronteerd zullen worden. Aangezien gezondheid, milieu en nieuwe technologieën sinds lang onze onderzoeksonderwerpen zijn heeft bio-ethiek daarin een sleutelrol te spelen. Toch kwamen milieu- en ingenieursethiek op bio-ethische conferenties tot voor kort niet uit de marge. Vragen over ecologische rechtvaardigheid worden vaak overschaduwd door discussies over genetische privacy en de risico's van genetische modificatie. En inderdaad, *Arts of Living on a Damaged Planet* bevat bijdragen van kunstenaars, schrijvers en academici, gespecialiseerd in antropologie, geschiedenis, menswetenschappen, biologie, feministische filosofie, botanica, ecologie, literatuur en genetica, maar geen bio-ethici.

Sinds de tweede helft van de twintigste eeuw, is de bio-ethiek sterk beïnvloed door *Principles of Biomedical Ethics*, het boek van twee professoren van de universiteit van Georgetown (Beauchamp en Childress, 1979). Dat lanceerde de vier principes van de bio-ethiek die iedere beginnende student in de bio-ethiek voorgesteld krijgt:

autonomie, het goede doen, niet schaden en rechtvaardigheid. Sinds zijn verschijning heeft het werk ook kritiek gekregen, op goede gronden die in dit boek ook aan bod zullen komen: de principes zijn te Angelsaksisch, te westers, te *Global North*, te abstract ... Ze zouden aangevuld moeten worden met gesitueerde kennis en contextgevoelige informatie. Beauchamp en Childress waren het daar zelf van harte mee eens. De opdracht van de bio-ethiek met betrekking tot wetenschappen werd zelden in vraag gesteld. Bio-ethiek en de wetenschappen waartoe ze zich verhoudt worden gezien als twee gescheiden ondernemingen. Bio-ethici denken wel na over onderzoeksethiek en hoe op een ethische manier aan wetenschap te doen, door fraude tegen te gaan en de privacy en integriteit van de deelnemers aan het onderzoek te beschermen, maar we plaatsen zelden vraagtekens bij de vertrekpunten en doelstellingen van de wetenschap zelf. Volgens Henk ten Have heeft dit geleid tot een verminderd kritisch potentieel. De agenda van de bio-ethiek als dusdanig sluit aan bij "de sociale en culturele context waarin ze ontstaan is" zonder zich vragen te stellen bij de onderliggende waarden die de wetenschap sturen (ten Have, 2022, pp. 26–29). We staan niet vaak stil bij wat de wetenschap moet zijn, bij welk soort wetenschappen we moeten nastreven, of bij de toekomst waartoe dergelijke wetenschappen moeten leiden. Bio-ethiek en exacte wetenschappen worden gezien als praktijken met fundamenteel verschillende methoden en einddoelen. Alsof ze, met de woorden van C. P. Snow (Snow, 1993), tot *twee culturen* behoren.

De bio-ethiek werd niet altijd gezien als de dienstmaagd van wetenschappen en geneeskunde. Het loont de moeite om even terug te gaan in de geschiedenis van de 'bio-ethiek'. Een van de eersten die nadacht over ethiek en wetenschappen en de onafscheidelijke relaties tussen gezondheid en milieu was de Amerikaanse biochemicus en professor in de oncologie Van Rensselaer Potter (1911–2001), zoals Henk ten Have beschrijft in zijn boek *Wounded Planet* (ten Have, 2019). Potter schreef twee werken. In het eerste lag de focus op het overbruggen van de kloof tussen biologie en ethiek. In het tweede ontwikkelde hij een globale bio-ethiek die zowel maatschappelijke problemen omvat als eerder individuele bekommernissen. Die laatste worden gemakkelijker geassocieerd met de mainstream bio-ethiek zoals we die vandaag kennen. Zijn eerste boek, *Bioethics: Bridge to the Future*, verscheen in 1971

(Rensselaer Potter, 1971). Op dat moment werd de behoefte gevoeld om na te denken over een leefbare toekomst voor de mens. Rachel Carson had bijvoorbeeld in *Silent Spring* (Carson, 2002), haar boek uit 1962, al de potentieel desastreuze gevolgen van pesticiden beschreven.

Potter wilde "bijdragen tot de toekomst van de menselijke soort, door zijn inzet voor de totstandkoming van een nieuwe tak van de wetenschap, de discipline van de bio-ethiek". Zijn werk wordt vandaag in cursussen bio-ethiek vaak vergeten. Potters idee dat ethische waarden niet te scheiden vallen van biologische feiten wordt nu vaak als naïef en potentieel gevaarlijk bestempeld. Voor Potter moet een ethiek die ons helpt om te leven en te overleven op een gehavende planeet op biologische kennis gebaseerd zijn, vandaar *bio-ethiek*. Die biologische kennis kan in zijn ogen echter niet reductionistisch of deterministisch zijn. Potter argumenteert dat de biologie waarop onze kennis gebaseerd zou moeten zijn holistisch is en niet mechanistisch zoals in de twintigste eeuw de overheersende stroming was.

Binnen een dergelijke louter mechanistische visie is het vanzelfsprekend om de natuur en het leven te zien als manipuleerbare objecten waarmee geknoeid kan worden. Een biologische ethiek zou gebaseerd moeten zijn op ecologisch en ethisch holisme. Volgens Potter zit het leven vol toevalligheden, terugkoppelingen en wanorde. Die wanorde is de grondstof voor creativiteit, voor het potentieel van de ethische biologie om een toekomst voor de mensheid te bedenken en vorm te geven. We hebben leiders nodig die zowel opgeleid zijn in positieve wetenschappen als in menswetenschappen. Potter beschrijft een *raad voor de toekomst* en citeert Margaret Mead. We moeten de toekomst gebruiken als een basis om een gedeelde cultuur tot stand te brengen. Een dergelijke interdisciplinaire raad kan dienstdoen als een vierde macht, onafhankelijk van de wetgevende, uitvoerende en rechterlijke macht, en moet de toekomst veiligstellen.

In zijn tweede boek, *Global Bioethics*, toont Van Rensselaer Potter zich teleurgesteld over het feit dat de bio-ethiek die hem voor ogen staat maar niet van de grond komt (Rensselaer Potter, 1988). In plaats daarvan, zo schrijft hij, is bio-ethiek synoniem geworden voor medische ethiek. Volgens Potter zijn er twee soorten bio-ethiek, de medische bio-ethiek, met een visie op korte termijn, en de ecologische bio-ethiek die een langetermijnperspectief inneemt. De beide maken deel uit van de 'globale' bio-ethiek, die uitgaat van verschillende standpunten, waaronder ook het feministische. Zijn visies in het boek en dan vooral de nadruk die hij legt op het aanpakken van de overbevolking zijn soms validistisch en houden niet systematisch rekening met de perspectieven van het zuidelijk halfrond. Toch is de idee van een globale bio-ethiek die verder gaat dan de individuele relatie tussen dokter en patiënt en een langetermijnperspectief inneemt op het overleven van de mensheid als doelstelling verfrissend en broodnodig, nu meer dan ooit. Dat geldt ook voor de idee dat het leven, de wetenschap en de ethiek verweven zijn. Voor Potter is ethiek gebaseerd op wetenschap, zoals blijkt uit zijn uitspraak: "Als bezorgde exemplaren van de mensensoort 'horen' we rekening te houden met het 'zijn' van de draagkracht van de aarde en met het verbeteren en behouden ervan".[1] Er kan wijsheid schuilgaan in de biologie. Tegelijk moet de wetenschappelijke praxis gestuurd worden door ethiek en een verlangen om de mensheid te redden. Wetenschap en ethiek zijn op een niet-hiërarchische manier verweven.

Met dit boek wil ik de hoop en de dromen van Potter[2] ter harte nemen. In de voetsporen van Potter stel ik dat bio-ethiek en biologie fundamenteel verweven zijn en wil ik aantonen dat de bio-ethiek haar plaats aan de tafel van de wetenschap moet opeisen, vanaf de fase van het ontwerpen van nieuw onderzoek. Bio-ethiek is geen bijzaak. Ik pleit ook voor een bio-ethiek die verder kan en moet gaan dan de medische praktijk of randgevallen zoals genetisch bewerkte embryo's en die zich resoluut moet buigen over de dringende zaken, zoals de ecologische crisis. Ik gebruik gedachten van uiteenlopende denkers, uit recente en minder recente tijden die deze idee ondersteunen. Tegelijk denk ik dat Potters kader aan een update toe is. Ik heb daarvoor inspiratie gevonden in het feministische, posthumanistische denken en in de standpunttheorie of -epistemologie. Speculatieve bio-ethiek, een bio-ethiek voor de toekomst van de mensheid, is noodzakelijkerwijs ook een *intersectionele* bio-ethiek. Zij is toekomstgericht zonder utopistisch te zijn en neemt de problemen en de morsigheid van vandaag als vertrekpunt

---

1   Potter gebruikt 'ought' en 'is' om op een bondige wijze naar een prescriptieve versus descriptieve kijk te verwijzen.

2   Ik ben niet de eerste om dit te doen. Zie bijvoorbeeld het uitstekende boek van Henk ten Have *Wounded Planet* (ten Have, 2019). Ik zie mijn aanpak, waar ik de discussie aanga met de posthumanistische denkers, als complementair aan de zijne.

om iets beters te ontwikkelen. Potters ietwat problematische suggestie dat de bevolkingsaangroei stoppen het belangrijkste antwoord is, zal ik bijvoorbeeld niet volgen. Ik bied overigens helemaal geen 'oplossingen' aan. Ik pleit voor een bio-ethiek die zich daar bevindt waar de problemen zijn, *"staying with the trouble"*, zoals Donna Haraway (Haraway, 2016) zou zeggen. Snel oplapwerk en simpele oplossingen die de argumenten ontdoen van alle ballast zijn contraproductief.

Tegelijk is het niet mijn bedoeling om een 'stropop-bio-ethiek' te lijf te gaan. Dit boek is veeleer een reflectie op mijn lectuur van het voorbije decennium en een kritiek op mijn eigen eerdere werk dan dat het een karikatuur zou willen brengen van de bio-ethiek als vakdomein. In feite hoorden we de voorbije decennia almaar meer stemmen opgaan voor een kritischere bio-ethiek, waarbij vaak verwezen werd naar het fundamentele werk van Potter. Dit boek is net zo goed de beschrijving van een persoonlijk traject als een academisch werk. Omdat ik ervan uitga dat ook in de bio-ethiek gesitueerde kennis (en dus een kritische reflectie over de eigen gesitueerde kennis) ertoe doet, denk ik dat die aanpak gerechtvaardigd is. Ik sta in het krijt bij tal van grote denkers die gelijkaardige ideeën verkondigden. In haar briljante boek *Bio-ethics in the Age of New Media*, wijst Joanna Zylinska bijvoorbeeld drie kenmerken van de 'traditionele' of 'mainstream' bio-ethiek met de vinger: een zekere normativiteit, of in staat zijn aan te duiden wat het 'goede' is, het rationele menselijke subject dat een beslissing kan nemen en de bron is van die beslissing als vertrekpunt, en de behoefte aan universalisering en toepasbaarheid van het morele oordeel (Zylinska, 2009). Zylinska biedt een alternatief aan: ze is geïnspireerd door Emmanuel Levinas waar ze pleit voor een posthumanistische bio-ethiek van wat ze verantwoordelijkheid noemt voor "de oneindige andersheid (différence) van de Ander, als openheid en gastvrijheid" en vult die aan met inzichten uit cultuur- en mediawetenschappen. Haar kijk op het leven is ten diepste relationeel:

> Datgene waar we mee te maken hebben is echter niet zozeer een 'menselijk wezen' begrepen als een afzonderlijke, van haar lichaam ontdane morele eenheid maar veeleer een 'menswording': relationeel, samen opkomend met de technologie, materieel betrokken in sociaalculturele netwerken en verwant aan andere levensvormen (Zylinkska, 2009)

Ik zal ook pleiten voor een soort van posthumanistische bio-ethiek die de verwevenheid van alle levensniveaus omarmt, hoewel ik vertrek van andere denkers dan Zylinska.

Feministische bio-ethici zoals Hilde Lindemann hebben een pleidooi gehouden voor gesitueerde kennis en het mee opnemen van zorgperspectieven en ervaringskennis[3] (Lindemann, 2006; Lindemann, Verkerk en Walker, 2008). Onderzoekers zoals Jackie Leach Scully en Rosemarie Garland-Thomson wisten op overtuigende wijze een lans te breken voor het opnemen van een handicapperspectief in de bio-ethiek (Scully, 2008, 2012; Garland-Thomson, 2012).

Veel collega's hebben bovendien gesuggereerd dat bio-ethiek niet alleen over individuele relaties en verantwoordelijkheden zou mogen gaan. Ze moet ook het systeem waarbinnen ze functioneert in vraag stellen. Die collega's stelden een huwelijk voor tussen bio-ethiek en politieke filosofie. Joseph Millum en Ezekiel J. Emanuel stellen in hun boek *Global Justice and Bio-ethics* bijvoorbeeld dat bio-ethiek zich moet verwijderen van het parochialisme:

> De feiten achter de globalisering houden in dat een verantwoordelijke bio-ethiek werk moet maken van problemen van internationale reikwijdte. Uitbreiden van de reikwijdte van de beide theorieën, theorieën van rechtvaardigheid en de problemen van de bio-ethiek, in de richting van het wereldwijde strijdtoneel houdt in dat de problemen van beide nu in een nooit eerder geziene mate in elkaar grijpen. Als gevolg daarvan is het nu onmogelijk geworden om zich met veel van de dringendste problemen van de bio-ethiek bezig te houden zonder het ook over politieke filosofie te hebben (als dat vroeger al wél mogelijk was) (Millum en Emanuel, 2012).

In *Global Bioethics* verdedigt Henk ten Have een bio-ethiek die de impact erkent van de globalisering op de gezondheid en stelt hij vragen bij de sociale, economische en politieke context die de problemen op wereldwijde schaal produceert. In *Wounded Planet* laat ten Have zich inspireren door het werk van Van Rensselaer Potter, waar hij pleit voor een bio-ethiek die zich uitstrekt voorbij de biomedische ethiek en ook een ecologische of milieuethiek omvat (ten Have, 2019). In *Naturalizing*

---

3   Zie bijvoorbeeld het recente volume *The Routledge Handbook of Feminist Bioethics*, in een redactie van Wendy A. Rogers, Jackie Leach Scully, Stacy M. Carter, Vikki A. Entwistle en Catherine Mills (Rogers *et al.*, 2022).

Bioethics bepleiten de redacteurs, Hilde Lindemann, Marian Verkerk en Margaret Urban Walker, een nieuwe interpretatie van naturalisme in de bio-ethiek die ook gesitueerde kennis omvat en het analyseren van de machtsstructuren, eerder dan ervan uit te gaan dat kennis vanuit een archimedisch standpunt kan ontstaan:

> Ons naturalisme, echter, geeft helemaal geen voorrang aan institutioneel georganiseerde natuurwetenschappelijke en sociaalwetenschappelijke kennis maar buigt zich ook over de ervaringen van individuen in hun persoonlijke, sociale en institutionele leven. Ons naturalisme is ook op zijn hoede voor idealiseringen die voorbijgaan aan de sociale realiteit of voor een louter 'reflexieve' aanpak van de ethiek waarbij alleen nagedacht wordt over sommige, sociaal gezien doorgaans de meest geprivilegieerde standpunten over het juiste en het goede en morele idealen als autonomie, respect, het goede doenhet goede doen en rechtvaardigheid (Lindemann, Verkerk en Walker, 2008, p. 5).

In dit boek klim ik op de schouders van deze reuzen die de basis hebben gelegd voor het herdenken van de bio-ethiek, opdat ze relevant kan worden voor de uitdagingen die nu op ons pad komen. Ik ben ervan overtuigd, met de woorden van Potter en Joanna Zylinska, dat het mogelijk is om ons de bio-ethiek opnieuw toe te eigenen als een echte *ethiek van het leven*. Een dergelijke levensethiek omvat denken over de levens en de gezondheid van mensen en andere-dan-menselijke wezens, de macrokosmos en de verwevenheid van al die entiteiten. In wat volgt onderzoek ik hoe we ons de bio-ethiek moeten voorstellen als een discipline in tijden van supercomplexe problemen[4], gebruikmakend van ideeën uit de procesfilosofie, de biologie en het feministische posthumanisme.

Een dergelijke benadering impliceert dat de bio-ethiek een groots project wordt dat focust op interpersoonlijke en intersoortelijke relaties en tegelijk ook politiek is en, in de woorden van Isabelle Stengers, *kosmopolitisch* (Stengers, 2005). De omschrijving van de bio-ethiek als

---

4   Kelly Levin en collega's muntten de term 'supercomplex' [super wicked], om een nieuwe klasse van globale ecologische problemen te karakteriseren op basis van vier kerneigenschappen: de tijd dringt; diegenen die het probleem veroorzaken proberen ook met een oplossing te komen; de centrale overheid die nodig is om er werk van te maken is zwak of onbestaand; en we zien irrationeel uitstelgedrag, waardoor de antwoorden doorgeschoven worden naar de toekomst (Levin *et al.*, 2012).

een 'ontmoetingsplaats', zoals Onora O'Neill deed, is accurater dan ooit (O'Neill, 2002). Een en ander wil ook zeggen dat we de idee van Van Rensselaer Potter ernstig nemen over bio-ethiek als fundament dat alle niveaus van de wetenschappelijke praxis doordringt. Ik positioneer de bio-ethiek niet alleen tegenover de andere wetenschappen, exacte wetenschappen, filosofie en menswetenschappen, maar hanteer ook een specifiek concept van leven waarvan ik denk dat het de bio-ethiek moet sturen. Ik heb dat concept overgenomen van systeemdenkers als Stuart Kauffman, Donna Haraway en Lynn Margulis en de ontwikkelingssysteemtheorie en de procesfilosofie. Het kan contradictorisch lijken om te pleiten voor meer dialoog tussen de wetenschappen en de bio-ethiek en de filosofie, ook over uitgesproken conceptuele en fundamentele kwesties, en zich tegelijk al te bekennen tot een specifieke procesmatige benadering van het leven en het universum. Dat hoeft wellicht niet zo te zijn. Een procesgerichte visie biedt ons om te beginnen een zienswijze op wetenschap die tegelijk het historische karakter van een specifieke denktrant erkent én de idee dat het erkennen daarvan nog niet hoeft te betekenen dat we het eens moeten zijn met de idee dat alles relatief is. Tegelijk sluit een nieuw-materialistische of procesvisie op materie en leven ook de ethiek en de wetenschap in haar hart. Wetenschap gaat net zo goed over maken van de wereld als over het beschrijven ervan en beschrijven is zelf een vorm van *"world-making"*. De wetenschap op het juiste spoor krijgen staat niet los van nadenken over welke toekomst we willen. Bij die verbinding zijn bio-ethici op hun plek.

2. Overzicht van de argumentatie

In het eerste deel van het boek, *Wetenschap*, stel ik voor om bio-ethiek en wetenschapsfilosofie, meer in het bijzonder de filosofie van de biologie, dichter bij elkaar te brengen. Ik zal aantonen dat de concepten en de context op orde krijgen voor een wetenschapper al de eerste ethische stap is. De praktijk van een wetenschapsfilosoof en een bio-ethicus verschilt dus onderling niet zo erg, hoezeer ook een kloof tussen de disciplines lijkt te gapen. Ik zal het voorbeeld aanhalen van de genen en een ontwikkelingsgerichte benadering van genen om dit aan te tonen. Zodra een onderzoekstraject wordt uitgezet is er van meet af aan plaats aan tafel voor een filosoof of ethicus. Die filosoof of ethicus zal dienstdoen als een welwillende horzel, om erop toe te zien dat de gebruikte concepten, wezen het genen, autisme, of ontwikkeling ..., rechtlijnig zijn en door de onderzoekers in die interdisciplinaire projecten op een consistente manier gebruikt worden. Ik zal wijzen op tal van problemen die zich stellen bij onderzoeksprojecten en hoe deze achterhaalde en dualistische visies op het leven ondersteunen die niet bevorderlijk zijn voor een progressieve wetenschapsbeoefening. Een ethische onderzoekspraktijk is zelfreflexief. Ik stel, misschien overhaast, dat dit in het geval van genen moet samengaan met een ontwikkelingsgericht en dynamisch langetermijnperspectief op het leven.

In het tweede deel van het boek, *Toeval en Creativiteit*, blijf ik op het pad van een ontwikkelingsgerichte kijk op het leven. Ik argumenteer dat een dergelijke kijk impliceert dat de bio-ethiek minder focust op wat we kunnen controleren, bijvoorbeeld wat we uit onze genen kunnen afleiden en meer op de omgang met toeval en onzekerheid. Ik gebruik ideeën van Alfred North Whitehead en de procesfilosofie om een representationele benadering van de bio-ethiek in vraag te stellen. Ik beschrijf concepten van Stuart Kauffman en anderen om aspecten van creativiteit in het leven in te voeren en aan te tonen hoe zij het leven

 https://doi.org/10.11647/OBP.0370.02

zien als fundamenteel creatief. Ik beschrijf ook nieuw-materialistische snijvlakken van ethiek, ontologie en epistemologie, om ervoor te pleiten dat de ethiek, net vanwege deze creativiteit van het leven en het universum, bij dat hele traject betrokken zou worden. Meer zelfs, organismen en praktijken beschrijven en kiezen hoe dat te doen is niet louter een kwestie van representatie maar creëert mogelijkheden voor de toekomst van onze wereld. Leven is creatieve oplossingen vinden en nadenken over de wereld die we met onze praxis willen creëren. Elke 'toevallige ontmoeting' draagt mogelijkheden in zich. Onze keuzen en onze woorden zijn ten diepste ethisch. Het feit dat we onze werelden maken volgens de dingen en schepselen die we ontmoeten en zo dus ook onszelf maken, betekent dat het leven begrijpen neerkomt op het ervaren begrijpen.

In het derde deel van het boek, *Ervaren*, keer ik terug naar een van de centrale principes van de bio-ethiek, dat van de bio*medische ethiek*. Ik beschrijf er hoe een rijke literatuur ontstond rond ziekteconcepten in de filosofie van de geneeskunde — begrijpen wat we bedoelen met gezondheid en ziekte beïnvloedt hoe we denken over de ethiek van de geneeskunde. Vanuit mijn betrokkenheid op ontwikkeling en procesfilosofie zal ik een door en door biologische en normatieve manier beschrijven van denken over pathologie en gezondheid, namelijk die van Georges Canguilhem. Mijn conclusie zal zijn dat, als we normativiteit van concepten zoals pathologie ernstig willen nemen, we aandacht moeten hebben voor ervaringen en gesitueerde kennis. Die gevoeligheid voor ervaringen is relevant in de ontmoeting tussen een individuele patiënt en haar of zijn of hun zorgverlener en bij het beoordelen van de impact van systemische beslissingen. Borg staan voor een ethische wetenschappelijke en klinische praktijk houdt ook in dat expliciet aandacht besteed wordt aan hen die in de gezondheidszorg gemarginaliseerde posities innamen en dat hun standpunten mee opgenomen worden. Als we willen begrijpen wat ziekte en gezondheid voor verschillende mensen betekenen moeten we ons ernstig gaan bezighouden met diegenen die miskend werden.

De gesitueerdheid erkennen van algemene, klinische en wetenschappelijke kennis in het bijzonder, betekent dat de bio-ethische praktijk intersectioneel moet zijn. In het vierde deel, *Problemen*, ontwikkel ik ideeën rond intersectionele en speculatieve bio-ethiek. Ik gebruik

Donna Haraways begrip '*Staying with the Trouble*' om te pleiten voor een bio-ethiek die niet streeft naar snelle oplossingen of gemakkelijke antwoorden op complexe vragen. Dat betekent zorg dragen voor een dergelijke toekomst en denken met filosofen, wetenschappers en iedereen van wie de belangen in het geding zijn. In een geruïneerde wereld zijn het private en het politieke intrinsiek met elkaar verweven. In tijden van existentiële bedreigingen zijn principes en morele theorieën nuttige instrumenten die ons helpen om specifieke problemen aan te pakken maar ze garanderen geen duidelijke antwoorden. Onze focus moet liggen op een leefbare toekomst voor iedereen, menselijk en anders-dan-menselijk. Hoe we tot zulk een toekomst komen is niet zozeer een puzzel die om een oplossing vraagt dan wel een oefening in creativiteit en speelsheid. Bij de problemen blijven betekent tegelijk ook onszelf zien als probleem en nadenken over de problemen die we veroorzaken. Het betekent zich bewust zijn van het wereld-makende van mensen- en andere wezens. In het vijfde deel gebruik ik de concepten risico, autismeonderzoek, dierenethiek en mijn eigen reis doorheen een computerspel als voorbeelden van praktische ethische vragen en methodieken die ons er moeten toe aanzetten om bij de problemen te blijven van onze eigen beperkingen en die van de wereld.

Dit boek is niet het resultaat van de solipsistische onderneming van één academische filosoof. De titel, *Toevallige Ontmoetingen,* verwijst net zo goed naar al diegenen die instrumenteel geweest zijn bij het tot stand komen van de ideeën in dit boek als van de specifieke visie op leven en creativiteit die eruit blijkt. Het is dus opgedragen aan alle vrienden en vrienden geworden collega's die mijn denken hebben vormgegeven. 'Chance' (spreek uit 'sjans') is mooi Nederlands of veeleer Vlaams voor 'geluk'. Ik prijs me gelukkig te mogen samenwerken met een schitterend team van inspirerende mensen. Beste team, beste collega's ... jullie weten om wie het gaat ... Dit boek is even goed van jullie als van mij.

DEEL ÉÉN: WETENSCHAP

Waarin ik de diepe verwevenheid van ethiek en wetenschap beschrijf.

De wetenschappen van het Antropoceen zitten te veel opgesloten in restrictieve systeemtheorieën en binnen evolutionaire theorieën die de moderne synthese genoemd worden en die, in al hun uitzonderlijke belangrijkheid, bewezen hebben niet in staat te zijn om goed na te denken over sympoiesis, symbiose, symbiogenese, ontwikkeling, *webbed ecologies* en microben. Dat zijn een hoop problemen voor een geschikte evolutionaire theorie.

— Donna Haraway (Haraway, 2016, p. 49)

Ik tref daar niets aan dat geen natuur is. Alles is natuur. De kosmos is natuur. Alles wat ik maar kan bedenken is natuur.

— Ailton Krenak (Krenak, 2020, p. 7)

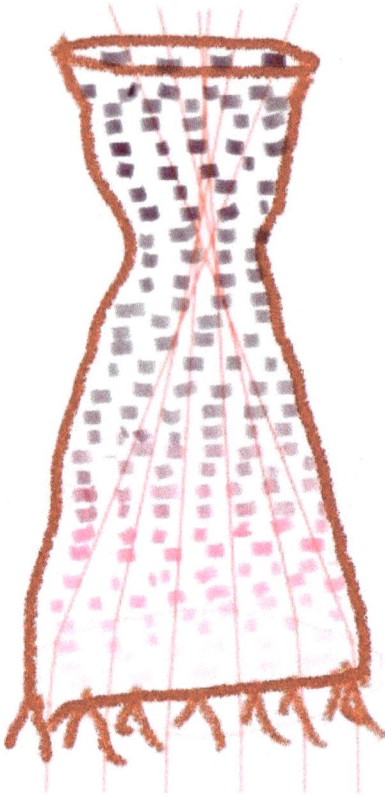

'Microbiële seizoenskleuren in een koeltoren van een nucleaire kerncentrale'

Hoe uitdrukking geven aan de relaties van micro-organismen in de koeltoren van een elektriciteitscentrale en het milieu.

Uit: kunst_onderzoek over de inleving met microben in koeltorens en longen.

Sketch door Bartaku, 2022[1]

---

1   Deze schets is een deel van een nieuwe transdisciplinair kunst_onderzoeksproject over microbiota in koeltorens door Bartaku. En partners. Gemaakt tijdens een residentie bij wpZimmer, Antwerpen, 2022, https://wpzimmer.be/nl/residencies/diversifying-and-locating-relocation/

In dit deel neem ik mij voor om de diepe verwevenheid van wetenschap en ethiek te beschrijven, samen met wat dit betekent voor de bio-ethiek. Ik doe dit niet vanuit een 'wetenschappen en waarden'-of poststructuralistisch perspectief. In de eerste plaats wil ik de positie te herzien die bio-ethiek inneemt tegenover de wetenschap en stel voor om bio-ethiek te benaderen als een onderneming in de geest van Van Rensselaer Potter. Dat betekent dat het werk van de bio-ethicus al begint bij het opzetten van een onderzoeksproject. Ten tweede gebruik ik het onderwerp 'genen' als een voorbeeld van hoe bepaalde ideeën over biologie ons denken over ethiek hebben vormgegeven. Genen bieden me ook de kans om mijn ontologische gehechtheid voor te stellen aan ('epigenetische') ontwikkelingsperspectieven op organismen.

3. Onderzoeksethiek in al zijn vormen

Het bizarre geval Paulo Macchiarini

Van Rensselaer Potter, biochemicus en oncoloog, beschouwde wetenschap en ethiek niet als afzonderlijke ondernemingen. In zijn boek uit 1971, *Bioethics, A Bridge to the Future*, legde hij uit dat bio-ethiek een brug moet slaan tussen exacte en mensenwetenschappen, zodat een waarlijk ethische wetenschap en ethiek kunnen ontstaan die ernaar streven om zulk een wetenschap mogelijk te maken (Rensselaer Potter, 1971). In zijn visie is bio-ethiek niet zonder meer biomedische ethiek, gefocust op kwesties als instemming en risico's, maar gaat het om het fundament waarop goede wetenschap gebouwd is. Veel ethici en wetenschappers vonden dat standpunt achteraf wat simplistisch: wetenschap en ethiek blijven afzonderlijke disciplines met verschillende doelstellingen en methodieken. Bio-ethici worden bijvoorbeeld verwelkomd in biomedische onderzoeksprojecten, om na te denken over deugdelijke instemmingsprocedures en, als het projectteam daarvoor openstaat, om er stakeholders bij te betrekken en de opvattingen van patiënten en het brede publiek te bevragen. Het idee dat ethici en filosofen kunnen bijdragen tot het verstevigen van het conceptuele kader waarop een onderzoeksproject gebaseerd is, vindt geen ruime verspreiding. Het is zeker zo dat wetenschapsfilosofen net dat op zich hebben genomen maar hun conceptuele werk wordt maar zelden bekeken in het licht van zijn ethische relevantie. In wat volgt stel ik dat bio-ethici, wetenschapsfilosofen en wetenschappers nauw kunnen en moeten samenwerken. Ik zal het voorbeeld van de genen en concepten van genen gebruiken om te illustreren waarom het denken over conceptuele

     https://doi.org/10.11647/OBP.0370.03

fundamenten van het grootste belang is voor bio-ethici en waarom ze de handen in elkaar moeten slaan met wetenschapsfilosofen en een plek opeisen aan de ontwerptafel, waar biomedische en wetenschappelijke projecten in de steigers worden gezet.

Een van de grootste schandalen in de onderzoeksethiek is de zaak van de Italiaanse thoraxchirurg Paulo Macchiarini (De Block, Delaere en Hens, 2022). Macchiarini beweerde ontdekt te hebben hoe een donorluchtpijp en zelfs een kunsttrachea met stamcellen van de patiënt erop geënt in levende personen konden worden ingeplant. Hij voerde die operaties uit op verschillende patiënten met beschadigde luchtpijpen. Zeven van de acht patiënten die een artificiële luchtpijp getransplanteerd kregen stierven door die procedure en dat heeft ertoe geleid dat Macchiarini in het najaar van 2020 beschuldigd werd van zware mishandeling. In discussies over de zaak lag de focus op hoe de charismatische charlatan Macchiarini prestigieuze tijdschriften, geldschieters en gereputeerde universiteiten bij de neus had genomen. De media besteedden bijvoorbeeld veel aandacht aan hoe hij de NBC televisieproducer Benita Alexander liet denken dat ze in Italië zouden trouwen, een huwelijk ingezegend door de paus zelf. Macchiarini werd ontmaskerd door verschillende klokkenluiders en door de niet-aflatende inspanningen van zijn Belgische confrater Pierre Delaere, die verscheidene brieven schreef naar de tijdschriften die Macchiarini's onderzoek gepubliceerd hadden en naar de ethische commissie aan het Karolinska-instituut in Zweden, Macchiarini's werkgever.

Toch zou het verkeerd zijn om de zaak Macchiarini louter te zien als een uitzonderlijk geval van mythomanie en oplichterij. Uiteraard zijn het bedrog en de tragische gevolgen verreikend en stuitend. Tegelijk moet er ook iets geweest zijn in de obsessie van al die Macchiarini-aanhangers, zeer vaak wetenschappers, dat zulk een schandaal heeft mogelijk gemaakt. Meer zelfs ... Dezelfde attitude heeft wel vaker geleid tot enthousiasme in specifieke modieuze en beloftevolle domeinen van de geneeskunde, zoals het stamcelonderzoek of de genetica in het algemeen. Ze heeft echter ook geleid tot onderfinanciering in minder 'sexy' takken van de wetenschap, zoals onderzoek naar infectieziekten. Een dergelijk enthousiasme voor randwetenschap is begrijpelijk: we willen graag geloven in de vooruitgang van de wetenschap en in het talent van wetenschappers om grootse dingen te verwezenlijken. Mensen die dat enthousiasme temperen worden weggezet als spelbedervers of zelfs luddieten.

Professor Pierre Delaere, zelf thoraxchirurg, had als zo'n pretbederver gezien kunnen worden, toen hij het in 2015 had over de onmogelijkheid van Macchiarini's werkwijze. Hij stelde dat de techniek die Macchiarini bedacht had logisch onmogelijk was, door de aard zelf van de luchtpijp, als een complexe dooraderde structuur en niet gewoon een losstaande buis. De aanpak kon alleen resulteren in lijden en dood. Hij kreeg van de ethische commissie het volgende antwoord:

> We menen dat de problemen die Professor Delaere aankaart niet zozeer onderzoeksethisch maar eerder van wetenschapsfilosofische aard zijn. Tegen de achtergrond van de onderzochte problemen komt de Ethics Council dan ook tot het besluit dat de beschuldigingen van wetenschapsfraude die Professor Delaere naar voren schuift ongegrond zijn.

Dat antwoord is veelzeggend maar tegelijk ook niet verrassend. Het werpt een licht op wat geacht wordt de taak te zijn van ethici en ethische onderzoekscommissies. Hun job, zo suggereert het citaat, is om onderzoeksaspecten te beoordelen, waaronder geïnformeerde toestemming, risico-evaluatie en beleid inzake het terugrapporteren van resultaten. Ook die aspecten waren in het geval van Macchiarini suboptimaal. Toch lijkt men aan te nemen dat het niet de taak is van ethici of van een ethische commissie om de conceptuele grondslagen van de wetenschap zelf in vraag te stellen. Het citaat laat verstaan dat *wetenschapsfilosofen* iets te zeggen kunnen hebben over die grondslagen. De specifieke taak van die wetenschapsfilosofen in het proces van de ethische goedkeuring blijft evenwel in het midden. Het lijkt alsof we de wetenschap haar conceptuele zaken zelf moeten laten afhandelen.

We kunnen ons echter de vraag stellen wiens werk dat is. In fundamenteel onderzoek kunnen hypothesen bevestigd of verworpen worden door nieuw onderzoek. Doorgaans kan fundamentele wetenschapsbeoefening weinig kwaad voor mensen, hoewel de praktische toepassingen van dergelijke wetenschap wel grote schade kunnen aanrichten. Toch blijft de vraag of er geen sprake is van een morele plicht om te garanderen dat onderzoek op zijn minst plausibel is, gegeven de schaarse beschikbare middelen om onderzoeksprojecten te financieren. Denk bijvoorbeeld maar aan het Human Brain Project, een tienjarig onderzoeksproject gefinancierd door de Europese Commissie. Met dat project wilde men de menselijke hersenfunctie simuleren in een computer, om een beter beeld te krijgen van het ontstaan van aandoeningen zoals Alzheimer. Twee jaar later rezen echter vragen over de doelstellingen en onderliggende hypothesen en projectleider Henry Markram moest een stap opzij zetten (Frégnac en Laurent, 2014). Projecten als deze worden vaak voorgesteld als risicovolle wetenschap — wetenschap die een grote kans loopt om te falen — maar tegelijk ook met een immens potentieel. Daarom moet er geld gaan naar dergelijke randwetenschap. We zouden anders grote kansen kunnen missen. Toch blijft het een dunne lijn tussen wetenschap die tegelijk risico- en beloftevol is en pure nepwetenschap. Toen de Italiaanse neurochirurg Sergio Canavero aankondigde voor het eerst een 'hoofdtransplantatie' te willen uitvoeren werd dat door de bio-ethicus Arthur Caplan wel als 'fake news' en onethisch weggezet (Caplan, 2017). Je zou wel gek moeten zijn om onderzoek naar hoofdtransplantaties te financieren. En toch zijn zowel die hoofdtransplantaties als het Human Brain Project gebaseerd op dezelfde foute aannames. Die suggereren dat wie we zijn, ons kenvermogen en onze identiteit primair gebaseerd zijn op onze hersenen. We gaan ervan uit dat de rest van ons lichaam een instrument is dat we gemakkelijk kunnen vervangen door het lichaam van iemand anders of door een computer. In het geval van het Human Brain Project komt daar bovendien de aanname bovenop dat de werking van ons brein op een computer gesimuleerd kan worden. Die filosofische aannames worden onderzocht door de filosofie van de geest en van de biologie, waar de bestaande wetenschappelijke en filosofische argumenten kritisch tegen het licht gehouden worden. De doenbaarheid of zelfs de geschiktheid van een brein simuleren in een computer is twijfelachtig, door de wankele fundamenten waarop de idee berust. Het is zeer waarschijnlijk dat mensen en organismen met hersenen in het algemeen niet (enkel) hun brein zijn maar hun hele lichaam. Net zo waarschijnlijk is het dat cognitie niet werkt 'zoals een computer'. Misschien zijn artificiële intelligentie, of zelfs de zogeheten 'sterke' artificiële intelligentie mogelijk, als we het tenminste eens raken over de betekenis van het concept 'intelligentie' zelf. In ieder geval zal ook die sterke intelligentie niet analoog zijn aan menselijke hersenen en niet bereikt worden door de hersenfuncties na te bootsen. Zoiets als het Human Brain Project had daarom afgewezen moeten worden en dat precies op grond van argumenten uit de wetenschapsfilosofie.

Hetzelfde geldt voor experimentele klinische procedures zoals die van Paulo Macchiarini. De bezwaren van Pierre Delaere waren inderdaad 'wetenschapsfilosofisch' van aard: hij argumenteerde dat de uitgevoerde operaties principieel tot mislukken gedoemd waren. Omdat we te maken hebben met een klinische praktijk waarbij patiëntprocedures komen kijken zijn de ethische implicaties meteen vanzelfsprekend. Een risico-evaluatie door een ethische commissie moet niet alleen de voor- en nadelen van een techniek afwegen. Het is juist dat zo'n procedure veel mensen kan helpen, als ze zou werken. Delaeres argumenten tonen achter aan dat de zaak Macchiarini niet te vergelijken is met de eerste harttransplantaties, die het risico waard waren omdat die procedure in principe kon werken. Aan de transplantatie van een kunstluchtpijp zitten geen potentiële voordelen als er geen kans bestaat dat de ingreep zal werken. Bij prestigieuze onderzoeksprojecten, zoals het Human Brain Project, waar de gevaren niet meteen een impact hebben op eigenlijke patiënten, staan we evenwel voor de ethische imperatief om te zorgen voor conceptueel deugdzame gronden. Conceptuele reflectie in de geneeskunde was het werk van geneeskundefilosofen en clinici die aan filosofie van de geneeskunde doen, zoals Edmund D. Pellegrino, Jeffrey P. Bishop en H. Tristram Engelhardt, *Journal of Medicine and Philosophy* en de boekenreeks *Philosophy and Medicine*. Ik kom in hoofdstuk 11 terug op een aantal concepten uit de filosofie van de geneeskunde. Wat de zaak Macchiarini duidelijk gemaakt heeft is dat conceptueel werk ook voor de onderzoeksethiek relevant is en zelfs levens kan redden.

Tijdens het schrijven van dit boek woedde de COVID-19-pandemie nog steeds in volle kracht. Dat een door een virus veroorzaakte infectieziekte wereldwijd zulke verwoestende gevolgen kan hebben moet zowel voor wetenschappers als bio-ethici een *wake-up call* zijn. Uiteraard hebben veel landen van oudsher virale en andere epidemieën gekend. Toch moeten we ons afvragen of westerse hybris er niet de oorzaak van is dat onderzoeksfinanciering, het onderzoek zelf en de bio-ethiek eerder interesse vertoonden voor technologieën en wetenschappen op het vlak van stamcellen, genetica en computationele breinmodellen. We kunnen alleen speculeren hoe het de wereld vergaan zou zijn, mocht meer onderzoek hebben plaatsgevonden naar de mechanismen van infectieziekten of coronavirussen. Daarom stel ik dat ethici die zich bezighouden met de ethiek van de wetenschappelijke praktijk het tot hun taak moeten durven rekenen om ook de onderliggende aannames van die wetenschap in vraag te stellen. Ik pleit daarom voor informatie-uitwisseling tussen wetenschapsfilosofie en bio-ethiek, om de wetenschap waarover ze nadenken te verbeteren.

"What is philosophy for?"

In de voorgaande paragrafen heb ik geargumenteerd dat het niet volstaat, als we het ethische gehalte van een specifiek onderzoeksprotocol willen beoordelen, om de wetenschap zelf als vanzelfsprekend te beschouwen en te focussen op de onderzoeksdoelstellingen en kwesties als de integriteit van het onderzoek. Integendeel, de ethiek moet er naar streven om ook over conceptuele aspecten na te denken. In deze pandemische omstandigheden, in het licht van 'fake news', complotdenken en vaccinatiescepsis, die stuk voor stuk de strijd tegen het virus bemoeilijkt hebben, hebben we vaak gehoord dat de wetenschap het wel het beste zal weten en onwetendheid moet tegengaan. Ik ben het in principe eens met die stelling maar dat wil nog niet zeggen dat wetenschappers nooit fouten maken of dat concepten en aannames in wetenschappelijke projecten altijd duidelijk en solide zijn. Verder in dit eerste deel zal ik de voorbeelden van 'nature & nurture' (aanleg en aanpak) en van genen en omgeving gebruiken om aan te tonen hoe schijnbaar duidelijke concepten, als men ze wat kritischer onderzoekt, niet langer zo rechtlijnig blijken.

Ik wil aantonen dat een deel van de opdracht van de bio-ethiek eruit bestaat na te denken over concepten en veronderstellingen in de biologische en biomedische wetenschappen, een klus die traditioneel de wetenschapsfilosofen toekwam. We kunnen ons echter afvragen of de filosofie opgewassen is tegen die taak. Filosofen kunnen inderdaad onderzoeken welke argumenten wetenschappers gebruiken en zelfs hoe ze naar de realiteit kijken. Maar kunnen filosofen wetenschappelijke concepten beoordelen? Misschien is het net zo goed een vorm van hybris om te denken dat filosofen een plaats verdienen tussen de wetenschappers, van zodra ergens een onderzoeksprotocol uitgetekend wordt. Filosofen moeten niet beweren dat ze alles weten over de basis van de technieken die daarbij uitgebreid aan bod komen. Hun plaats is in de marge en ze kunnen maar beter dankbaar zijn dat ze een plaats krijgen aan de ontwerptafel. Toch denk ik dat de weerstand tegen filosofen en andere menswetenschappers vanaf de ontwerpfase van een project ongefundeerd is. Net omdat filosofen – of in mijn geval een ethicus – het vakjargon niet perfect beheersen is hun aanwezigheid in dit stadium zo waardevol. Ze kunnen verduidelijkingen vragen bij inconsistenties en fungeren als welwillende horzels bij wetenschapsprojecten. Ze nemen geen concepten of vooronderstellingen aan als zijnde vanzelfsprekend en stellen vervelende conceptuele vragen, zoals Socrates, de oerhorzel van Athene, dat deed in de Griekse samenleving. Tegelijk moeten filosofen in vertrouwen, welwillend en als collega's samenwerken met de wetenschappers, met wie ze dezelfde doelstelling delen. De relatie tussen filosofen en ethici enerzijds en exacte wetenschappers anderzijds is veeleer symbiotisch dan parasitair. Bovendien kunnen filosofen verschillende vormen van kennis identificeren die nodig zijn om een fenomeen in al zijn aspecten te kunnen vatten. In Deel Drie zal ik betogen dat een ethische levenswetenschap automatisch het onderzoeken van ervaringen en verschillende manieren van denken impliceert. Filosofie, en in de ruimere zin de menswetenschappen, kunnen dit als een waardevolle component toevoegen aan een onderzoeksproject.

De lezer kan bezwaar maken tegen de filosofie en de ethiek waarnaar ik hier verwijs. En filosofie is inderdaad meer dan wetenschapsfilosofie. Filosofen hebben meer om handen dan wetenschappelijke onderzoeksprojecten beter helpen te maken. Het is juist dat voor velen de filosofie een hele onderneming lijkt te zijn, waarbij diep nagedacht wordt over de relaties tussen de mensheid en de natuur, of God, en over wat ons uniek maakt. Bij voorkeur roepen we daarbij de hulp in van de grote filosofen die ons voorafgegaan zijn. Dit type filosofie zal wel nog steeds de moeite waard blijven, zelfs tegen de achtergrond van de aanzienlijke existentiële uitdagingen waar de mensheid voor staat. Toch denk ik dat de filosofen die we nodig hebben moeten werken vanuit de loopgraven van de onderzoekspraktijk, in hopeloze tijden meer dan ooit. Mary Midgley's idee van 'filosofie als loodgieterij' kan ons in dit verband haar nut bewijzen (Midgley, 1992). Midgley is bij het grote publiek wellicht het beste bekend omdat ze Richard Dawkins' idee van zelfzuchtige genen (Dawkins, 2016) op de korrel nam. De idee van een '*selfish gene*' deugde conceptueel niet voor haar en ik denk nu dat we het daar mee eens kunnen zijn, zoals uit mijn verdere uitwerking van het concept van het gen zal blijken. Toch werd ze door de voorstanders van het zelfzuchtige gen weggezet als wetenschappelijk onwetend. Hoeveel productiever en heilzamer zou het voor de genetische wetenschap in het algemeen niet geweest zijn mocht Mary Midgley mee aan tafel hebben gezeten om vragen te stellen bij de basisaannames en had kunnen helpen om die wetenschap beter te maken? In een eerder boek, *The Myths We Live By*, argumenteert Midgley tegen het sciëntisme (Midgley, 2004). De idee van een waardevrije wetenschap is naïef: wetenschappen hebben hun eigen mythen en overtuigingen waar ze niet bij stilstaan, ook al zijn ze niet per se 'wetenschappelijk'. Een voorbeeld van zo'n mythe is die van het kennis, ontdekkingen en uitvindingen verzamelende genie.

Midgley gebruikt voor de filosofie wel eens de metafoor van de loodgieterij. Zoals de onzichtbare leidingen bestaat ook de filosofie uit verborgen structuren die we nodig hebben als ondersteuning, maar waar we niet al te veel bij stilstaan. Loodgieterij sluit ook aan bij het morsige en zelfs de rotzooi die de wereld kenmerkt. Midgley wijst steriele principes van de hand, alsook voorbeelden waarin de ethiek gereduceerd wordt tot een beraadslaging over de rechtvaardige verdeling van schaarse middelen. Filosofen moeten feitelijke situaties en onverenigbare feiten erkennen en ermee aan de slag gaan. Complexiteit is "not a scandal" voor Midgley. Filosofen en loodgieters hebben gemeen dat ze hun handen moeten vuilmaken. Loodgieters werken met water en de ongeregelde en onvoorspelbare gedragingen ervan. Als iets stuk gaat raakt alles ondergelopen. Filosofen buigen zich over het leven in al zijn onbehagen. Loodgieters gebruiken koppelingen en zetten losse uiteinden opnieuw aan elkaar. Filosofen, volgens Midgley, leveren bijzonder nuttig werk op het snijvlak van verschillende disciplines. Net als loodgieters bekijken ze het grotere plaatje van een systeem. Ze kunnen aanwijzen hoe de dingen in elkaar zitten. Midgley schrijft:

> Maar uiteraard is de filosofie hierbij de sleutel Het is immers de discipline met de bijzondere activiteit te focussen op het overbruggen van de kloof tussen al de andere, en hun onderlinge verbanden te vatten. Denkschema's vormen als dusdanig de taak van de filosofie en daar loopt het voortdurend mis. Conceptuele verwarring is dodelijk en veel daarvan heeft een kwalijke impact op ons dagelijkse leven. Daar moet

aan gewerkt worden en als de vakfilosofen het niet doen is er niemand anders op wie we daarvoor kunnen rekenen (Midgley, 1992).

In haar laatste boek, *What Is Philosophy For*, stelt Midgley dat filosofie in deze hopeloze tijden meer dan ooit nodig is als bondgenoot van de wetenschap (Midgley, 2018). Ze is nodig omdat ze, zoals de loodgieter doet, een licht kan werpen op verborgen structuren en koppelingen en specifieke plaatsen waar die koppelingen het laten afweten. Midgley beëindigt haar boek als volgt:

> We zullen moeten nadenken over hoe het beste gedacht kan worden over die nieuwe en moeilijke onderwerpen — hoe moeten we ze zien, ze ons voorstellen, hoe kunnen we ze inpassen in een wereldbeeld dat overtuigt. En als wij het niet doen, zie ik niet goed in wie het in onze plaats zal doen (Midgley, 2018, p. 208).

Als we bio-ethiek beschouwen als toegepaste levensfilosofie lijkt de vergelijking met de loodgieter me wel zinvol. In wat volgt zal ik één voorbeeld geven dat een zekere filosofische en wetenschappelijke loodgieterij laat zien. Maar er is meer nodig, als we gebruikmaken van de concepten natuur en genen en hun normatieve implicaties. En al zullen de meeste individuele wetenschappers de tekorten van een mechanistische levensvisie erkennen, dan nog blijven onder de oppervlakte denkschema's zoals de dichotomie tussen genetica en omgeving een onuitgesproken rol spelen. Ze spelen een rol in wat we meetellen als objectieve wetenschap en als wetenschappelijke projecten die financiering verdienen. Ook de discussie 'nature vs. nurture' is een terugkerend onderwerp in de bio-ethiek, zij het niet altijd even openlijk. Denk maar aan de specifieke discussies rond klonen of bewerken van embryo's. Het ziet ernaar uit dat wij bio-ethici dus niet alleen moeten uitrukken voor andere disciplines maar ook onze eigen lekkages moeten repareren.

4. Tegen elk dualisme

Terwijl ik dit hoofdstuk schreef, in de herfst van 2021, woedde de discussie over het vaccineren van kinderen tegen COVID-19 volop. Een toenemend aantal mensen vond dat het risico op een COVID-19-besmetting voor kinderen relatief klein is. Daarom zouden ze geen vaccin moeten krijgen dat pas onlangs ontwikkeld werd en misschien nog te experimenteel is. Ik ga hier niet in detail in op de ethiek van vaccinatie tegen COVID-19. Kinderen vormen geen homogene groep en er zijn groepen van kinderen met een hoger risico op schadelijke effecten van een COVID-19-infectie. Sommige van hen zullen om medische redenen het vaccin niet krijgen. Voor mij is de verspreiding van de ziekte tegenhouden een daad van solidariteit met diegenen met onderliggende gezondheidsproblemen. We zien bij sommigen de neiging om COVID-19 te minimaliseren als een risico 'alleen voor de ouderen en zwakkeren'. Dat zijn aannames gebaseerd op agisme en validisme, die ik helemaal niet deel. We zouden kunnen stellen dat kinderen in zekere mate vrijgesteld blijven van de plicht tot solidariteit en we kunnen niet verwachten dat ze in andermans belang dezelfde risico's lopen als volwassenen. Allemaal goed, maar tegelijk worden kinderen ook geleidelijk opgevoed tot solidariteit. Bovendien is het in ons aller belang dat de pandemie zo snel mogelijk verslagen wordt. Aangezien de verspreiding nu voor een groot stuk via de scholen verloopt, ligt vaccinatie van kinderen gevoelig. Toch wil ik op dit punt in het boek geen grondige argumentatie naar voren schuiven ten gunste van het immuniseren van kinderen. Laat mij focussen op één argument tegen de vaccinatie van kinderen waaruit een specifiek conceptueel schema blijkt dat aan bepaalde van onze gedachten in de bio-ethiek en de wetenschappen ten gronde ligt. Het gaat me om de opvatting, die we ook vaak zien bij leken, dat besmet raken met het virus zelf en zo een 'natuurlijke' immuniteit opbouwen beter is dan de kunstmatige immuniteit die vaccins kunnen bieden. Zeker bij kinderen,

 https://doi.org/10.11647/OBP.0370.04

die nu eenmaal zelden erg ziek worden van COVID-19, zou dat dan de verkieslijke weg zijn.

Wat me hier opvalt is de idee van 'natuurlijk' en 'beter'. Mensen lijken uit te gaan van de intuïtie dat een geproduceerd of kunstmatig vaccin iets onnatuurlijks verricht met ons immuunsysteem en dat dit niet ons voorkeurstraject richting immuniteit kan zijn. In het geval van COVID-19, veroorzaakt door een nieuw virus waarmee ons systeem nooit eerder in aanraking kwam, lijkt dat op de natuur gebaseerde argument vreemd en misschien zelfs ongewettigd. We kunnen andere onderscheidingen maken. We zouden bijvoorbeeld kunnen zeggen dat het beter is om ons immuunsysteem te 'trainen' met een gecontroleerd vaccin dan met een nieuw, actief virus. Toch is dat niet de conclusie waar mensen automatisch toe komen, waaruit blijkt hoe sterk ons denken en onze normatieve beslissingen door bepaalde dichotomieën beïnvloed zijn. Inzicht verwerven in die denkschema's onder onze redeneringen en indien nodig bestrijden ervan maakt intrinsiek deel uit van de opdracht van de levensethiek. In wat volgt geef ik twee voorbeelden van dergelijke dichotomieën die sterk samenhangen: biologie ('nature') versus opvoeding ('nurture') en genen versus omgeving. Ik zal wijzen op hun normatieve implicaties en aantonen dat we moeten begrijpen waar ze vandaan komen en hoe ze ons denken beïnvloeden. Toekomstgerichte biologische wetenschappen en bio-ethiek zullen volgens mij dat soort dichotomieën moeten overstijgen.

De discussie over 'nature vs. nurture'

In hun boek uit 2001, *Design for a Life. How Biology and Psychology Shape Human Behavior*, schreven Patrick Bateson en Paul Martin:

> Het beste dat we kunnen zeggen over de verdeling tussen 'nature' en 'nurture' is dat ze een kader biedt voor het blootleggen van bepaalde genetische of omgevingsfactoren die tot verschillen tussen mensen leiden. In het slechtste geval beantwoordt ze aan een vraag naar eenvoud die alleen maar fundamenteel misleidend kan werken. (Bateson en Martin, 2001, p. 138)

De auteurs tonen aan dat genen en omgeving niet gewoon opgeteld kunnen worden en vergelijken ontwikkeling met koken. Het heeft geen zin om puur op de afzonderlijke ingrediënten te focussen. Een maaltijd bereiden is een proces van samenvoegen en dat combineren is wat ertoe doet. En toch, hoewel wetenschappers het belang erkennen van de omgevingsfactoren ('nurture') en los van de praktische problemen om die omgeving te onderzoeken, blijft de discussie over aanleg en aanpak of opvoeding voortgaan. In 2019 en 2020 was er opschudding op de sociale media over de vraag of het bestuderen van de relatie tussen 'ras' en IQ een valide onderzoeksvraag was. Dat is ze volgens mij niet, voor alle duidelijkheid. Zoals ik verder zal uiteenzetten denk ik dat een van de verklaringen voor de hardnekkigheid van de tweedeling aanleg en opvoeding het normatieve gewicht ervan is. De discussie over IQ en ras viel me op als een voorbeeld van hoe wetenschappers zich opstellen, elke nuance ten spijt, tegenover genen en omgeving. Ons denken over de kenmerken en gedragingen van levende wezens is diep doordrongen van die tweedeling nature vs. nurture. Wat deel uitmaakt van iemands 'natuur' beschouwen we als statisch en immuun voor verandering, tenzij we het te lijf gaan met invasieve methoden zoals gentherapie. Wat we tijdens ons leven verwerven via opvoeding en de interacties met onze omgeving beschouwen we intuïtief als gemakkelijker te veranderen.

Nemen we het voorbeeld van het IQ. Sommigen zeggen dat je genen en afkomst primair je IQ bepalen. Kijk goed uit wie je partner wordt als je een kind wil met een hoog IQ. Voor anderen is IQ vooral manipuleerbaar via de opvoeding. Om het IQ van je kinderen te verhogen kan je hun intelligentie stimuleren door opvoeding, hersentraining, enz. Het antwoord op de vraag 'aanleg dan wel opvoeding' heeft dus normatieve implicaties. Als het doel is om het IQ te verhogen zal de weg ernaartoe verschillen naargelang we geloven in een genetische basis dan wel denken dat de hoofdrol voor de opvoeding is weggelegd. Onze diepste overtuigingen over welke kenmerken eerder aangeboren of aangeleerd zijn zal een impact hebben op de wetenschap die we beoefenen en dus de resultaten beïnvloeden. Nemen we even het voorbeeld van autisme. De opvatting dat autisme een aangeboren, levenslange eigenschap van een menselijk wezen is leidt tot veel autismeonderzoek dat gefocust was op het vinden van de genen die er vermoedelijk de oorzaak van zijn. Het feit dat onderzoekers genen vonden die voorkomen in families met autisme dient dan als bewijs dat de oorspronkelijke aanname correct was.

In wat volgt wil ik aanvoeren dat de vraag naar 'nature' of 'nurture' vaak geen goede manier vormt om een specifieke vraag naar het verklaren van kenmerken of ontwikkeling aan te pakken. Naar mijn bescheiden mening stoppen we beter met het stellen van die vraag. Ook hier erken ik dat de meeste wetenschappers vandaag dezelfde mening toegedaan zijn en de discussie als achterhaald beschouwen. Ondanks die genuanceerdere visie van veel wetenschappers blijft de nature/nurture-kwestie opduiken in wetenschappelijke beschouwingen bij de populaire media. Hoe komt dat? Waarom vinden wij het zo belangrijk om te weten of een specifiek kenmerk te maken heeft met onze aard, dan wel met onze opvoeding? Waarom willen we iets ofwel in de genen ofwel in de omgeving kunnen situeren? Waarom beschouwen we genen en omgeving als verschillende sferen maar wel sferen met een gelijkwaardige verklarende kracht? Uiteraard hebben anderen al eerder die vraag opgeworpen. Timothy D. Johnston stelt zich precies die vraag in een paper uit 1987 met als titel *The persistence of dichotomies in the study of behavioural development*. In de samenvatting lezen we:

> De ongeschiktheid van dichotome visies op gedragsontwikkeling die aangeleerd en aangeboren gedrag, genetische en omgevingsdeterminanten tegenover elkaar plaatsen wordt sinds lang erkend. Toch blijven ze een sterke invloed hebben op het huidige denken over ontwikkeling, vaak via metaforen die niet meer doen dan simpelweg die oude ideeën opnieuw opvoeren in een moderner technisch vocabularium. (Johnston, 1987).

We schrijven nu 2021 en stellen ons nog steeds dezelfde vraag. In het najaar van 2019 kreeg ik de vraag om over dit onderwerp een webinar te geven voor het Belgische VCOK (Vormingscentrum Opvoeding en Kinderopvang) en Steunpunt Adoptie. Veel geadopteerde mensen, adoptieouders en donorkinderen hebben vragen over het relatieve gewicht van hun genen ten opzichte van hun opvoeding. Ik waarschuwde hen dat mijn uiteenzetting filosofisch zou zijn en dat ik geen antwoord had. Ik zei hen ook dat ik elk mogelijk antwoord op de vraag bovendien nonsens vind. Dit is een voorbeeld van een geval waar het beter is om als bio-ethicus bij de problemen te blijven. Tegelijk is het een uitstekend vertrekpunt om de geschiedenis van een fenomeen zoals de tweedeling nature-nurture te bestuderen. Het laat ons de rommelige en complexe aard zien van wat op het eerste gezicht duidelijke concepten lijken. In wat volgt beschrijf ik de geschiedenis van de discussie die begint in de

19e eeuw, al geef ik toe dat het wellicht zo oud is als de mensheid zelf om zich af te vragen of iets aangeboren is dan wel aangeleerd. Francis Galton, neef van Charles Darwin, komt de eer toe in 1874 de termen te hebben gemunt. Hij schreef *English Men of Science: Their Nature and Nurture*, waarin hij opmerkte dat intelligente mensen — gezien de periode waarin hij werkte wellicht mannen — vaak verwant waren aan andere intelligente mannen (Galton, 1895). Dat zette hem ertoe aan om te denken dat intelligentie iets familiaals. Hij besloot daar de termen 'nature' en 'nurture' voor te gebruiken, die hij wel aardig vond klinken, zoals blijkt uit volgend citaat:

> De uitdrukking 'nature & nurture' klinkt goed en is handig omdat ze onder twee hoofdingen de ontelbare elementen rangschikt waaruit een persoonlijkheid is samengesteld. 'Nature' is alles wat iemand die ter wereld komt met zich meebracht; nurture is alles wat hem na de geboorte van buitenaf beïnvloedt (Galton, 1895).

Als we het vandaag over 'nature' hebben denken we inderdaad nog vaak aan een essentie, iets dat aangeboren is. Omgekeerd denken we bij 'nurture' aan wat door opvoeding en omgeving beïnvloed is.

Niettemin houdt het debat verband met andere wellicht eeuwenoude discussies. We kennen bijvoorbeeld een filosofische discussie tussen *preformatie* en *epigenese*, die samenhangt met de vraag hoe de *vorm* van een organisme tot stand komt. Mensen die geloven in preformatie denken dat de vorm van een organisme van meet af aan aanwezig is en zich tijdens de ontwikkeling enkel *ontvouwt*. Sommigen stelden dat het geloof in genen als blauwdruk voor organismen, zoals in de tweede helft van vorige eeuw vaak verdedigd werd, in essentie preformationistisch is. Als we denken dat wat we worden al beschreven stond in onze genen, dan is dat er vanaf de conceptie, goed en wel bestand tegen veel invloeden. De term *epigenese* doet denken aan de recentere epigenetica maar is niet synoniem. Ik kom later in dit hoofdstuk op dat verband terug.

Epigenese veronderstelt dat de vorm van een organisme niet vooraf al volledig gedetermineerd is. Beïnvloeding kan komen van binnenin het organisme: de locatie van een cel in het lichaam bepaalt bijvoorbeeld welke functie hij uitoefent. Beïnvloeding komt echter ook van buitenaf, van fysieke en psychosociale factoren (Maienschein, 2000). Er is ook het aspect *tijd*. Liggen de kenmerken van een organisme vast vanaf de conceptie of verwerft het die na verloop van tijd? En er is het aspect *plaats*: is wat een organisme zal worden ingesloten aanwezig of volgt het onder invloed van externe factoren? Zo ja, welke zijn die externe factoren? Erven we eigenschappen van onze biologische verwekkers of verwerven we ze tijdens ons leven? Veroorzaken genen onze gedragingen en kentrekken of zijn omgevingsinvloeden de voornaamste oorzaak? Al dat soort nuances behoren tot het 'nature-nurture'-debat en wetenschappers hebben zich verdiept in verschillende aspecten ervan.

Laten we bijvoorbeeld eens kijken naar het onderscheid tussen aangeboren en aangeleerd of verworven gedrag. In de eerste helft van de twintigste eeuw dacht gedragsbioloog Konrad Lorenz na over het concept 'instinct', dat aangeboren is (Richards, 1974). Hij bestudeerde het gezang van vogels. Zingen vogels nog hetzelfde als ze al meteen na de geboorte het voorbeeld van hun ouders moeten missen? Als dat zo is, moet het gedrag (het produceren van een bepaald gezang, aangeboren, instinctief zijn. De vogels zijn dan zo geëvolueerd dat ze het gedrag aan de dag leggen, ongeacht of hun ouders hun dat aanleren. Daniel Lehrman, een andere wetenschapper, was het daar niet mee eens. Hij nam een 'epigenetisch' standpunt in, in de zin van 'epigenese' als ontwikkeling (Lehrman, 1953). Hij vond dat zelfs deprivatie-experimenten, waarbij pasgeboren dieren van hun moeders gescheiden worden, geen bewijs vormden voor het aangeboren of aangeleerd zijn. Ontwikkeling begint niet bij de geboorte maar bij de conceptie. Sommigen zouden zelfs zeggen dat ze nog vroeger begint, zoals we zullen zien in de discussie over epigenese. Er bestaat consensus over de sterke invloeden van de prenatale omgeving, zoals recente ontdekkingen in de epigenetica bevestigen. Ik kom daar op terug. Organismen leren al van vóór hun geboorte. We horen vanuit de baarmoeder de liedjes die onze moeder zingt. De epigenetica toont bovendien ook aan dat de ervaringen van een zwangere vrouw ook de genexpressie van de foetus beïnvloeden. Daarmee zijn we bij de discussie over genen beland. Wanneer we de oorzaken van kenmerken of gedragingen afwegen is de vraag vaak: zit het in de genen of komt het van de omgeving?

Vóór we op die complexe interacties en relaties ingaan zou ik andere verklaringen willen uitspitten van hoe we de oorzaken van aandoeningen of gedragingen situeren in genen of omgeving, en in het bijzonder in de genen. Hoe we denken over genen en hoe we ervan uitgaan dat iets toe te schrijven is aan de natuur of aan de opvoeding heeft gevolgen voor hoe we tegenover een bepaalde aandoening of eigenschap staan. Als we evenwel louter vanuit de natuur of de genen naar gedragingen kijken lopen we het gevaar mensen als menselijke wezens niet helemaal ernstig te nemen. Het risico bestaat dat we ze als mechanismen zien en reduceren tot hun 'biologie'. We zullen bijvoorbeeld concluderen dat intelligentie vastligt. Dat zou willen zeggen dat het geen zin heeft kinderen aan te moedigen om hun intelligentie aan te scherpen. In plaats daarvan kunnen we ook denken dat we ze naar de juiste school moeten sturen die inspeelt op het intelligentieniveau dat ze maximaal kunnen behalen. Die eerste is een beangstigende gedachte, al is het maar omdat ze voorbijgaat aan de hoop en de dromen die de kinderen in kwestie kunnen hebben.

Genen vs. omgeving

In de twintigste eeuw werd het onderscheid 'nature-nurture' haast synoniem voor de tweedeling genen vs. omgeving. Stellen dat iets toe te schrijven is aan genen dan wel omgeving of zelfs een interactie tussen de twee lijkt dezelfde normatieve implicaties te hebben als zeggen dat iets toe te schrijven is aan 'nature' of 'nurture'. Toch gaat achter de idee dat genen en omgeving twee afzonderlijke invloedssferen zijn nog iets krachtigers schuil. Door genen en omgeving naast elkaar te zetten krijgen die genen een ietwat speciale status, met dezelfde verklarende kracht als de omgeving. Meer nog, ingesloten in een organisme versterken die genen de idee van een harde grens tussen dat organisme en de omgeving. Of dit een accurate beschrijving is van hoe organismen functioneren is onderwerp van debat. De hardnekkigheid waarmee belang wordt toegedicht aan genen hangt samen met ontdekkingen en successen in de medische genetica, zoals ik later zal aantonen. Ook het automatische verband dat mensen vaak leggen tussen gezondheid en genen kan echter problematisch zijn. De medische wetenschap is in eerste instantie therapeutisch ingesteld. Bij onderzoek naar storingen en ziekten en de oorzaken ervan willen we niet zozeer uitzoeken hoe dat zit maar in welke mate die kennis ons kan helpen om therapeutisch vooruitgang te boeken. Jagen op genen is dan misschien niet de beste manier. De liefde die de bio-ethiek de voorbije decennia voor genen aan de dag legde moet dan misschien wel ingetoomd worden. Als we er, zoals ik, sterk van overtuigd zijn dat het tot de taken van de bio-ethicus behoort om ook de doelstellingen van specifieke onderzoeksprojecten te bevragen, dan is het onze plicht om na te gaan wat de impact is van een te sterke focus op de verwachtingen rond projecten in genetica en aanverwante. Laten we in de volgende paragrafen om te beginnen een aantal concepten, verhalen en misverstanden rond genetica onderzoeken. Wetenschapsfilosofen zullen allicht bekend zijn met wat ik hierna beschrijf en kunnen die delen misschien wel overslaan.

Voor velen is natuur synoniem geworden met genen en 'nurture' staat dan gelijk aan de verschillende omgevingsfactoren die de ontwikkeling beïnvloeden. Het onderscheid tussen genotype (onze genetische samenstelling) en fenotype (het organisme met al zijn kenmerken) komt van Wilhelm Johannsen (1857–1927) en dateert van het begin van de twintigste eeuw (Johannsen, 1911). Laten we even deze voorstelling als twee onderscheiden types aanhouden. Dan lijkt het om een eenvoudige berekening te gaan: genotype plus omgeving is fenotype en fenotype min omgeving is genotype. Johannsen wist in zijn tijd nog niets af van de DNA-structuur, maar men gebruikte wel al de term 'gen' als een eenheid van erfelijkheid. Thomas Morgans (1866–1945) ontdekking dat zich op de chromosomen inderdaad 'genen' bevinden versterkte de opvatting dat genen essentieel zijn voor onze erfelijkheid (Morgan, 1910). Dat leidde uiteindelijk op zijn beurt tot de moderne synthese van de evolutieleer en Mendels genetica, aangezien een mechanisme ontdekt was, de 'genen', op basis waarvan erfelijkheid en evolutie zouden werken.

Toen Franklin, Watson en Crick later de DNA-structuur ('de dubbele helix') ontdekten kregen we eindelijk de moleculaire structuur van de genen te zien. Deze ontdekking kan gelezen worden als een rechtlijnig verhaal van wetenschappelijke vooruitgang, wat het ten dele ook is. Toch kan het ontdekken van de molecule niet volstaan om de haast mythische betekenis te verklaren die genen in veel samenlevingen vandaag nog krijgen. De opkomst van de informatica heeft dat idee wellicht nog versterkt. Ongeveer gelijktijdig met de ontdekking van de dubbele helix, halverwege de twintigste eeuw, kende het onderzoek in cybernetica een hoge vlucht. De idee van code en geschreven programma's die gelezen en uitgevoerd kunnen worden heeft wellicht geholpen om de idee op de voorgrond te brengen van een genetisch programma en organismen die gebouwd zijn op basis van een genetische blauwdruk. We denken nu over genen als dingen die we kunnen lezen en aan de hand waarvan we bepaalde kenmerken of ziekten kunnen voorspellen. Dit feit is wellicht net zo goed het gevolg van de gelijktijdige ontwikkeling van twee disciplines, de moleculaire genetica en de informatica, als van louter wetenschappelijke vooruitgang. De 20e-eeuwse visie op genen als de primaire bron van verschillen in kenmerken en gedragingen werd gepopulariseerd in boeken als *The Selfish Gene* van Richard Dawkins (Dawkins, 2016). Voor de ontwikkelingssysteemtheorie hebben genen niet die speciale status. Ze zijn een van de oorzaken naast andere. Ik kom later nog terug op het belang van het concept 'ontwikkeling'. Anderen nemen eerder een tussenpositie in. Kenneth F. Schaffner bijvoorbeeld kent in zijn boek *Behaving: What's Genetic, What's Not, and Why Should We Care?* (Schaffner, 2016) aan de genen een ietwat speciaal statuut toe. Genen, zo stelt hij, zijn enigszins bijzonder, omdat ze een lineaire verklaring bieden en omdat ze noodzakelijke verklaringen, "*necessary condition explainers*" vormen voor specifieke ziekten of gedrag (Schaffner, 2016). Bovendien bieden ze krachtige instrumenten om gedrag te onderzoeken. Toch, zo gaat Schaffner verder, moeten we ze bekijken binnen de complexe paden en netwerken waarin ze werkzaam zijn, waardoor hij zich niet aansluit bij de rond 1950 dominante 'genocentrische' visie (ibid.). Ik neem in dit debat geen standpunt in maar geef graag toe dat de pogingen om de aandacht af te leiden van louter genetische verklaringen mij wel genegen zijn. Ik ontken daarmee niet dat genen boeiend en relevant zijn en pleit evenmin om het onderzoek ernaar stop te zetten. Toch denk ik dat we door op genen te focussen betekenisvolle kansen laten liggen om organismen op een andere manier te bekijken.

Als ik het over genen heb wek ik misschien de indruk dat een gen een tamelijk ongecompliceerd ding is. Genen kunnen echter verschillende betekenissen hebben. We hebben het 'gen' al beschreven als de eenheid van erfelijkheid, zoals we kunnen afleiden uit het onderzoek van Mendel. Een gen verwijst dan naar de kenmerken in het fenotype van een organisme dat het van zijn voorouders heeft geërfd. Daarnaast hebben Franklin, Watson en Crick ook ontdekt dat met een 'gen' een moleculaire structuur overeenstemt. Een gen is specifiek dat deel van het DNA dat codeert voor een eiwit. Toch betekent een en ander niet dat de eerste betekenis van het gen, als eenheid van erfelijkheid die we afleiden door naar de kenmerken en de biologische ouders te kijken, een op een samenvalt met een stukje DNA-code. De realiteit is een heel stuk complexer.

Populatiegenetica, en in het bijzonder de gedragsgenetica, had een invloed op de opvattingen over genen en de manier waarop ze in de media worden voorgesteld. Een goed voorbeeld is de verslaggeving over een 'pestgen'. In 2019 dook de stelling op, in de Belgische media althans, dat genen pestgedrag beïnvloeden. Laten we het onderzoek zelf eens bekijken dat claimt dat pesten grotendeels 'genetisch' zou zijn (Veldkamp *et al.*, 2019). Als we in de media zoiets tegenkomen gaan we intuïtief veronderstellen dat pesten voor mensen met specifieke genetische varianten onvermijdelijk is. We zouden kunnen denken dat een kind dat pest geen controle heeft over zijn gedrag en dat het niet eenvoudig zal zijn om iets aan dat gedrag te doen. We kunnen veronderstellen dat zo'n kind wellicht tot een zeer vervelende familie moet behoren. Deze wetenschappelijke bevindingen zijn echter afkomstig uit de populatiegenetica, wat impliceert dat ze iets zeggen over variantie in een populatie, niet over individuen. Hoewel populatiegenetica algemene tendensen kan beschrijven die tot op zekere hoogte relevant zijn voor individuen, is die relevantie veel impliciter dan vaak wordt aangenomen. David S. Moore legt dit zeer goed uit in zijn boek *The Dependent Gene. The Fallacy of Nature versus Nurture* (Moore, 2003). Ik baseer de uiteenzetting in de volgende paragraaf op zijn boek. Voor onderzoek in de populatiegenetica kijken de onderzoekers vaak naar eeneiige tweelingen om uit maken in welke mate de variantie in de populatie verklaard kan worden door 'erfelijkheid' dan wel door 'omgeving'. De onderzoekers duiden de gedragscomponent die niet door de omgeving te verklaren valt aan als erfelijkheid. Die 'erfelijkheid' is dan een getal tussen nul en één en 'schizofrenie is voor 0.49 erfelijk' kan vertaald worden als 'in een gegeven populatie, kunnen we 49% van de individuele verschillen wat schizofrenie betreft verklaren via de genen' (ibid.). Moore beschrijft een afgrijselijk gedachte-experiment. Het is gebaseerd op wat Mark Twain ooit zei over tieners en gaat over de erfelijkheid van intelligentie. Stel je vier jongens voor die geen familie zijn van elkaar, zo begon Twain. Je stopt ze elk afzonderlijk in een vat en geeft hun dezelfde voeding. De omgeving blijft voor 100% dezelfde.

Als je de intelligentie van de jongens zou meten zou je kunnen zeggen dat die aan de genen toe te schrijven is. In deze populatie van tieners in een vat zijn de verschillen in intelligentie voor 100% te wijten aan de 'genen'. Stel je nu voor dat vier genetisch identieke kinderen, een eeneiige vierling of vier klonen, in een verschillende omgeving worden opgevoed (Moore, 2003). Eén kind in het internationale ruimtestation, eentje in een gezin van rijke industriëlen, nog een bij een inheemse stam in het Braziliaanse regenwoord en de vierde op het Chinese platteland. Als je nu hier de intelligentie meet kun je besluiten dat de verschillen helemaal te wijten zijn aan de omgeving, want ze hebben dezelfde genen. De erfelijkheid zal beperkt zijn. Deze bevinding zegt niet veel over de invloed van respectievelijk genen of omgeving op intelligentie maar maakt wel iets duidelijk over het verband tussen beide. Ze zegt evenmin veel over hoe een specifiek individu aan zijn intelligentie komt. In de gedragsgenetica hebben wetenschappers het hier over variantie in een bepaalde populatie, niet over de relatieve percentages genen of omgeving die hebben bijgedragen tot de fenotypes van specifieke mensen.

En toch suggereert de manier waarop mensen over dergelijk onderzoek praten vaak dat genen en omgeving een afzonderlijk terrein vormen, zelfs als het gaat over individuele personen. Populatiegenetici stellen, doorgaans bij het verklaren van variantie in een populatie, dat genen en omgeving geen afzonderlijke domeinen vormen. Het is niet zo simpel als 'genen' (G) of 'omgeving' (O). Ze onderzoeken de derde factor van de interactie tussen genen en omgeving (G x O). Er zijn genen die coderen voor de interactie met de omgeving. Zelfs als we rekening houden met G x O, dan nog leren de percentages ons niet veel over de ontwikkeling van individuele organismen. Als een gedragsgeneticus zegt dat een kenmerk of gedrag pakweg voor 25% omgeving, voor 25% genen en voor 50% onderlinge interactie is, verklaart zij of hij nog altijd de oorzaak van dat kenmerk of gedrag niet maar zegt alleen iets over de variantie ervan in een populatie. Kenmerken en gedragingen kunnen causaal niet opgesplitst worden in genen en omgeving. Als een onderzoek vaststelt dat 'pesten voor 70% genetisch is', betekent dat niet dat een individuele pestkop voor 70% genetisch gedetermineerd is om te pesten. Het houdt evenmin in dat op moleculair niveau een gen voor pesten zou bestaan. Populatiegenetica is een statistische wetenschap en zeer technisch. Die complexiteit verklaart misschien waarom de populaire media de resultaten ervan vaak vertalen met de simpele uitdrukking 'een gen voor'.

Anderzijds is het ook juist dat genen een bijzondere status lijken te hebben in de wetenschappen en in de populaire beeldvorming. Er lijkt een bijzondere aantrekkingskracht uit te gaan van de zoektocht naar een genetische verklaring of zelfs een genetische oorzaak voor een bepaald kenmerk of gedrag. Ik was verbaasd over de hoeveelheid tijd en middelen die besteed werden aan de zoektocht naar het 'gen voor autisme'. Er is amper nagedacht over de reden waarom het zoveel belangrijker zou zijn om het gen voor autisme te vinden dan om inzicht te verwerven in datgene wat mensen met autisme kan helpen in het dagelijkse leven. De wens om ultieme oorzaken te vinden lijkt me wel begrijpelijk. Dennis Noble heeft dat treffend beschreven in zijn boek *The Music of Life* (Noble, 2006). Daarin stelt hij: "complexiteit is oncomfortabel". Het is des mensen om op zoek te gaan naar eenvoudige verklaringen voor complexe fenomenen. Als we iets dermate gecompliceerds als gedragingen proberen te verklaren is het geruststellend om aan te nemen dat op zijn minst een deel van de verklaring bij de genen te vinden is. Ik denk dat er een bijkomende verklaring bestaat. Ik heb al verschillende betekenissen van 'gen' besproken: genen zijn stukjes van de DNA-molecule die coderen voor een eiwit of een verklaring voor statistische variantie. Tegelijk zijn genen ook uitgegroeid tot een sterk cultureel icoon. Op zijn minst in de westerse cultuur denken we dat genen essentieel zijn voor onze identiteit. Ze hebben een verklarende kracht als het over identiteit gaat. In hun boek, *The DNA Mystique*, stellen Dorothee Nelkin en Susan Lindee dat in culturen waar mensen niet langer in God geloven de biologie — en dan vooral genen — die rol overgenomen kunnen hebben (Nelkin en Lindee, 2004).

> Inleidende biologie wordt voorgesteld als een deugdelijke vorm van waarheidsvinding, nog niet bezoedeld door religieuze, politieke of filosofische overtuigingen. Ze situeert menselijke wezens in een betekenisvol universum en biedt manieren om de relaties te begrijpen tussen etnische en raciale groepen en tussen identiteit en lichaam. Biologie is in een zeer reële zin filosofisch en religieus terrein geworden en het genoom zelf is uitgegroeid tot een handleiding voor de menselijke conditie. (Ibid.)

Genen geven ons houvast, een vaste identiteit. Denken we maar aan de uitspraak 'het zit in mijn genen'. Het is van belang om die culturele opvatting mee te nemen als we nadenken over hoe we aankijken tegen genen en de ethische implicaties ervan.

We zouden ietwat naïef kunnen denken dat wetenschappelijke onderzoekers die een antwoord zoeken op de vraag of een kenmerk nature is of nurture, dat doen zonder voorkeur voor een van beide. Onderzoekers werken echter in een specifieke context en met een bepaalde overtuiging. Laten we nog even terugkeren naar Francis Galton, die zag dat veel verstandige mensen familieleden hebben die ook intelligent zijn, wat dan zou aantonen dat intelligentie erfelijk en aangeboren is (Galton, 1895). Galton staat in de eerste plaats bekend om zijn eugenetische gedachten. Uiteraard is de stap gemakkelijk gezet naar de gedachte 'als iets in je natuur zit, kun je daar niets aan veranderen en komt het er vooral op aan om met de juiste persoon te trouwen'. Alles zat in hun genen. In de Sovjet-Unie werd daar anders over gedacht. In de geest van het communisme waren dergelijke ideeën ondenkbaar: mensen waren opvoedbaar, niet gedetermineerd door hun genen (Dugatkin en Trut, 2017). Een van de bekendste Sovjetwetenschappers, hoewel niet iedereen hem een wetenschapper zal willen noemen, was Trofim Lysenko (1898–1976). Zijn opvattingen zijn illustratief voor het 'environmentalisme'. Die term houdt geen pleidooi in voor het milieu — de andere betekenis van het Engelse 'environment' — maar staat voor de gedachte dat alles 'omgeving' is en dat we slechts enkele kenmerken aan de natuur kunnen toeschrijven. Die denkwijze paste in de communistische ideologie, maar leidde tot een terugslag van de genetische wetenschap in de Sovjet-Unie. Ze kan zelfs verantwoordelijk geweest zijn voor het instorten van het landbouwsysteem, met massale hongersnood en miljoenen doden voor gevolg (Borinskaya, Ermolaev en Kolchinsky, 2019; Fresco, 2021). Het misprijzen voor die 'environmentalisten' blijkt duidelijk uit het citaat dat Bateson en Martin aanhalen in *Design for a Life*. Ze laten daar een cynicus beweren dat environmentalisten lijken te geloven dat als katten in een oven zouden bevallen, hun kittens koekjes zouden zijn. (Bateson en Martin, 2001, p. 12). Ik ben er niet in geslaagd te achterhalen van wie die uitspraak was.

Bovendien zouden we, op basis van de eerdere discussie, kunnen besluiten dat politiek rechts eerder te associëren is met een visie waarin genen, voorouders en eugenetica centraal staan. De linkse, progressieve visie associëren we gemakkelijker met omgeving, kneedbaarheid en sociale mobiliteit. Maurizio Meloni legt in zijn boek *Political Biology* echter kort uit dat zo'n verband te simpel zou zijn: "environmentalistische benaderingen lenen zich in principe tot normaliseren en optimaliseren en een appreciatie voor genetica kan in bepaalde gevallen leiden tot de appreciatie van diversiteit" (Meloni, 2016). Ik kom hier nog op terug bij de bespreking van het epigenetisch determinisme. In ieder geval beschouwen zowel genocentrische denkers als environmentalisten nature en nurture, of gen en omgeving als twee gescheiden sferen, elk met een op zichzelf staande verklarende kracht. Genocentrisme in vraag stellen wil hoe dan ook niet zeggen dat alles maar kan toegeschreven worden aan de omgeving en impliceert evenmin dat bepaalde kenmerken flexibeler zijn dan andere.

Uiteraard beïnvloedt hoe we over genen denken de wetenschap en meer specifiek de biomedische wetenschappen en wordt het er tegelijk door beïnvloed. Het feit dat genen zoveel belang toegedicht krijgen houdt ook verband met het feit dat substantiële vooruitgang geboekt werd in de medische genetica en het correleren van specifieke ziekten aan bepaalde genmutaties. In *Between Nature and Nurture* beschrijft Evelyn Fox Keller de medische genetica, net als de geneeskunde in het algemeen, als een vergelijkende wetenschap: je neemt een 'normaal' (niet-pathologisch) individu en vergelijkt dat met een ziek individu, om op zoek te gaan naar een significante 'verschilmaker' (Keller, 2010). Mutaties in genen of chromosomale afwijkingen correleren met de ontwikkeling van bepaalde ziekten zoals de ziekte van Huntington, mucoviscidose en neurofibromatose. Het zijn de verschilmakers. Het vinden van dergelijke verschilmakers heeft geleid tot de idee dat we ook voor andere ziekten een genetische oorzaak kunnen aanwijzen, en zelfs voor algemene gedragingen en kenmerken. Rond de eeuwwisseling liepen verschillende projecten in die geest. Denk maar aan het menselijk-genoomproject, waarbij het hele genoom werd ontrafeld. Een ander voorbeeld is HapMap, een project waarbij op zoek gegaan werd naar de genetische basis van bepaalde ziekten. We zijn nu twintig jaar verder en de resultaten van die projecten zijn ontnuchterend. Ze hebben vooral de complexiteit van het genoom aangetoond en niet zozeer causale verbanden blootgelegd tussen genotype en fenotype.

Evelyn Fox Keller stelt in *Between Nature and Nurture* bovendien dat onder uitdrukkingen als 'gen voor' in de medische genetica verscheidene problematische stappen schuilgaan:

> Die uitdrukkingen nodigen ons uit om de complexe bewegingen te negeren die we routinematig maken bij de stap van comparatief naar individueel. Om te beginnen de oorzaak van een fenotypisch verschil toeschrijven aan een genetische mutatie. Ten tweede aannemen dat de aanwezigheid van een mutatie automatisch de aanwezigheid van een gen betekent en drie de verantwoordelijkheid voor het kenmerk in kwestie toekennen aan het gen waarin de mutatie geacht wordt plaats te hebben gevonden. (Keller, 2010, p. 47)

Keller beschrijft hoe de medische genetica een beroep doet op moleculaire sequenties om mutaties of alternatieve sequenties te vinden waarvan gedacht wordt dat ze verantwoordelijk zijn voor specifieke kenmerken. Dergelijke mutaties vallen niet altijd samen met een voor een eiwit coderend gen. Het is derhalve misleidend om het over een 'gen voor' te hebben. Het is niet omdat we in het DNA een moleculair verschil vinden dat correleert met een ziektetoestand dat het stuk DNA automatisch ook overeenstemt met een gen. Je kunt je afvragen waarom het relevant is om dit onderscheid te maken. Alles wat zich in het DNA bevindt is 'genetisch' en als we nadenken over het belang van genen kunnen we best wel over alles nadenken wat zich in de DNA-molecule bevindt. De vraag blijft echter waarom iets dat wetenschappelijk verschillende betekenissen heeft een dermate mythische status kon verwerven, met een haast eindeloze verklarende kracht. Misschien is het idee 'gen' wel voer voor ons verlangen naar eenvoudige verklaringen.

De idee dat een gen een ziekte veroorzaakt of dat een stukje DNA verantwoordelijk is voor een kenmerk is waardevolle informatie. Het kan een bijzondere eigenschap of kwaal eenvoudig verklaren. Daarmee zijn we bij de volgende grote sprong in de medische genetica en geneeskunde. Zowel onder medische professionals als bij patiënten leeft de diepe overtuiging dat het vinden van de oorzaak van een specifieke stoornis ons een heel eind op weg helpt in de richting van het repareren van het effect of het 'genezen' van de aandoening. Dat is evenwel een problematische overtuiging. Laten we om te beginnen de claim aannemen dat specifieke mutaties in het DNA, in eiwitcoderende genen of niet-coderende delen ervan, inderdaad ziekten, stoornissen en karaktertrekken veroorzaken. Dat impliceert niet automatisch dat die *specifieke* ontdekking gemakkelijk vertaald kan worden in klinisch waardevolle praktijken. Het is weinig waarschijnlijk dat we binnenkort afwijkingen in het DNA zullen kunnen repareren, hoezeer farmacogenomica en gentherapie ook gehypet werden. Zoals we later zullen zien is het in veel gevallen wellicht a priori onmogelijk. Toen ik enkele jaren geleden klinische genetici bevroeg over de waarde van het vinden van een genetische verklaring voor autisme, bleven zij zeer vaag over de therapeutische waarde van dergelijke ontdekkingen (Hens, Peeters en Dierickx, 2016b, 2016a). In sommige gevallen bijvoorbeeld, waarbij autisme geassocieerd wordt met specifieke syndromen zoals het fragiele-X-syndroom, kan die kennis bijdragen tot de klinische zorg voor het kind in kwestie. Sommige genetici wezen erop dat we in de toekomst misschien in staat zullen zijn om genetische ontdekkingen in verband te brengen met de respons op bepaalde geneesmiddelen. Ze beklemtoonden ook het psychologische belang van het vinden van een biologische 'oorzaak' voor autisme: dat kan de ouders in bepaalde gevallen van hun schuld ontslaan en in die zin therapeutisch werken. Vele van de vermeende voordelen blijven echter speculatief.

Het door autismeprofessionals vaakst aangehaalde voordeel van het vinden van een genetische verklaring lag in de reproductieve opties die ze de ouders van een autistisch kind biedt. Veronderstel dat het autisme van het kind gecorreleerd is aan een genmutatie die de ouders kunnen doorgeven aan een toekomstig kind. In dat geval kunnen ze reproductieve beslissingen nemen om te vermijden dat ze een kind met de mutatie op de wereld zetten. Ze kunnen beslissen om geen kind meer te krijgen of ze kunnen gebruik maken van reproductieve technologieën zoals genetisch testen vóór de pre-implantatiediagnostiek (embryoselectie). Ik ga hier niet in op de ethiek van reproductieve beslissingen. Dat komt nog wanneer we in Deel Vijf de risico's bespreken. Ik wil er wel op wijzen dat dit streven ver afstaat van onze alledaagse opvatting van een therapeutisch doel. Het is onduidelijk hoe dit kan helpen bij de problemen waar die kinderen vóór staan. Ik doe niets af van het belang van genetische ontdekkingen vanuit een wetenschappelijk perspectief: mutaties in DNA in verband brengen met bepaalde trekken of stoornissen is een belangrijke stap in het begrijpen van hoe organismen evolueren. Dat doen vanuit de verwachting van onmiddellijke therapeutische voordelen is wellicht misplaatst.

Wie geïnteresseerd is in therapeutische geneeskunde heeft meer nodig dan een simpele correlatie tussen een afwijkende sequentie en fenotype. Daarmee ben ik bij het tweede punt van Keller:

> De mogelijkheid van andere behandelingsvormen of preventie bij een specifiek individu dat drager is van een afwijkende sequentie hangt af van onze kennis over de biologische functie die door de vastgestelde verandering in de sequentie wordt verstoord. Die zoektocht brengt ons voorbij de analyse van door mutante vormen veroorzaakte fenotypische verschillen. Hij vereist in feite een volkomen ander soort van analyse die zo goed als altijd ook van een veel moeilijkere aard zal zijn. (Keller, 2010, p. 48)

Keller benadrukt dat DNA ingebed zit in een immens complex en warrig systeem van interagerende elementen. Om dat systeem te doorgronden is wellicht een heel andere analyse en wellicht een ander type van (medische) wetenschappen vereist. Om erachter te komen hoe eigenschappen of stoornissen zich ontwikkelen moeten we niet zomaar inzien welk verschil een gen in de geneeskunde kan maken maar de causale verbanden doorgronden. Als het doel is om de oorzaken en de ontwikkeling van stoornissen en zelfs atypisch gedrag zoals autisme echt te begrijpen moeten we de ontwikkeling in de tijd bestuderen. Die studie impliceert inzicht in DNA, genen en hun interactie met andere factoren.

Geconfronteerd met dergelijke kritiek zullen wetenschappers zowel als filosofen vandaag vaak ontkennen dat ze een strikt ontologisch onderscheid tussen nature en nurture nog altijd relevant vinden. De genetici met wie ik het voorbije decennium gepraat heb erkennen dat de meeste ziekten of gedragsfenomenen niet alleen het gevolg zijn van zomaar een of meer genen. Sommigen voegden daar aan toe dat de reductionistische visie die ikzelf en anderen ter discussie stellen 40 jaar oud en achterhaald is. Ik moet toegeven dat de mening van onderzoekers tijdens individuele gesprekken veel dynamischer en genuanceerder is. Het is een waarheid als een koe dat genen met hun omgeving interageren. Toch blijven uitdrukkingen als 'een gen voor' nog gangbaar in veel publicaties. De zoektocht naar het gen voor autisme is daar een goed voorbeeld van. Hoewel in al die publicaties toegegeven wordt

dat er meer over te vertellen valt dan alleen het verhaal van de genen
, wordt heel wat minder onderzoek verricht naar wat die 'meer' dan
wel zou kunnen betekenen. De voorbije jaren heb ik dan ook best veel
tijd doorgebracht op conferenties rond genetisch of autismeonderzoek.
Ik heb tal van cases meegemaakt waarbij onderzoekers claimden met
gentechnologie een autistische muis of fruitvlieg te hebben gemaakt.
Dat illustreert hoe mechanistische en zelfs reductionistische visies op
genetica en gedrag nog altijd de onderzoekspraktijk bepalen, hoewel de
individuele onderzoekers wellicht beter weten. Een groot deel van het
onderzoeksgeld gaat inderdaad naar genetisch onderzoek. De mogelijke
spanning tussen die visie van de onderzoekers op organismen en het
eigenlijke onderzoek dat ze voeren zou ons aan het denken moeten
zetten. Een van de reden waarom zo op genen gefocust wordt is volgens
mij dat genen de indruk geven netjes begrensd te zijn. We kunnen
erop jagen. Met al de nieuwe technologieën die voor moleculaire
analyse ter beschikking staan kunnen onderzoekers kandideren voor
een vierjarige doctoraatsbeurs om een correlatie bloot te leggen tussen
een genetische variant en een bepaalde eigenschap. De omgeving
daarentegen is al het andere dat geen gen is. Hoe zouden we dat ooit
onder handen kunnen nemen? Wat daarvoor nodig is zijn geavanceerde
systeembiologische tools en krachtige artificiële intelligentie. Dan pas
kunnen we ervan dromen om rekening te gaan houden met die grote
onbekende omgeving. Dan zal de wetenschap echt kennis aanreiken en
werkelijk inzien hoe bepaalde trekken of ziekten kunnen ontstaan. Dat
blijkt althans voor autisme, het onderwerp waar ik de voorbije zes jaar
op gewerkt heb, het meest courante verhaal. Miljarden euro's, dollars
en ponden zijn de voorbije decennia gespendeerd aan het zoeken naar
een genetische basis voor autisme. Dat leek zinvol omdat vaak blijkt
dat autisme 'in de familie zit', hetgeen genetica impliceert. Op een
gen jagen in een specifieke populatie is haalbaar op de vier jaar dat
een typisch onderzoeksproject loopt. In heel wat papers die daarvan
het resultaat zijn wordt toegegeven dat de genen, als die al gevonden
werden, niet het laatste woord hebben: vaak gaat het om zogeheten
risicofactoren of susceptibiliteitsgenen. De auteurs van die papers
stellen dan dat een deel van de verklaring in de omgeving gezocht moet
worden. Die omgevingsfactoren onderzoeken is een terrein voor verder
onderzoek, dat er vaak niet zal komen, gelet op de manier waarop de

wetenschappelijke praktijk georganiseerd is. Ik denk inderdaad dat er weinig voorbeelden bestaan van onderzoeksprogramma's die een dermate complex kluwen van verschillende factoren onderzoeken, niettegenstaande de troeven van de gepersonaliseerde geneeskunde en AI, aangezien ontwikkeling bijzonder complexe analyses veronderstelt. Dergelijk onderzoek lijkt onmogelijk op te nemen in de huidige schema's van onderzoeksfinanciering.

Toch denk ik ook dat wat we te winnen hebben bij het bestuderen van de ontwikkeling van een ziekte de moeite loont. De medische genetica heeft ons geleerd dat de meeste ziekten en kentrekken het resultaat zijn van de interactie tussen genen en hun omgeving. Zomaar de genen 'lezen' of de relevante genen vinden volstaat niet om inzicht te verwerven in dergelijke complexe interacties. In plaats daarvan hebben we benaderingen nodig uit de systeembiologie en complexe modellen om na te denken over de impact van de omgeving op de ontwikkeling van een organisme. De jacht op een specifiek gen voor een bepaalde aandoening of behandeling is soms enigszins achterhaald. Toch moet ik ook benadrukken dat dit niet betekent dat genen er niet meer toe doen of niet meer nodig zijn. Ze zijn een onderdeel van het functioneren van een organisme en in dat verband kan het onderzoeken ervan helpen om inzicht te verwerven in het complexe systeem dat een cel of organisme is.

Epigenetica[1]

Auteurs die het over de betekenis van genen hebben en het artificiële karakter van de discussie over nature en nurture verwijzen vaak naar recente ontdekkingen in de *epigenetica*. Ik beken dat ik er mij ook schuldig aan heb gemaakt om 'epigenetica' op die manier te gebruiken, als een toverstokje waarmee bewezen kan worden dat reductionisten en deterministen het bij het verkeerde eind hebben. Ik kwam voor het eerst met epigenetica in aanraking tijdens mijn doctoraatsonderzoek tussen

---

1   Wie zich graag grondiger inwerkt in de wetenschap van epigenetica, microbioom, ontwikkeling en symbiose kan ik de lectuur aanbevelen van het intrigerende en toegankelijke boek van Scott F. Gilbert en David Epel: *Ecological Developmental Biology: The Environmental Regulation of Development, Health, and Evolution* (Gilbert, 2015).

2007 en 2010. Voor mijn doctoraat onderzocht ik ethische problemen rond het gebruik van DNA-stalen van minderjarigen voor genetisch onderzoek. Dat pediatrisch perspectief gaf me de gelegenheid om gebruikelijke aannames te verkennen rond geïnformeerde instemming, risico's, voordelen en de return van onderzoeksresultaten. Ik stelde op dat moment geen vragen bij de overtuiging dat we veel kunnen leren van onze genen en dat we genen tot op zekere hoogte kunnen gebruiken om bepaalde kentrekken en stoornissen te voorspellen. En toen las ik *Evolution in Four Dimensions* van Eva Jablonka en Marion J. Lamb (Jablonka en Lamb, 2014). Het eerste zaadje van twijfel ontkiemde: misschien is de focus van de bio-ethicus op genen dan toch niet zo gerechtvaardigd. Wat betekent deze alternatieve kijk op evolutie en ontwikkeling voor de bio-ethiek? Tijdens die jaren en daarna als postdoc zag ik epigenetische conclusies opduiken in de pers. We weten al lang dat wat een zwangere vrouw eet of inademt een impact kan hebben op de ontwikkeling van de foetus.

Moleculaire ontdekkingen in de epigenetica, mogelijk gemaakt door nieuwe technieken om patronen in de methylering doorheen het genoom te onderzoeken, hebben het moleculaire verband blootgelegd tussen de omgeving en de kern. De omgeving krijgt nu concreet vorm in haar effecten op de cel. Als we nu over epigenetica praten denken we in de eerste plaats aan die moleculaire effecten. Als dusdanig maakt de 'epigenetica' integraal deel uit van de genetische wetenschap, als volgende stap na het ontdekken van de dubbele helix halverwege de twintigste eeuw en het ontwikkelen van technieken om te lezen wat in het DNA beschreven staat, van Sanger-sequencing tot microarray-analysetechnieken en volledige-genoomsequencing. Van daaruit kunnen we een nieuwe stap zetten en nagaan wat de genexpressie stuurt. We kunnen onderzoeken wat een huidcel tot een huidcel maakt en niet tot een levercel, en wat ervoor zorgt dat bepaalde genetische risicofactoren die samenhangen met een ziekte fenotypisch tot uiting komen in bepaalde individuen en in andere niet.

Ik toets mijn ideeën zowel af met genetici als met bio-ethici. De eersten zeggen me dat ik een mythische status toeken aan de epigenetica terwijl het voor hen een alledaags onderwerp is. Bio-ethici vragen zich ook af waarom epigenetica onze kijk op ethische problemen met betrekking tot nieuwe technologieën zou moeten veranderen. Bepaalde ethische kwesties, zoals het feit dat de epigenetica identificerende informatie kan bevatten of dat wat een zwangere vrouw eet of doet een impact kan hebben op de latere gezondheid van haar kind, zijn inderdaad nogal analoog aan de discussies die we hadden over de ethiek van de genetica. Toch kan de epigenetica ons voorbij die discussie brengen en anders doen denken over het leven. Zo'n verweven procesmatige visie op het leven is niet nieuw, hoewel de nadruk op de genetische mechanismen in het kielzog van de moderne synthese ze wel wat in de schaduw gesteld heeft.

Vóór we concluderen dat epigenetica ons op een andere manier naar organismen kan doen kijken en het denken van de bio-ethicus verandert, doen we er goed aan om na te denken over de verschillende betekenissen ervan. Die hebben allemaal één ding gemeen: het belang van de ontwikkeling en van een ontwikkelingsperspectief. Ik vermeldde al het woord 'epigenese', een concept waarvan soms beweerd wordt dat het geen verband houdt met de epigenetica als moleculaire wetenschap. Epigenese is een theorie over de ontwikkeling van organismen, uitgewerkt door de Duitse dokter en natuurwetenschapper C. F. Wolff, als ontkenning van preformatie (Wessel, 2009). Een preformationistische visie gaat ervan uit dat de uiteindelijke vorm van een organisme vanaf de conceptie vastligt. We kunnen denken aan het 17e-eeuwse idee van de homunculus. Na de ontdekking van de gameten gingen sommige onderzoekers uit die tijd denken dat ofwel de zaadcel of het eitje een 'mannetje' zou bevatten dat tijdens de ontwikkeling enkel maar moest groeien. De gedachte dat de combinatie van genen die het gevolg is van het versmelten van zaadcel en eitje bepaalt hoe een organisme wordt, is enigszins preformationistisch. Sommigen beschuldigen de neodarwinisten dan ook van preformationistische neigingen. Toch zal ook de meest fervente neodarwinist erkennen dat onze ervaringen en omgeving een essentiële rol spelen in wat we uiteindelijk zullen worden. Uiteindelijk heeft Darwin zelf het belang benadrukt van ontmoetingen met de veranderende omgeving als motor achter de evolutionaire veranderingen bij soorten. Hetzelfde moet ongetwijfeld gelden voor de ontwikkeling van een individueel organisme. We zullen later zien dat bepaalde preformationistische tendensen een toonaangevende rol spelen in de bio-ethiek en nauw samenhangen met concepten van identiteit.

Halverwege de twintigste eeuw lanceerde Conrad Waddington
de idee van het epigenetische landschap (Creighton en Waddington,
1958). Waddington hanteerde dat beeld van een landschap met heuvels
en valleien om de ontwikkeling van een fenotype te beschrijven. Elke
cel bevat in zijn kern hetzelfde nucleair DNA maar toch ontwikkelt
hij zich afhankelijk van zijn plaats in het organisme tot een cel met
een specifieke functie. Waddington beschrijft twee cruciale concepten.
Plasticiteit is het vermogen van een bepaald genotype om, als reactie
op omgevingsomstandigheden, zoals de plaats in het organisme,
uiteenlopende celtypen op te leveren (Creighton en Waddington,
1958). Kanalisatie is de aanpassing van ontwikkelingspaden om, tegen
genetische en omgevingsvariatie in, een uniform ontwikkelingsresultaat
op te leveren (Creighton en Waddington, 1958). We kunnen de cel
zien als een bal die door een landschap van vertakkende valleien
rolt. Hij begint als een generiek soort cel en komt, afhankelijk van de
omgevingsomstandigheden, in een specifiek kanaal of een vallei terecht
om zich uiteindelijk tot een specifiek type cel te ontwikkelen. Sommige
cellen volgen het kanaal of de vallei van een levercel als ze zich in het
juiste deel van het lichaam bevinden. Andere cellen worden huid- of
bloedcellen. Je moet je ook voorstellen dat het landschap nog wel wat
verandert. Voor Waddington zijn het niet de genen die het landschap
beïnvloeden maar hun netwerk. Het netwerk of het landschap
kan veranderen omdat in veel genen veranderingen optreden. Een
kleine herschikking zal het traject van de cellen, net vanwege de
kanalisatie, niet significant beïnvloeden. Als het landschap echter
grondig dooreengeschud wordt zal dat een zware impact hebben op
de ontwikkeling. Het is van belang om op te merken dat kanalisatie
en plasticiteit niet elkaars tegengestelde zijn maar elkaar impliceren.
Gekanaliseerde ontwikkeling vereist een zekere plasticiteit om zich aan
verschillende omstandigheden te kunnen aanpassen. Aanpassing aan
verschillende omstandigheden betekent bovendien tegelijk ook vast
genoeg zijn om weerstand te kunnen bieden tegen volledige vernietiging.
Stabiliteit vereist inderdaad dynamiek om systemen stabiel te houden
(Jablonka en Lamb, 2014; Jablonka, 2016).

Waddington beschreef het epigenetische landschap als netwerken van
genen die de ontwikkeling sturen. Tegenwoordig verwijst epigenetica
naar de moleculaire mechanismen die al dan niet overgeërfd kunnen

worden. Wie zoals ik studeerde in de laatste decennia van de 20e eeuw zal zich van de biologielessen misschien de gedachte herinneren dat de kenmerken die een organisme tijdens zijn leven verwerft niet doorgegeven worden aan het nageslacht. Dat idee heeft postgevat in het collectieve geheugen door te verwijzen naar de denkbeelden die toegeschreven werden aan Jean-Baptiste Lamarck. Een bruikbaar beeld om de verkeerde opvattingen van Lamarck te illustreren is dat van de giraf, die 'door het gebruik' een langere nek krijgt en daarmee bij de hoogste bladeren kan. Het Darwinisme, zo doceerden onze leerkrachten biologie, heeft die zienswijze gecorrigeerd: het was niet zo dat giraffen tijdens hun leven langere nekken kregen. Integendeel: de giraffen die met de langste nekken geboren werden en dus bij de hoogste bladeren konden, hadden een grotere kans om het te halen tot de vruchtbare leeftijd en dan nageslacht voort te brengen met langere nekken. Dezelfde leerkrachten zeiden er ook snel bij hoe die kenmerken werden doorgegeven. Ze waren opgeleid in wat bekendstaat als de 'moderne synthese' van de biologie. Darwins ideeën waren revolutionair maar er ontbrak een mechanisme. Via de studie van de wetten van Mendel toonden wetenschappers halverwege de vorige eeuw het bestaan van dat mechanisme aan door de dubbele helixstructuur van ons DNA bloot te leggen. Richard Dawkins baanbrekende werk, *The Selfish Gene*, bracht het idee van het gen als replicator helemaal op de voorgrond (Dawkins, 2016).

Zo opgevat staan genen behoorlijk onverschillig tegenover de organismen waarin ze zich bevinden. Ze vormen de blauwdruk op basis waarvan de organismen gebouwd zijn. In de lijn van het 20e-eeuwse enthousiasme voor cybernetica en informatica, gingen de mensen zich genen voorstellen als een *code* samengesteld uit een nucleotidesysteem met vier letters. De beeld vertegenwoordigt wat bekend staat als het centrale dogma van de genetica. Het centrale dogma bepaalt dat DNA wordt omgezet in RNA en vertaald in proteïnes. De idee is dat de pijlen tussen DNA, RNA en eiwitten in één richting wijzen: er is geen feedback van deze laatsten naar het RNA en het DNA. Dit centrale dogma wordt niet in vraag gesteld: de DNA-molecule verandert niet na de conceptie, op zeldzame uitzonderingen na, zoals bij mutaties. Ze is bovendien dezelfde in verschillende soorten van cellen.

Het merkwaardige is echter niet de inertie van de DNA-moleculen, maar dat genen zulk een centrale positie hebben verworven in hoe we tegen het leven aankijken, inclusief in de bio-ethiek. Genen hebben licht afwijkende betekenissen naargelang de wetenschappelijke discipline die de term hanteert. Voor de gedragsgenetica bijvoorbeeld verklaren genen de variantie in een populatie. In de moleculaire genetica is een gen een betekenisvol stukje DNA. Laten we echter een veralgemeende betekenis van 'gen' als vertrekpunt nemen: een gen is een stukje DNA dat op een betekenisvolle manier overgeschreven en *vertaald* wordt in eiwitten. Ook in die betekenis is het gen inert. We zijn geboren met een bepaalde genetische opbouw, en uitzonderlijke gevallen zoals beendermergtransplantaties en nucleaire ongevallen daargelaten, zullen we er ook mee sterven. Dat feit is op zich triviaal en ik stel het niet ter discussie. Niet triviaal is echter hoe het gen die invloedrijke positie verworven heeft in de manier waarop we de aard van menselijke wezens benaderen. 'Het zit in onze natuur' of in onze biologie is nu ongeveer synoniem met 'het zit in onze genen'. Organismen ondergaan inderdaad tal van omgevingsinvloeden, maar de basiscode waarmee het allemaal begint zit vervat in de genen. Die zienswijze heeft de bio-ethiek grondig beïnvloed, zoals ik later zal aantonen.

Het centrale dogma kan de ontwikkeling van een organisme niet uitleggen. Dat feit is al een hele tijd bekend. Biologieleerkrachten uit de 21e eeuw zullen het bovenstaande beeld van het overheersen van genen wellicht nuanceren, aangezien zij de recentste ontdekkingen op het vlak van genexpressie aangeleerd kregen. Ze zullen wellicht betogen dat cellen, ondanks hetzelfde nucleaire DNA, tot verschillende celtypen behoren, om preciezer te zijn meer dan 200 in het menselijke lichaam. Cellen van een verschillend type hebben ook andere functies: een levercel doet andere dingen dan een huidcel. Er moeten dus mechanismen zijn die verklaren hoe verschillende genen tot expressie komen. De omgeving van de cel in het lichaam moet dat mechanisme op de een of andere manier informeren. Ze kunnen ook betogen dat eeneiige tweelingen hetzelfde DNA delen maar toch verschillen. Zo zullen ze tijdens hun leven vatbaar zijn voor andere ziekten. Ze zullen elk hun eigen persoonlijkheid ontwikkelen. Op een vergelijkbare maar eerder science-fictionachtige manier kunnen we ons een dictator voorstellen die een kloon van zichzelf wil om zijn rijk voort te zetten. De kans dat die kloon gelijkaardige neigingen vertoont als zijn vader zal dan wel groter zijn dan bij een nakomeling die op een traditionelere manier verwekt werd, maar ook daar zullen het ontwikkelingstraject en de eigenlijke geschiedenis afwijken. Ze worden nooit pure duplicatie. Biologie, zo zal ik verderop uiteenzetten, heeft inderdaad ook een geschiedenis.

De 21e-eeuwse biologieleerkracht kan dan uitweiden over de mechanismen die een dergelijk contextgevoelig in- en uitschakelen van de genen mogelijk maken. Hoewel veel van die mechanismen nog niet helemaal bekend zijn, werd een aantal ervan al tot op zekere hoogte bestudeerd. Methyleren van DNA is het bekendste voorbeeld. Methylering vindt plaats op het 'topniveau' van het DNA: methylgroepen, kleine koolstofsamenstellingen, in vergelijking met DNA, kunnen in specifieke gebieden toegevoegd of verwijderd worden. Het resultaat daarvan zal zijn dat de genen 'onder' die groepen toegankelijk of ontoegankelijk worden voor transcriptie. Als een methylgroep een bepaald gen blokkeert kan dat gen niet overgeschreven worden. Door het verwijderen van een methylgroep wordt het gen weer wel toegankelijk en overschrijfbaar. 'Genoombrede methyleringsanalyse' stelt ons vandaag de dag in staat om methyleringspatronen na te gaan. Een ander mechanisme is histonmodificatie. Stel je DNA voor als gewikkeld rond een specifiek proteïne, een histon. Als het DNA strakker rond het histon gevouwen zit zullen specifieke genen en bepaalde gebieden in het DNA minder toegankelijk worden voor transcriptie. Zit het DNA daarentegen losser rond het histon dan krijgen de transcriptiefactoren gemakkelijker toegang tot het gen. Histonmodificate lijkt flexibeler en eerder van voorbijgaande aard dan methylering van DNA. Bepaalde typen van RNA, zoals het microRNA (miRNA) spelen ook een rol bij de genexpressie.

Interessant hieraan is dat deze epigenetische veranderingen zich voordoen onder invloed van een externe stimulus en aangestuurd door het DNA kunnen plaatsvinden. Ze kunnen ook afhangen van milieu dat ze innemen binnen het organisme en zijn potentieel gevoelig voor de input van de omgeving waarin het organisme zich bevindt. De omgevingsinvloed kan afkomstig zijn van de fysieke omgeving. Denk maar aan de invloed van deeltjes op de methylering. Die factoren zouden ook psychologisch of zelfs sociaal kunnen zijn, zoals bij stress. Hoe meer we te weten komen over deze moleculaire link tussen DNA en de omgeving, hoe meer organismen intrinsiek verbonden blijken te zijn met hun omgeving. Dat genen en de omgeving interageren is duidelijk, maar om de specifieke interacties te zien te krijgen moeten we ons wenden tot de studie van de epigenetica. Hoewel het concept 'gen' verschillende dingen kan betekenen, naargelang de wetenschappelijke discipline, zoals ik eerder zei, was er op zijn minst enige consensus over wat een gen vormt. Door moleculaire omgevingsinvloeden een centrale plaats te geven in hoe we denken over biologie verruimt de visie op de menselijke natuur. Die is niet langer een vast gegeven, iets dat we hebben van bij de geboorte, wel iets dat zich het hele leven lang blijft aanpassen. Waarom zou datgene wat in onze genen geschreven staat voorgaan op wat we in onze omgeving meemaken? Dit dynamische, open aspect van de aard van organismen is een van de centrale thema's van dit boek, waar ik later nog op terugkom.

Laten we nu dan terugkeren naar onze discussie over evolutie. Wellicht zullen onze 21e-eeuwse biologieleerkrachten inderdaad een genuanceerder verhaal vertellen over evolutie dat hun collega's uit de 20e eeuw. Epigenetica is bij het grote publiek doorgedrongen als het mechanisme dat de idee op de helling zet dat organismen verworven kenmerken niet doorgeven aan hun nageslacht. Hoewel de specifieke mechanismen nog niet echt duidelijk zijn blijkt uit veel onderzoek dat verworven kenmerken wel degelijk worden doorgegeven van de ene generatie op de andere. In een artikel uit 2017 in *Science* beschrijven Adam Klosin en zijn collega's hoe omgevingsfactoren de genexpressie beïnvloeden en hoe die veranderingen doorgegeven kunnen worden aan de toekomstige generaties (Klosin et al., 2017). Het feit dat omgevingsfactoren de genexpressie beïnvloeden is op zich niet spectaculair. Klosin et al. 2017 beschrijven een experiment waarbij wormen van de soort *C. Elegans* genetisch gewijzigd werden om licht uit te stralen wanneer ze in een warmere omgeving komen. Als de onderzoekers ze op ongeveer 20 graden Celsius brengen, lichten de wormen maar flauwtjes op. Toen de onderzoekers de temperatuur opvoerden werd het gen aangezet dat de fluorescentie veroorzaakt en de wormen begonnen sterker te glimmen. Die intense gloed behielden ze echter nadat de temperatuur weer verlaagd werd. Bovendien erfde hun nageslacht het glimmen over en tot zeven generaties later bleven glimmende wormen geboren worden. Als vijf generaties

C. Elegans-wormen warm gehouden werden kregen tot veertien generaties na hen het kenmerk doorgegeven.

Er zijn ook voorbeelden van transgenerationele effecten bij andere dieren en onder meer mensen. Een goed voorbeeld is dat van de vrouwen die vroege zwangerschappen hadden tijdens de Nederlandse hongerwinter van 1944–1945 en kinderen kregen met een grotere neiging tot obesitas. Geopperd wordt dat dit effect ook voorkwam bij de kleinkinderen (Painter *et al.*, 2008). Voor bewijs over epigenetische modificatie van kiemcellen kunnen we focussen op de vraag of ervaringen van de vader aan de kleinkinderen kunnen doorgegeven worden. Sommigen stellen, op basis van experimenten met knaagdieren, dat bepaalde zintuiglijke ervaringen aan de volgende generatie doorgegeven kunnen worden. In een van de studies werden mannelijke muizen bijvoorbeeld blootgesteld aan een specifieke geur, waarna ze een schok kregen. De onderzoekers lieten die muizen paren met niet-blootgestelde vrouwtjes. Ook hun nageslacht bleek tamelijk angstig op de geur te reageren en zelfs de kleinkinderen van de bang gemaakte mannetjes waren op hun hoede voor de geur (Dias en Ressler, 2014). De hypothese is dat dit teruggaat op epigenetische overerving. Dat die plaats blijkt te vinden is een mysterie. Wetenschappers zijn er altijd van uitgegaan dat epigenetische markers afkomstig van ervaring van de vader uit de zaadcellen zouden gewist worden en dus geen invloed kunnen hebben op de ontwikkeling van de nakomelingen. Overerven van verworven kenmerken gaat in tegen onze intuïties. Mensen zoeken naar mogelijke verklaringen. Het kan bijvoorbeeld zijn dat de eigenlijke epigenetische markers niet overgeërfd worden maar dat de omgeving waarin het gedrag plaatsvindt gerepliceerd kan worden en dat die replicatie misschien genetisch gestuurd wordt. Er werd ook geopperd dat wat op echt doorgeven van moleculaire veranderingen lijkt in feit het overerven is van een specifieke niche of omgeving. Misschien wordt het fenotype bij elke generatie opnieuw opgebouwd eerder dan overgeërfd. Dat verworven kenmerken daadwerkelijk overgeërfd kunnen worden wordt door sommige auteurs nog altijd betwist. De studie van epigenetische veranderingen in organismen zoals wormen valt moeilijk te negeren. Toegegeven ... *C. Elegans* is een heel ander type dier dan een gewervelde, waaronder ook de mens. Dat verworven kenmerken ook bij die laatste diersoorten overgeërfd kunnen worden dient nog aangetoond. Voor sommige wetenschappers is het ondenkbaar dat epigenetische markers zoals methyleringspatronen via de kiemcellen doorgegeven zouden worden. Zij zijn ervan overtuigd dat bij de conceptie epigenetische markers volledig gewist worden. Anderen zijn het daar niet mee eens.

Een oöcyt is hoe dan ook een volledige cel met cytoplasma en niet alleen nucleair DNA. De metabolische omstandigheden bij de bevruchte oöcyt worden beïnvloed door de levensstijl en de omgeving. Ze zouden dus een rol kunnen spelen in de transgenerationele afdruk en het epigenetisch programmeren tijdens de embryogenese beïnvloeden. Als dusdanig biedt dit mechanisme mogelijkheden voor een of andere vorm van lamarckiaanse overerving[2]. Het epigenoom weerspiegelt ons metabolisme en het ncRNA-spectrum. De verstrengeling tussen het mitochondriaal metabolisme, ncRNAs en DNA-methylering vormt het epigenoom: zelfs als alle DNA-methylering gewist wordt vormen de metabolieten en het ncRNA nog een soort van back-up voor het reconstrueren van de patronen van DNA-methylering. In die zin slaan epigenetica en wijzigingen in het epigenoom veeleer op de interactie dan op de methylpatronen zelf. Wat zich in het cytoplasma afspeelt is even relevant als wat in de kern gebeurt. Zo bekeken is epigenetische overerving misschien bevattelijk. Tegelijk hoeven we deze zuiver lamarckiaanse soort van overerving niet te aanvaarden om de intergenerationele effecten van de epigenetica te erkennen en hun gevolgen voor de gezondheid en persoonlijke aansprakelijkheid. Sommige studies suggereren bijvoorbeeld dat bij rokende moeders het risico verhoogt op een kind met astma en zelfs de kans dat een kleinkind astma ontwikkelt (Bråbäck *et al.*, 2018). Die beïnvloeding staat los van het feit of het kind (de 'tweede generatie') al dan niet rookt. We hebben geen overerving 'via de kiembaan' nodig om dit uit te leggen: de foetus in de baarmoeder van de rokende vrouw heeft al oöcyten (eicellen). Roken door de grootmoeder kan die rechtstreeks beïnvloeden.

Genen zijn die dingen waarmee we geboren zijn, die niet veranderen en die we erven van onze biologische voorouders. Ze lijken op dezelfde hoogte te staan als de omgeving: genen en omgeving zijn gelijkwaardige

---

2   Ik wil hier Wim Vanden Berghe graag bedanken die me dit uitgelegd heeft. Lezers die meer willen weten over de controverse kunnen daarover de volgende papers raadplegen: Daxinger en Whitelaw, 2010; Skinner, 2014; Whitelaw, 2015; Guerrero-Bosagna, 2016; Houri-Zeevi et al., 2021; Robles-Matos et al., 2021.

factoren die elkaar beïnvloeden. In de vorige paragrafen heb ik ervoor gepleit om 'de omgeving' een centralere plaats te geven in hoe we denken over het leven. Leven is, zo bekeken, niet zonder meer synoniem voor uit genen opgebouwde organismen. We weten dat de genexpressie gestuurd wordt door de omgeving, maar wat die omgeving is bleef vaag. Het kan om de cellulaire omgeving gaan, wat we eten. Of kan het de stad zijn waar we wonen of de opvoedingsstijl waarmee we te maken kregen. Of de stress waaraan we blootstonden, wijzelf of zelfs onze ouders. Dat laatste is een hypothese uit een onderzoek naar de epigenetische transmissie van PTSD tijdens de genocide in Rwanda (Perroud *et al.*, 2014). Het bestuderen van de mechanismen in de cel impliceert dat we specifieker moeten zijn over het concept 'omgeving'. Wellicht valt het ruwe onderscheid tussen fysieke, psychologische en sociale omgeving niet langer vol te houden. Desondanks zal het idee 'alles is biologie' te reductionistisch blijken. Misschien moeten we niet langer uitgaan van afzonderlijke fysieke, psychologische en socioculturele sferen maar van verschillende aspecten van een meer omvattende biologische wereld die dynamisch is en vol betekenis.

5. Ontwikkeling en ethiek

Ontwikkeling en omgeving

In het vorige hoofdstuk hebben we gezien dat epigenetica een term is met verschillende connotaties. Hij vertoont gelijkenissen met de veel oudere term *epigenese* die gebruikt wordt voor een manier om te verklaren hoe organismen hun specifieke vorm krijgen. Aanhangers van de theorie van de *epigenese* geloven dat een organisme tijdens zijn ontwikkeling zijn vorm krijgt in interactie met de omgeving. Preformationisten daarentegen denken dat de vorm van een organisme al vanaf zijn conceptie vastligt. Die omgeving kan zowel verwijzen naar het milieu binnen in een organisme als erbuiten. De recentere term epigenetica verwijst naar hedendaags onderzoek in de moleculaire biologie dat de intracellulaire mechanismen van genexpressies bestudeert. Die mechanismen kunnen gestuurd worden door genen of door de omgeving en blijven gedurende het hele leven van een organisme werkzaam. Ik heb ook het concept van het epigenetische landschap besproken zoals Conrad Waddington dat ziet. Hij beschreef een netwerk van genen dat we kunnen zien als een landschap dat de ontwikkeling stuurt van een bepaalde cel in de richting van een specifiek eindpunt (Creighton en Waddington, 1958). Belangrijke concepten daar waren *kanalisatie* (het mechanisme waardoor de ontwikkeling van de cel een specifiek pad volgt, een of andere 'vallei' in het landschap) en *plasticiteit*, waarmee de mogelijkheid wordt ingevoerd van aanpassing aan veranderingen.

Aan de verschillende betekenissen van epigenetica zitten minstens twee gemeenschappelijke aspecten. Om te beginnen is er de idee van *ontwikkeling*. De nadruk ligt op hoe organismen zich ontwikkelen en hun hele leven lang interageren. We ze doen is *"lay down a path*

   https://doi.org/10.11647/OBP.0370.05

in walking"[1], om de woorden te gebruiken van de in 2001 overleden cognitieve wetenschapper en enactivistische denker Francisco Varela (Varela, Rosch en Thompson, 1992). Ontwikkeling is niet beperkt tot wat in de baarmoeder of in de eerste fasen van de ontwikkeling gebeurt, maar gaat door van de bevruchting tot de dood. Ten tweede ligt er een nadruk op de omgeving. Epigenetische veranderingen doen zich voor, gestuurd door de omgeving. We hebben gezien dat de vraag of iets 'veroorzaakt' werd door genen of omgevingsfactoren wijst op een verkeerde dichotomie, die suggereert dat er twee netjes onderscheiden, evenwaardige sferen bestaan bij het verklaren van de causaliteit van kentrekken, gedragingen en pathologieën. We hebben echter gezien dat het concept 'gen' helemaal niet zo duidelijk is. En de idee 'omgeving' is nog complexer. De omgeving kan verwijzen naar gedragsfactoren, zoals levensstijl en voeding, maar ook naar factoren in de fysieke omgeving, zoals pollutie. Er kunnen psychologische factoren aan het werk zijn, zoals stress of een trauma. Zelfs onze cultuur zou beschouwd kunnen worden als een factor die bijdraagt tot de genexpressie. En behalve de culturele invloeden op de genexpressie kunnen we ook naar de cultuur zelf kijken in termen van ontwikkeling en epigenetica.

Nogal wat onderzoekers hebben gewerkt rond de relatie tussen genen en cultuur. Denk maar aan het baanbrekende werk van Richerson en Boyd, *Not by Genes Alone* (Richerson en Boyd, 2006), waarin zij beschrijven hoe cultuur de aard van de menselijke evolutie beïnvloedt en hoe tegelijk menselijke wezens een cultuur veranderen. Cultuur en menselijke biologie evolueren derhalve samen. Iddo Tavory, Eva Jablonka en Simona Ginsburg werken aan een culturele epigenetica (Tavory, Jablonka en Ginsburg, 2014; Jablonka, 2016). Ze bouwen voort op Waddingtons epigenetische landschap en beschrijven een cultureel systeem als een dynamische entiteit waarin individuen binnengebracht worden, die er zich ontwikkelen en ertoe bijdragen. En groepen van individuen gaan binnen een cultuur weer socialiseren. Cultuur kan dus beschouwd worden als een sociaal landschap, vergelijkbaar met Waddingtons oorspronkelijke uit genen bestaande "epigenetische landschap". Elke sociale gemeenschap is een nicheconstructie met een specifieke dynamiek en levenspatronen die evolueren en zich

---

1   'Al stappend een pad uitzetten'. Varela liet zich voor de uitdrukking inspireren door het gedicht *Caminante, no hay camino* van de Spaanse schrijver Antonio Machado.

ontwikkelen. De bewoners ervan houden de gewoonten en praktijken in stand zodat ze kunnen inslijten en kanaliseren. Zo heeft elke gemeenschap zijn eigen cultuur. Tegelijk maken die kleinere gemeenschappen deel uit van grotere sociale landschappen, zodat complexere regelgevende structuren vereist zijn om ze in stand te houden en te laten kanaliseren.

Tavory, Jablonka en Ginsburg illustreren dit met twee voorbeelden. Het eerste is het voorbeeld van de Joods-Orthodoxe gemeenschap in de wijk Beverly-La Brea in LA. Hun cultuur bloeit daar te midden van een seculiere jongerencultuur. Uiteenlopende factoren helpen de religieuze traditie in stand te houden. Er zijn duidelijke geografische grenzen: de leden van de gemeenschap bezoeken dezelfde plaatsen en scholen. Elke persoon heeft verschillende verplichtingen binnen de gemeenschap en mensen hebben weinig tijd voor iets anders. Ze dragen ongewone kleren en onderscheiden zich op die manier van de anderen buiten de gemeenschap. Op die manier raakt de specifieke traditie gekanaliseerd. De cultuur weerstaat in grote mate aan druk van buitenaf. Tavory en collega's geven nog een ander voorbeeld: stedelijke armoede in de VS (Tavory, Jablonka en Ginsburg, 2014). Ze beschrijven een cyclus van armoede: wie geboren is in stedelijke armoede maakt veel kans om zelf ook arm te worden en het is moeilijk om die cirkel te doorbreken. We kunnen ons afvragen hoe dat komt. Heel wat sociaal-culturele factoren lijken die situatie in de hand te werken: onder meer de staatsstructuur en het schoolsysteem en in bepaalde mate biologische en epigenetische factoren, zoals alcohol en druggebruik. Wie er bovendien in slaagt om uit de vicieuze cirkel van armoede te breken, verdwijnt gewoonlijk uit die samenleving en laat dus geen positieve invloed achter. Er is ook een geografische factor. Een arme buurt heeft bepaalde grenzen en bepaalde elementen, zoals goedkope huizen en beschikbaarheid van drugs, kunnen aantrekkelijk werken en het moeilijk maken om die grenzen te overschrijden. De armoedecyclus is gekanaliseerd.

Deze twee voorbeelden suggereren dat een culturele epigenetische benadering weinig hoop biedt om zich op te werken uit een suboptimale situatie, zoals stedelijke armoede. Epigenetica leidt niet automatisch tot minder deterministische opvattingen dan een louter genetische kijk op de wereld. De netwerkbenadering van cultuur en biologie die we bij Waddington zagen beschrijft hoe bepaalde kentrekken en gedragingen dynamisch gekanaliseerd raakten. De ideeën 'kanalisatie' en 'plasticiteit' laten ruimte voor verandering. Waddingtoniaanse netwerken zijn inderdaad niet in steen gebeiteld. Ze kunnen veranderen en herschikt worden. Een goed begrip van kanalisatie en plasticiteit kan ons helpen om in te grijpen en de valleien te herschikken tot de gewenste paden. In wat volgt keer ik terug naar de uitdagingen en opportuniteiten van de epigenetica voor de ethiek.

Ontwikkeling en ethiek

Wat is er zo bijzonder aan de ethiek van de epigenetica die hem onderscheidt van de ethiek van de genetica? We hadden het er al over dat epigenetische veranderingen transgenerationeel kunnen zijn en misschien zelfs erfelijk. Dat grotere tijdskader roept een aantal extra vragen op als we nadenken over verantwoordelijkheid. We kunnen ervan uitgaan dat zwangere vrouwen een bepaalde verantwoordelijkheid hebben ten opzichte van het ongeboren kind. Velen zouden een bingedrinkende aanstaande mama onverantwoordelijk noemen, als ze op de hoogte is van de gevaren voor de gezondheid van haar kind. Maar, als uit epigenetische bevindingen blijkt dat het gedrag van mannen een invloed kan hebben, lang van vóór ze ook maar aan kinderen denken, hoe moeten we dan bijvoorbeeld de verantwoordelijkheid beoordelen van tieners die roken, als we weten dat dit een impact kan hebben op de gezondheid van eventuele toekomstige kinderen? Het is duidelijk dat vijftienjarigen sowieso, voor hun eigen gezondheid, beter niet roken, maar het lijkt vreemd om ze verantwoordelijkheid toe te schrijven voor toekomstige kinderen die ze misschien nooit zullen hebben. (Hens, 02/2017). Een ander relevant aspect als het over de ethiek van de epigenetica gaat is dat epigenetische markers misschien gemakkelijker omkeerbaar zijn dan genetische. Het is wellicht gemakkelijker om een methylmarkering te wissen of aan te brengen dan om een gen te veranderen (Nakamura *et al.*, 2021). Die omkeerbaarheid biedt veel therapeutische mogelijkheden maar doet ook een aantal interessante ethische vragen rijzen. De idee van precisiegeneeskunde suggereert een verschuiving naar eerder preventieve dan curatieve geneeskunde en brengt een idee met zich mee van verantwoordelijkheid dragen voor de eigen gezondheid. Als epigenetische markers echter gemakkelijker te veranderen zijn, zit hier een mogelijke terugkeer in naar de curatieve geneeskunde. In het scenario van de rokende vijftienjarige jongens moeten we hen dan misschien niet lastigvallen met de raad om het roken te laten, omdat we toch in staat zijn om de nadelige uitwerking voor hun toekomstige nageslacht weer ongedaan te maken. Het spreekt vanzelf dat iets dat genezen kan worden ons niet ontslaat van de verantwoordelijkheid om schade in de eerste plaats te voorkomen. Hetzelfde geldt voor systemische verantwoordelijkheden zoals pollutie. De idee dat we in de toekomst de kwalijke gevolgen van de pollutie zouden kunnen tegengaan is geruststellend. En toch voelt het verkeerd om schade toe te laten omdat we de gevolgen ervan achteraf kunnen rechtzetten. Tegelijk kunnen we ook niet zonder meer rekenen op het feit dat deze biomedische kennis altijd beschikbaar zal zijn. Wellicht het belangrijkste nieuwe aspect dat we aan de epigenetica te danken hebben is dat van de onvoorspelbaarheid. Epigenetica gaat over interactie met het milieu, bij organismen die fundamenteel open staan op hun omgeving. We moeten rekening houden met een hoeveelheid geluk. Ik zal het later, in deel twee, uitgebreider hebben over (on)geluk/toeval, onbepaaldheid en creativiteit. Voorlopig laat ik het hierbij dat we best voor ogen moeten houden dat zowel de omkeerbaarheid als de onbepaaldheid van de epigenetica als een schild gezien kunnen worden tegen deterministische en eugenetische interpretaties van de epigenetica.

Auteurs hebben ervoor gewaarschuwd dat de epigenetica en een focus op de omgeving niet automatisch meer plasticiteit en kneedbaarheid impliceren. De idee dat we niet alleen door onze eigen omstandigheden en levensstijl bepaald zijn maar ook door de ervaringen van onze voorouders kan doen veronderstellen dat we gedetermineerd zijn door meer dan alleen onze genen. Epigenetisch determinisme, gedetermineerd zijn door zowel je genen als je omgeving, kan inderdaad nog erger zijn dan genetisch determinisme. Het suggereert dat er geen ontsnappen is aan de trauma's van onze (bet)overgrootouders. Omgekeerd kan de idee dat de epigenetische laag buigzaam is ook de weg openen voor wat Eric Juengst en collega's 'epi-eugenetica' hebben genoemd (Juengst *et al.*, 2014). Als het ons streven is om betere mensen te creëren kan de idee dat we kunnen gaan knutselen met de omgeving en de moleculaire effecten nieuwe mogelijkheden openen.

DOHaD[2]-onderzoek benadrukt het belang van omgevingsinvloeden in de vroegste levensfasen, bij de conceptie en in utero. Het doet dus vragen rijzen over verantwoordelijkheid en zelfs plicht tijdens de zwangerschap met betrekking tot de gezondheid van het nageslacht. Populaire media maakten al melding van specifieke ontdekkingen omtrent plichten van moeders en schreven bijvoorbeeld dat spek met eieren eten tijdens de zwangerschap het kind verstandiger zal maken. In hun boek *Blinded by Science*, wijzen David Wastell en Susan White op de gevolgen van neurowetenschappelijk en epigenetisch onderzoek (Wastell en White, 2017). Ze beschrijven de mogelijke implicaties van de focus op de eerste drie jaar van de ontwikkeling. Ouders kunnen druk voelen om alles perfect te doen en geen fouten te maken bij de opvoeding van hun jonge kinderen. De nadruk op deze 'kansen' in de periode waarin de hersenen van het kind flexibel zijn, heeft geleid tot een explosie aan instrumenten, speelgoed en technieken en een hele sector die zich richt op het 'verbeteren' van onze kinderen. In Deel Drie leg ik het idee van verbetering zelf op de rooster. Voorlopig denk ik dat deze veronderstellingen dezelfde fout begaan: ze gaan ervan uit, net zoals de mensen vroeger ook deden als het over genetica ging, dat epigenetische kennis zal leiden tot een grotere beheersing van wie we zijn en kunnen worden. Een ontwikkelingsgerichte benadering, waarvoor epigenetica als een van de moleculaire bewijzen geldt, kan uiteindelijk aantonen dat het verlangen naar controle misplaatst is. Zoals ik zal uitwerken in Deel Twee hebben we een soort van ethiek nodig die ingaat op de onvoorspelbaarheid, het (on)geluk en het gebrek aan controle.

Ik ga niet verder in detail in op de ethiek en de gevolgen van de epigenetica. Bio-ethici, sociologen en advocaten hebben daar al uitgebreid over gepubliceerd. Voor een overzicht van de discussie van de voorbije decennia kan de lezer terecht bij het uitstekende literatuuroverzicht van Charles Dupras, Katie Michelle Saulnier en Yann Joly (Dupras, Saulnier en Joly, 2019). Ik zal daarentegen een voorbeeld geven van hoe een eerder ontwikkelingsgerichte visie op organismen een nieuw licht kan werpen op de veronderstellingen waar we zomaar van uitgaan en meer specifiek op de reproductieve ethiek.

---

2   *Developmental Origins of Health and Disease.* Dit onderzoek is erop gericht om de oorsprong van gezondheid en ziekte te zoeken in de ontwikkeling.

Bepaalde concepten rond ontwikkeling zijn sterk beïnvloed door de manier waarop we bio-ethische kwesties benaderen. We zien die invloed bijvoorbeeld in bepaalde discussies in de reproductieve ethiek. Een gangbare aanname is dat minstens onze (numerieke) identiteit vastligt bij de conceptie. Die aanname is gekoppeld aan de opvatting van persoonlijkheid in bepaalde religies. We kunnen denken aan de katholieke kerk en haar absolute verbod op abortus, met het argument dat de persoonlijkheid gevormd wordt bij de conceptie. Die wordt gedefinieerd als het samensmelten van genen uit sperma en ovum. Ook in de reproductieve ethiek zien we dat de idee dat identiteit ontstaat op het moment van de conceptie ook in de seculiere bio-ethiek een zwaar normatief gewicht krijgt. Die idee hangt samen met de relevantie dat het probleem van (niet-)identiteit lijkt te hebben in de reproductieve ethiek. Derek Parfit heeft het niet-identiteitsprobleem beschreven in zijn baanbrekende werk *Reasons and Persons* (Parfit, 1984). Daarin vraagt hij om ons een meisje van veertien voor te stellen dat zwanger wil worden. We zouden haar wellicht aanraden om te wachten tot ze wat ouder is en/of stabieler in het leven staat. Uitstel zou haar hypothetische kind meer kansen geven in het leven. Parfit wil echter dat we ons hier afvragen voor wie dat beter zou zijn. Het kan beter zijn voor het meisje zelf om eerst op haar studie te focussen vóór ze zich de eisen van het ouderschap op de hals haalt. We kunnen echter niet zeggen dat het beter zou zijn 'voor het kind' aangezien het kind dat ze als late twintiger krijgt een ander kind zal zijn dat datgene dat ze op de wereld zou zetten als ze inderdaad nu zwanger zou raken. In theorie leveren een andere zaad- en eicel in de toekomst uiteindelijk een ander kind op. Kunnen we dan, los van de potentiële schade voor het meisje zelf, zeggen dat het kind dat nu verwekt zou worden schade oploopt?

Bovendien zou ook de omgeving heel anders kunnen zijn voor het meisje nu en het kind over 10 of 15 jaar, wat elke voorspelling omtrent hun welbevinden zo goed als onmogelijk maakt. De achtergrond van dit gedachte-experiment is de vraag of schade altijd persoonlijk is en een specifiek iemand op het oog heeft, dan wel of situaties zelf schadelijk kunnen zijn, al is het moeilijk om precies aan te geven voor wie. Dit voorbeeld wordt het niet-identiteitsprobleem genoemd en heeft een significante impact op de standpunten van onderzoekers in zowel de reproductieve als de milieu-ethiek (Del Savio, Loi en Stupka, 2015).

William P. Kabasenche en Michael K. Skinner beschrijven bijvoorbeeld de potentiële transgenerationele schade van het bestrijdingsmiddel DDT (dichloordifenyltrichloorethaan). Het gebruik van DDT als pesticide is al decennia verboden. Toch werd het recent nog gebruikt om malaria te bestrijden in bepaalde gebieden in Afrika. Het gebruik ervan wordt gelinkt aan de transgenerationele overerving van aandoeningen van de nieren, teelballen en eierstokken. Het gebruik van DDT om de gezondheid van de huidige generatie te beschermen heeft dus een invloed op die van toekomstige generaties. Dat stelt ons voor een ethisch dilemma, dat nog complexer wordt als we ook rekening houden met het niet-identiteitsprobleem. Wellicht zal het gebruik van DDT om malaria te voorkomen een impact hebben op de gezondheid van wie op dat moment verwekt wordt. Als we stoppen met het gebruik van DDT zal de toekomstige generatie verschillen van diegene die zou geboren worden als we het middel toch inzetten. Dit leidt tot een paradox. De toekomstige mensen die we proberen te beschermen zullen om te beginnen misschien nooit bestaan. Voor wie zijn we dan verantwoordelijk? M. C. Roy, Charles Dupras en Vardit Ravitsky hebben de implicaties van het niet-identiteitsprobleem voor de reproductieve technologieën besproken (Roy, Dupras en Ravitsky, 2017). Het niet-identiteitsprobleem is relevant als de technologieën een impact hebben op welk kind geboren wordt, niet als we alleen een reeds bestaand kind of embryo beïnvloeden. Epigenetische schade die optreedt vóór de conceptie, door manipulatie vóór de bevruchting, zal een impact hebben voor de identiteit en opbotsen tegen het niet-identiteitsprobleem. Epigenetische schade of invloeden echter, zoals het cultuurmedium, die gevolgen hebben voor het embryo *in vitro* hebben geen invloed op de identiteit, omdat het embryo hetzelfde blijft.

In wat volgt zal ik onderzoeken hoe een ontwikkelingsgerichte visie op het leven problemen opwerpt voor het belang dat we hechten aan numerieke ('genetische') identiteit. Het is helemaal niet mijn bedoeling om het niet-identiteitsprobleem op te lossen, alleen om aan te tonen hoe verschillende manieren om identiteit te benaderen een verschillend licht kunnen werpen op discussies die al decennia aanslepen. In 2020, twee maanden voor de COVID-19-crisis is losgebarsten, was ik op een workshop van de Brocher-stichting, niet ver van het prachtige Meer van Genève. Het zou mijn laatste 'live' conferentie in lange tijd worden.

De organisatoren hadden onderzoekers (sociologen, bio-ethici ...) gevraagd om na te denken over de ethische implicaties van het gebruik van CRISPR/Cas9, een procedure voor het modificeren en bewerken van genen. De aanleiding was een Chinese onderzoeker, He Jiankui, die de techniek had toegepast op menselijke embryo's om hun de genetische variant te 'geven' van HIV-immuniteit[3]. Verschillende van de sprekers vroegen zich af of het bewerken van embryo's met CRISPR/Cas9 al dan niet minder ethisch was dan embryoselectie.

Embryoselectie of pre-implantatie genetisch testen bestaat al tientallen jaren. Het komt neer op het *in vitro* creëren van een aantal embryo's om er dan genetische testen op uit te voeren. Aanstaande ouders kunnen voor deze procedure opteren als ze het risico lopen om een genmutatie aan hun nageslacht door te geven. De embryo's die de genmutatie dragen worden dan niet gebruikt. Alleen een embryo of embryo's zonder de mutatie zullen in de baarmoeder van de aanstaande mama geplaatst worden. Bij *embryo editing*, het bewerken van embryo's, mogelijk gemaakt door CRISPR/Cas9, zou het in principe mogelijk moeten zijn om één embryo te maken en de genmutatie in het embryo vervolgens te 'fiksen'. Elke aanpak heeft zijn eigen voordelen. Embryoselectie is een beproefde techniek en minder invasief, omdat de genetische code er niet voor veranderd moet worden. Bij minstens één van de embryo's mag de mutatie echter niet voorkomen, hetgeen soms onmogelijk is. En het is ook onmogelijk om nieuwe genen in het embryo in te brengen: je moet werken met het genetische materiaal van de personen die de zaad- en eicel hebben geleverd. CRISPR/Cas9 zou in principe gebruikt kunnen worden om genetisch materiaal te 'fiksen' dat nog niet in een van de embryo's aanwezig is, zodat nieuw genetisch materiaal aan het embryo kan worden toegevoegd.

Vanuit conceptueel standpunt kan er tussen de twee technieken dat voor sommige van de sprekers relevant was. Om te beginnen zullen, in het geval van embryoselectie, de embryo's met de bij de ziekte horende mutatie weggegooid worden. Dat kan al onaanvaardbaar zijn voor mensen die geloven dat embryo's (potentiële) menselijke personen zijn. In het geval van CRISPR wordt, in principe, maar één embryo gecreëerd

---

3   Dit was evenwel niet echt wat gebeurd is. Hij voerde een wijziging in het DNA in, waarvan hij hoopte dat die het gedrag zou nabootsen van het gen dat bij sommige mensen verantwoordelijk is voor HIV-resistentie.

en daarna 'hersteld'. Theoretisch moeten daarvoor geen embryo's weggegooid worden. Ik zeg wel 'theoretisch' want het feit blijft dat embryo's *in vitro* spontaan verloren kunnen gaan, waarna de procedure mogelijk verscheidene keren herhaald moet worden. Bovendien zullen de onderzoekers tijdens de experimentele fase van de ontwikkeling van de beide technieken wellicht veel embryo's weggegooid hebben. Niettemin ging bij de geboorte van de eerste zogeheten drieouderbaby, in 2016, het gerucht dat de aanstaande ouders voor kernoverdracht (de 'drie-oudertechniek') gekozen hadden en niet voor embryoselectie om het vernietigen van embryo's te vermijden. De 'drie-oudertechniek' kan gebruikt worden wanneer het risico bestaat dat de moeder een mitochondriale ziekte doorgeeft aan het kind. De techniek houdt in dat de kern van het eitje van de aanstaande moeder ingebracht worden in een ontkernde oöcyt van een donor, zodat de mitochondria van de donor gebruikt worden. Voor deze techniek is in veel gevallen embryoselectie mogelijk. De eerste baby die op deze manier geconcipieerd werd is in 2016 in Mexico geboren. Het verhaal gaat dat de (vermoedelijk katholieke) toekomstige ouders voor deze methode kozen opdat geen embryo's vernietigd zouden worden.

Het onderscheid tussen een embryo met 'betere' genen kiezen of een embryo wijzigen zodat het andere genen krijgt lijkt wel relevant, zoals ik eerder al zei. Dat onderscheid is relevant los van de opinie van ethici over de status van het embryo en of ze al dan niet kunnen accepteren dat een aantal embryo's verloren gaat. In het geval van embryoselectie, zo luidt de redenering, kies je voor een toekomstige persoon, ten koste van een andere. Ook als we een embryo *in vitro* niet als een persoon beschouwen is er nog de hoop dat het uiteindelijk een persoon wordt. Bij het bewerken van embryo's wordt geen toekomstige persoon gekozen ten koste van een andere. We veranderen echter wel hun genetische opmaak zodat ze een bepaalde aandoening niet zullen ontwikkelen. Veronderstel dat we ermee instemmen dat de genetische modificatie de toekomstige persoon een beter leven geeft, omdat hij vrij zal kunnen leven, zonder de slopende aandoening. In dat geval kan zelfs sprake zijn van een morele plicht daartoe. Daarin schuilt volgens sommigen het verschil met embryoselectie. In het laatste geval verhogen we niet alleen de kans dat een toekomstige personen een leven zal kunnen leiden, ongehinderd door een gekende aandoening, maar we kiezen ook welk embryo we daarvoor gebruiken en verkiezen op die manier de ene persoon boven de andere. Keuze komt in de plaats van toeval. Sommige ethici, zoals Julian Savulescu, argumenteren dat, als we een toekomstige persoon kunnen selecteren ten koste van een andere, en die ene persoon daardoor minder kans heeft om een stoornis te ontwikkelen, we ook de morele plicht hebben om dat te doen (Savulescu, 2001; Savulescu en Kahane, 2009). Als we rekening houden met de opmerkingen van Parfit moeten we ons echter ook afvragen voor wie dat dan beter zou zijn. Uiteindelijk hadden de embryo's die niet geselecteerd werden al bij al niets te verliezen. We beslissen niet dat die embryo's een specifieke stoornis zullen vertonen. De ongebruikte embryo's worden gewoon niet geboren. Als je vindt dat wel geboren worden beter is dan niet[4] is er geen reden waarom het selecteren van het embryo zonder de mutatie beter zou zijn voor het niet-geselecteerde embryo. Een opmerkelijke uitzondering krijgen we wanneer de stoornis waarvoor geselecteerd wordt zou resulteren in een leven beneden de drempel van wat als levenswaardig aangezien wordt. Een dergelijke drempel is moeilijk te bepalen aangezien die het voorspellen zou inhouden van het per definitie onvoorspelbare. Toch valt moeilijk vol te houden dat het niet-gebruik van een embryo zonder de mutatie het embryo met de mutatie schaadt: laatstgenoemde toekomstige mens zou gewoon niet ontstaan. Voor dat laatste embryo is bij een procedure van embryoselectie, het leven met de mutatie gewoon het enige beschikbare leven en een dergelijk leven kan te verkiezen zijn boven helemaal geen leven. Als een embryo bewerkt wordt zitten we met een andere situatie. Hier luidt de redenering dat we de persoon veranderen waartoe het embryo zal uitgroeien. Hier staan we voor de keuze tussen een leven leiden met of zonder de ziekmakende mutatie. Als we ons de vraag stellen of geluk of welbevinden afhankelijk zijn van het al dan niet vatbaar zijn voor een genetische ziekte lijkt dat relevant. Als we de genmutatie niet wegnemen, aangenomen dat we dat veilig en efficiënt zouden kunnen, zijn we misschien nalatig en berokkenen we deze toekomstige persoon nodeloos schade.

Het niet-identiteitsprobleem heeft reproductieve ethici decennialang beziggehouden, in die mate dat sommigen er gewoon voor opteerden

---

4   Uiteraard moeten we er niet zomaar van uitgaan dat wel geboren worden inderdaad beter is dan niet, zoals David Benatar aantoont in *Better Never to Have Been* (Benatar, 2008).

om het naast zich neer te leggen. Gesteld dat het inderdaad mogelijk is om een 'beter' embryo te kiezen of eentje dat op zijn minst gespaard zal blijven van een verschrikkelijke genetische ziekte, zullen uiteindelijk velen onder ons geneigd zijn om ervoor te pleiten dat we dat dan maar moeten doen. Tijdens de workshop op de oevers van het meer van Genève werd in verschillende lezingen echter het niet-identiteitsprobleem gebruikt om te pleiten voor of tegen embryoselectie of -bewerking. Het is niet mijn bedoeling om hier de ethische conclusies te bespreken of zelfs maar het gebruik van het niet-identiteitsprobleem in de reproductieve ethiek aan de orde te stellen. Er kunnen best goede redenen zijn waarom niet-identiteit ertoe doet. Ik wil het echter hebben over datgene op basis waarvan het identiteitsprobleem zich stelt. Het ziet ernaar uit dat veel ethici, zoals Derek Parfit, denken dat wat bij de conceptie gebeurt uniek is (Parfit, 1984). Het is het punt waarop een individu begint te bestaan. Zelfs ongelovige ethici, los van hun opvatting over het statuut van het embryo, denken dat potentieel schade berokkenen of voordeel toekennen aan één embryo en niet aan een ander relevant is, aangezien het dat embryo is dat uiteindelijk een persoon wordt. Er is een periode na de conceptie waarin het embryo zich nog zou kunnen opsplitsen om uit te groeien tot een eeneiige tweeling. Die tijdsperiode loopt af rond de veertiende dag na de conceptie, wanneer zich datgene vormt wat we de primitiefstreep noemen. Voor sommigen heeft ook dat moment een morele betekenis, omdat ze het als het moment zien waarop het embryo als een individu beschouwd moet worden (Steinbock, 1992). Interessant is dat de discussies over de morele status van het embryo rond zijn eigenschappen draaien. Sommigen zouden zeggen dat het alles heeft om zich tot een menselijk wezen te ontwikkelen en daarom al waardigheid draagt en met respect behandeld moet worden. Anderen zeggen dat een dergelijk pril embryo gewoon een hoop cellen is, waaraan geen waardigheid of morele status toegekend kan worden. Weinig reproductieve ethici zullen echter ontkennen dat een *in vitro* embryo een identiteit heeft. Natuurlijk is iedereen die nu in leven is oorspronkelijk een specifiek embryo geweest. Minder duidelijk is waarom dit soort van numerieke identiteit moreel belang zou hebben.

Ik kan twee redenen bedenken waarom dat zo zou zijn. Ten eerste is het mogelijk dat numerieke identiteit datgene is dat ertoe doet. Ongeacht of we ons kunnen voorstellen dat een bepaald embryo zich kan ontwikkelen in verschillende mensen met uiteenlopende persoonlijkheden, als ze opgroeien in andere omstandigheden, in parallelle universa, is het triviaal dat één embryo in hetzelfde universum één persoon zal worden. Vreemd is evenwel dat dit louter numerieke feit zo'n normatief gewicht krijgt in discussies over schade aan personen of niet-personen. Het kan de moeite lonen om wat langer te blijven stilstaan bij het waarom hiervan. Academici vinden het hier wellicht relevant dat dit embryo een unieke combinatie van genen heeft die gedurende zijn hele latere leven dezelfde zal blijven. Ook als het embryo *in vitro* op zich niet meer is dan wat cellen bevat het al zijn hele essentie, onder de vorm van zijn (kern-)DNA. We kunnen er dus van uitgaan dat als we embryo A verkiezen boven embryo B, deze een verschillende identiteit hebben, zelfs al zouden ze in dezelfde omstandigheden opgroeien. Wat we hier bovendien essentieel achten voor normatieve conclusies is de unieke genetische combinatie van elk embryo. En als dat inderdaad zo zou zijn maakt het de discussie over CRISPR nog gecompliceerder, zelfs als we de epigenetica buiten beschouwing laten. Als we een embryo bewerken om een aangeboren stoornis te vermijden, veranderen we in feite ook zijn genetisch opbouw. We 'genezen' niet zozeer een embryo maar maken een nieuwe persoon. Als genetica bij identiteit de beslissende factor is, kan ook dit ethisch relevant zijn.

Met deze overwegingen wil ik geen specifieke conclusie trekken, noch in de ene of de andere richting pleiten. Ethische argumenten vóór en tegen bepaalde technieken die een beroep doen op het niet-identiteitsprobleem zijn vaak nogal droog en technisch en gaan gepaard met ideeën die moeilijk te weerleggen zijn. Het is van belang dat we de basis waarop die argumenten gegrond zijn en die we vaak nogal gemakkelijk voor waar aannemen in vraag blijven stellen. Wat is een identiteit en wat zou numerieke identiteit zo belangrijk maken? Misschien verraadt het belang dat we aan genetische identiteit toekennen onderhuids een preformationistische visie op identiteit en persoonlijkheid. Als we het over onze identiteit hebben denken we tegelijk aan iets stabiels en iets dat evolueert doorheen de tijd. Misschien is een Waddingtoniaans landschap een goede metafoor, met stabiliteit en de plasticiteit om zich aan te passen. Dat betekent dat wat relevant is in de discussie in de reproductieve ethiek over het toekomstige welzijn en de toekomstige verantwoordelijkheid niet alleen draait rond genen die hetzelfde blijven. We moeten integendeel ook oog hebben voor de hele ontwikkeling van een organisme, van de conceptie tot zijn dood, over al zijn ervaringen en toevallige ontmoetingen heen. Als het over embryo's gaat is het toekomstige kind waarvoor we verantwoordelijkheid voelen er nog niet. Interventies die de mogelijke ervaringen van een persoon veranderen zouden een grotere impact kunnen hebben op de identiteit dan een combinatie van genen.

Misschien kunnen we met een echt ontwikkelingsperspectief op identiteit deze technische discussie over numerieke identiteit vermijden en focussen op andere dingen, zoals het belang dat ervaring en context hebben voor identiteit. Misschien is het tijd voor de reproductieve ethiek om zich vragen te stellen bij zijn primaat van de genen in elke argumentatie. Mijn buikgevoel zegt dat dit wel eens nieuwe perspectieven zou kunnen openen, voorbij de focus van wat *in vitro* gebeurt. Voorlopig laat ik deze discussie en de potentiële implicaties ervan nog even terzijde. Om volledig het belang van toeval en ervaringen te vatten, toont een epigenetische of ontwikkelingsgerichte visie op het leven ons misschien niet het hele plaatje. De omgeving kan zelf nog een deterministische gevangenis vormen. Zoals ik al aangaf toont de epigenetica misschien hoezeer we open systemen zijn, tot in onze moleculen. Dat besef opent mogelijkheden om het leven op een andere manier te benaderen.

In het laatste hoofdstuk van de in 2003 verschenen bundel *Cycles of Contingency*, stelt Cor van der Weele dat "de DST (Developmental Systems Theory) en de ethiek in hun huidige vorm als normatieve ondernemingen duidelijk onderscheiden zijn, of aparte werelden vormen, zo men verkiest" (Oyama, Griffiths en Gray, 2003). Vanuit mijn streven om bio-ethiek en systeemdenken in de biologie samen te brengen, heb ik dit eerste deel gebruikt om de relatie tussen wetenschap en filosofie en ethiek te beschrijven. Ik heb de zaak Macchiarini vermeld om aan te tonen dat filosofen en ethici vanaf de ontwerpfase bij wetenschappelijke onderzoeksprojecten betrokken moeten worden. Ze kunnen er optreden als welwillende horzels, die als opdracht hebben om conceptuele duidelijkheid te vragen en toelichting bij ideeën die wetenschappers vanzelfsprekend kunnen vinden. In de laatste twee hoofdstukken van Deel Eén beschreef ik hoe ook ethici soms concepten zoals identiteit te gemakkelijk voor waar aannemen. Gezien de omvangrijke stapel bio-ethische literatuur over de ethiek van de genen ben ik blijven stilstaan bij sommige van de concepten en ideeën die in de discussie binnensijpelen. Ik ben begonnen bij de oorspronkelijke betekenis van 'epigenese' en heb die gevolgd doorheen Waddingtons epigenetische landschap, om te illustreren hoe die bevindingen een dynamisch beeld van de biologie schetsen dat we in de huidige bio-ethische discussies over genen en genetische technologieën niet altijd recht aan doen. In het volgende deel van het boek wil ik een visie op het leven beschrijven die de historiciteit en onbepaaldheid ervan benadrukt en toevallige ontmoetingen in beeld brengt. Gezien de verwevenheid van organisme en milieu, is mijn stelling dat hoe het leven ervaren wordt, misschien even belangrijk is om de fenomenen van het leven te kunnen begrijpen en beoordelen, dan inzicht in zijn mechanismen.

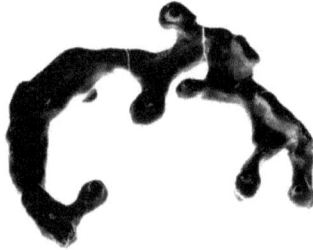

'Rapchiy'
Welke zijn de verborgen ontwerpen in een hersenscanner?
Uit: 'Synaptic Morphing' – verborgen ontwerpen van een hersenscanner, schetsen op papier omgezet in keramiek.
Foto: Bartaku, 2017[5].

---

5   In de periode 2016–2018 kregen bezoekers van kunstevenementen de het verzoekom een defecte hersenscanner op hun hoofd te plaatsen, met een blad papier ertussen. Een andere bezoeker markeerde dan met een pen de omtrekken van het toestel. Zo kwam een collectie tekeningen met 'of "hidden designs' tot stand.designs" gemaakt. Die werden vervolgens omgezet in keramische sculpturen. Zie het hoofdstuk 'Synaptic Morphing' in Vandeput, B (Bartaku) 2021, *Baroa belaobara: berryapple* (diss.), pp. 167–197, Aalto University, Espoo, https://research.aalto.fi/en/publications/baroa-belaobara-berryapple.

DEEL TWEE: TOEVAL EN CREATIVITEIT

Waarin ik zal pleiten voor toevallige ontmoetingen,
voor het maken van werelden en het gemaakt worden
door werelden

Intelligentie is een complex instinct dat nog zijn volledige maturiteit niet bereikt heeft. De idee leeft dat instinctieve activiteit altijd natuurlijk en nuttig is. Er verstrijken miljoenen jaren, het instinct rijpt en we zullen ophouden dezelfde fouten te maken die wellicht integraal deel uitmaken van intelligentie. En dan, als er iets in het universum verandert, zullen we gelukkig weer uitsterven, precies omdat we de kunst van het fouten maken verleerd zijn, dat wil zeggen verschillende dingen proberen die niet door een strikte code zijn voorgeschreven.

— *Roadside Picnic*, Arkady & Boris Strugatski
(Strugatsky, Strugatsky en Bormashenko, 2012, p. 130)

De mens is er zich al lang van bewust dat deze Wereld de neiging heeft om uit elkaar te vallen. Gereedschap verslijt, visnetten moeten gerepareerd worden, daken gaan lekken, ijzer roest, hout rot, geliefden sterven.

— Van Rensselaer Potter (Rensselaer Potter, 1971, p. 56)

De Aarde produceert net zoveel dingen als ze in staat is te produceren: er is niet zoiets als 'de mens' maar er zijn mensen, geen 'wezen van de mens' maar 'menselijke wezens'. Er is niet zoiets als een 'kat'. Er zijn daarentegen wel jaguars, leeuwen, ocelotten, tijgers, luipaarden en noem maar op. De wereld is een uitbundige plek.

— Viola F. Cordova (Cordova, 2007, p. 106)

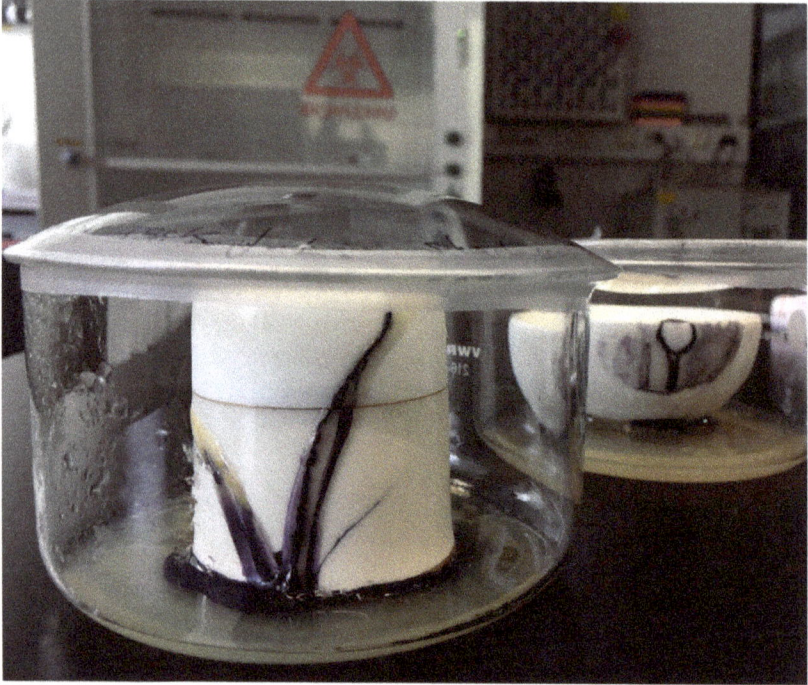

'Repairing a crack by growing a scar'
Uit: 'Ceramic Scar Tissue'. Kunstonderzoek naar het concept 'helen' door middel van microbiologische Kintsugi.
Foto: Christina Stadlbauer, 2018[1]

---

1 Ceramic Scar Tissue loopt sinds 2018. Het werk was te zien op de tentoonstelling 'Narratives of Imperfection' in Helsinki en Tokyo, 2019, https://www.researchcatalogue.net/view/761499/761500.

In Deel Eén beschreef ik bepaalde aspecten van de relatie tussen bio-ethiek, filosofie en wetenschap. Door uit te leggen dat bio-ethiek en wetenschapsfilosofie beter de handen in elkaar kunnen slaan, illustreerde ik hoe en waarom dit de wetenschappers zou kunnen helpen om zinloze of zelfs gevaarlijke praktijken uit te roeien en de wetenschap toch avontuurlijk te houden en in staat om bij te dragen tot een betere toekomst. Ik vervolgde met een beschrijving van hoe de bio-ethiek zich kritisch zou moeten opstellen tegenover de wetenschap en nadenken over conceptuele schema's die gemakkelijk worden aangenomen en opduiken in de populaire media. Ik zoomde in op de normatieve implicaties van het onderscheid 'nature vs. nurture' en het concept gen. Door nadrukkelijk uit te gaan van een ontwikkelingsgerichte visie op het leven, toont de epigenetica ons hoe we als bio-ethici kunnen omgaan met bepaalde vragen in de genetica. Daarmee wordt een mogelijke uitweg geboden uit het determinisme en het reductionisme. Tegelijk bestaat het gevaar dat de epigenetica de aloude dichotomieën niet oplost. Een focus op de omgeving of zelfs op epigenetische effecten zou immers wel eens zelf deterministisch kunnen zijn.

Dit hoofdstuk gaat dieper in op de relatie tussen de wetenschap, het leven en de bio-ethiek. Van Rensselaer Potter was ervan overtuigd dat de biologie de bio-ethiek moest voorlichten. Die idee hield voor hem ook in dat de uiteindelijke doelstelling van de bio-ethiek het overleven van de mensheid is. We moeten uitgaan van wat we uit de biologie weten om een dergelijke ethiek te ontwikkelen. Interessant is dat Potter een specifiek idee had over het leven dat volgens hem de basis van de bio-ethiek moest vormen. Hij hing een visie op het leven aan die het belang erkent van orde en wanorde. Hij geeft toe dat de mens niet zo goed om kan met een gebrek aan orde. Wetenschap en religie proberen 'grondregels' op te stellen voor de organisatie van het universum. Wat dat betreft verschillen ze niet van elkaar. Genetisch determinisme en reductionisme zijn uiteindelijk een symptoom van de zoektocht naar orde. Niettemin, zoals ik later in dit hoofdstuk zal aantonen, gelooft Potter dat wanorde net zo fundamenteel is als orde, als we het leven en de werkelijkheid willen begrijpen. Wanorde maakt creativiteit en vrijheid mogelijk. Als bio-ethici moeten we net zo goed omgaan met chaos en onvoorspelbaarheid als met voorspelbaarheid. In laatste instantie is het de wanorde die ons in staat stelt om keuzen te maken en te kiezen tussen uiteenlopende paden.

In wat volgt beschrijf ik de ideeën van filosofen en wetenschappers die nagedacht hebben over leven, (wan)orde en creativiteit. Die auteurs horen doorgaans niet thuis in het traditionele curriculum van de bio-ethiek. Het is mijn taak als bio-ethicus om te schipperen tussen vragen over leven en overleven enerzijds en concrete analyses en zelfs richtlijnen anderzijds. Een dergelijke positie gaat gepaard met inspiratie uit verschillende tradities en het vertalen van die tradities in een taal die aanvaardbaar is voor de mensen.

6. Een hond is een hond is een hond

Over natuur en waarden

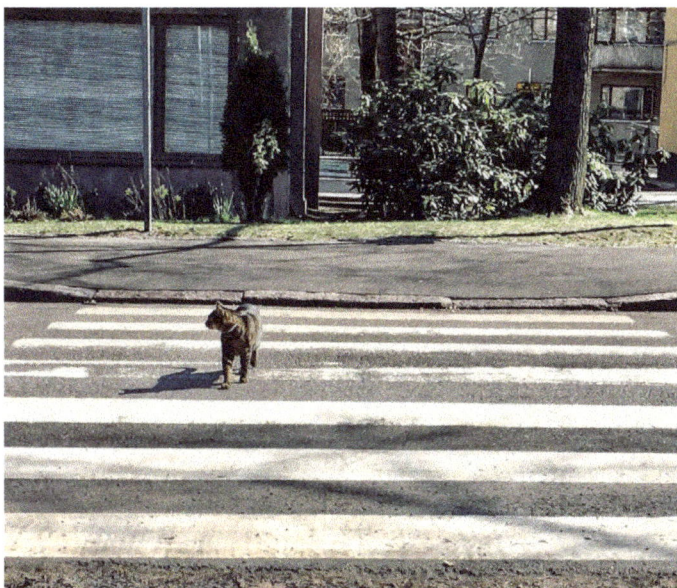

'Mister Pussovitch, vermoedelijk de enige loslopende kat in de straten van Helsinki.'

Hoe een niet-hiërarchisch samenleven organiseren met andere dan menselijke wezens.

Foto: Bartaku, 2020[1]

---

1   Hieronymus Pussovitch koos zijn menselijke metgezellen in de straten van Brussel in 2013. Daarna verhuisde hij met hen naar Helsinki in 2016, waar hij verbleef tot september 2022. Hij loopt vrij rond en is ervaren in omgang met verkeer en regels en maakt gebruik van de verkeersregels. Hij stak de straat over via het zebrapad. Deze foto is genomen op een van zijn regelmatige wandelingen met zijn menselijke metgezel.

    https://doi.org/10.11647/OBP.0370.06

In zijn boek *Bio-ethics, Bridge to the Future* pleit Van Rensselaer Potter nadrukkelijk voor een op de biologie geïnspireerde ethiek (Rensselaer Potter, 1971). Hij wijdt het eerste hoofdstuk van het boek aan een beschrijving van een visie op biologie en stelt dat die visie centraal zou moeten staan in het bio-ethische onderzoek. Zijn visie loopt verbazingwekkend gelijk met de recentere denkbeelden die ik in het vorige hoofdstuk beschreven heb. Tegelijk is de halverwege de twintigste eeuw opgekomen, populaire cybernetica nog alomtegenwoordig in *Bio-ethics, Bridge to the Future*, waar hij menselijke wezens foutgevoelige cybernetische machines noemt. (Rensselaer Potter, 1971) De machine die een menselijk wezen is kan echter niet herleid worden tot een simpel mechanisme. Potter noemt de mens er een "adaptief besturingssysteem met elementen van wanorde ingebouwd op ieder hiërarchisch niveau". De wanorde is ingebouwd op elk functioneel niveau, van het DNA tot de manier waarop onze geest werkt. In feite hebben we volgens Potter de vernieuwing en vrijheid precies aan die wanorde te danken. Wij kunnen uiteindelijk fouten maken, nieuwe dingen in ons leven invoeren en leren uit het verleden. Ons gedrag is niet gewoon dat van een automaat. We kunnen "afwijken van de gevestigde norm". Dat is volgens Potter specifiek voor menselijke organismen die "meer dan andere levensvormen mogelijkheden hebben om een individuele vrije wil uit te oefenen". Hij komt tot het besluit dat daar het vertrekpunt ligt van de bio-ethiek:

> De idee dat het menselijke overleven een probleem is in de economische en politieke wetenschappen is een mythe die ervan uitgaat dat de mens vrij is of vrij kan zijn van de krachten van de natuur. Die disciplines helpen inderdaad om ons te vertellen wat mensen willen, maar om erachter te komen wat mensen aankunnen, dus welke beperkingen aan het werk zijn in de relatie tussen de mensheid en de natuurlijke wereld, hebben we wellicht de biologie nodig. Bio-ethiek kan met het oog op het overheidsbeleid culturele begeerte en fysiologische behoeften tegen elkaar af te wegen. Het zou een welkome culturele aanpassing in onze samenleving zijn mochten we een ruimere verspreiding zien van de kennis van de natuur en de beperkingen van elke vorm van aanpassing.
>
> Bio-ethiek, zoals ik het zie, zou moeten proberen om wijsheid voort te brengen: de kennis over hoe kennis te gebruiken voor het sociaal welzijn, vertrekkende vanuit een realistische kennis van de biologische aard van de mens en de biologische wereld. Voor mij moet een realistische kennis over de mens kennis zijn die zijn functie omvat als een adaptief

besturingssysteem met ingebouwde foutneigingen. Die mechanistische visie, die reductionistische en holistische elementen omvat, zou totaal niet in staat zijn om wijsheid voort te brengen als ze niet aangevuld werd door zowel een humanistisch als een ecologisch perspectief. [...] De wereld van vandaag wordt beheerst door een militair beleid en door een overdreven nadruk op de productie van materiële goederen en daarbij is nooit enige gedachte gewijd aan de basisfeiten van de biologie. Het is een dringende opdracht voor de bio-ethiek om op het internationale niveau op zoek te gaan naar biologische overeenkomsten. (Rensselaer Potter, 1971, p. 26

Dus pleit Potter voor een toenadering tussen onderzoekers in de menswetenschappen en in de biologie. Een dergelijke harmonisering is er niet op gericht om de biologie en de biotechnologie ethischer te maken maar vereist van de menswetenschappen dat ze zich baseren op biologisch solide ideeën. Ze moeten zich informeren bij de biologie. Allen op die manier kunnen biologische en menswetenschappen met succes werken aan datgene wat hun dringendste en dwingendste streven moet zijn: het overleven van de mensheid.

In *A Bridge to the Future* claimt Van Rensselaer Potter dat het overleven van de mensheid wel eens zou kunnen afhangen van een op biologische kennis gebaseerde ethiek, vandaar de bio-ethiek (Rensselaer Potter, 1971, p. 1). In zijn boek uit 1988, *Global Bioethics*, beschrijft Potter nog hoe C. H. Waddington zijn door de biologie beïnvloede bio-ethiek inspireerde (Potter, 1988). Volgens Potter was Waddington een bio-ethicus van voor het woord bestond, een man die zich bewust was van de noodzaak om een op biologische kennis gebaseerde ethische theorie te ontwikkelen (Potter, 1988, p. 2). In papers zoals *The Relations Between Ethics and Science* verduidelijkt Waddington "hoe het Goede afhankelijk is van de algemene kenmerken van de Wereld" (Waddington, 1944). Dat lijkt een duidelijk idee en tegelijk voelt het ook blasfemisch aan. De naturalistische dwaling is een van de drogredeneringen die in colleges bio-ethiek wel eens aan bod komen. We kunnen uit biologische bevindingen niet zomaar ethische normen aflezen, leggen we dan uit. Potter was zich bewust van die redeneerfout en citeert Conrad Waddingtons *The Ethical Animal* om de idee te verwerpen dat ethiek niet op biologie gebaseerd zou kunnen zijn:

We kunnen op een logisch perfect consistente manier een streven of beleidsprincipe bedenken dat ons, zonder dat het zelf in zijn essentie

een ethische regel is, in staat zou stellen om verschillende ethische regels
te beoordelen. Het is zulk een principe waarnaar ik op zoek ben en ik
meen het te kunnen ontdekken in het begrip waarnaar ik verwezen heb
als 'biologische wijsheid' ... Het zou behoorlijk naast de kwestie zijn om
een theorie die probeert een criterium te vinden om ethische systemen
tegen elkaar af te wegen van de hand te wijzen met het argument van de
naturalistische dwaling. (Potter, 1988, p. 5)

De bovenstaande ideeën sluiten aan bij de algemenere neiging van
menselijke wezens om in de natuur op zoek te gaan naar waarden, zoals
Lorraine Daston uitgebreid laat zien in haar uitstekende boek *Against
Nature* (Daston, 2019). Daarin schrijft zij: "de drang om orde te zoeken en
uit te leggen is intrinsiek aan de menselijke rationaliteit en de menselijke
rede is enige rede die we hebben" (ibid.). Toch blijft de idee van een
bio-ethiek gebaseerd op biologische principes naïef en misschien zelfs
gevaarlijk. We kunnen denken aan de gevaren van te snel de stap te
zetten van 'is' naar 'ought', van hoe het is naar hoe het hoort te zijn.
Om vanuit *datgene wat het geval is* op zoek te gaan naar wat gedaan *moet*
worden vergt meer werk en meer bijkomende stappen dan louter aflezen
van de empirische gegevens. Denk aan de aannames rond de rol van de
vrouw in de samenleving. We veronderstellen even dat onze voorouders
een traditioneel rollenpatroon kenden waarbij de vrouw thuis bleef en
de man erop uittrok om te jagen. Dat empirische feit zou impliceren dat
het zo goed is: vrouwen blijven thuis, ook al liggen hun ambities elders.
Een ander voorbeeld wordt weleens gebruikt tegen het vegetarisme.
Het lijdt geen twijfel dat menselijke wezens omnivoren zijn, zo luidt
de redenering. Voor een bewijs daarvan moeten we gewoon maar naar
ons gebit kijken. Of kijk naar de verklaringen omtrent het 'natuurlijke
karakter' van bepaald vormen van seksualiteit. Het lijdt geen twijfel dat
dergelijke argumenten veel schade berokkenen en dat we uit de feiten
niet zomaar kunnen 'aflezen' wat goed is. Maar welke is dan die relatie
tussen ethiek en natuur? Zat Van Rensselaer Potter er compleet naast
toen hij dacht dat de ethiek inspiratie moest zoeken bij (een specifieke
kijk op) de biologie?

Het verband tussen ethiek en biologie houdt me al langer bezig,
zeker waar het gaat over de relaties tussen menselijke en andere-dan-
menselijke wezens. Als masterstudent in de Toegepaste Ethiek schreef
ik een papier over de ethiek van gezelschapsdieren (Hens, 2009).
Meer specifiek focuste ik daar op de relaties die mensen aangaan

met honden. Ik besprak er uiteenzettingen waarin die relaties gezien worden als instrumentaliseren of domineren, zoals Yi-Fu Tuan doet in zijn invloedrijke werk *Dominance and Affection* (Tuan, 1984). Dierenrechtenactivisten zoals Gary Francione noemen onze relatie met gezelschapsdieren een eigendomsrelatie (Francione, 2012). Voor de wet zijn gezelschapsdieren iemands eigendom, hetgeen ze vanuit een bepaald deontologisch standpunt evenwel niet kunnen zijn. Het feit dat ze de facto eigendom zijn impliceert dat gezelschapsdieren bij voorkeur niet zouden mogen bestaan. Met de woorden van wijlen de filosoof Tom Regan is een dier geen middel met betrekking tot een bepaald doel (Regan, 1983). Daarom horen we geen huisdieren te hebben, hoe goed we ze ook behandelen, hoezeer we er ook van houden en er perfect voor zorgen. Aanhangers van de 'diepe ecologie', die de natuur een intrinsieke waarde toeschrijven, los van haar nut voor de mens, zoals Paul Shepard, hebben soms geargumenteerd dat met onze relatie met gezelschapsdieren iets verkeerds aan de hand is (Shepard, 1997). Gezelschapsdieren zijn 'ersatz'. Sommige zullen zelfs beweren dat ze een karikatuur zijn van hun wilde voorouders. Volgens deze visie zijn honden een verwaterde versie van de wolf en we vergissen ons als we denken dat onze relatie met honden op een of andere manier een moderne versie is van een oorspronkelijker contact met de natuur. In mijn masterpaper keek ik naar recente opvattingen over de oorsprong van onze relatie met honden (Hens, 2009). Uit archeologisch en antropologisch feitenmateriaal zou blijken dat onze relatie met honden heel wat complexer is dan louter temmen en overheersen. Het verhaal dat Konrad Lorenz opdiste om te verklaren waar de hond vandaan kwam is fout: een kind in het pleistoceen zou een wolvenwelp gevonden hebben die uitgroeide tot een nuttige metgezel bij het jagen. Als we kijken naar half wilde honden in verschillende delen van de wereld zien we dat zwerfhonden vaak mensenstammen volgen en leven van hun restjes. Recenter onderzoek lijkt uit te wijzen dat honden tot op zekere hoogte zichzelf hebben gedomesticeerd. Wolven die minder bang bleken van de mens dan hun soortgenoten zijn vroege mensachtigen beginnen volgen tot in hun nederzettingen. Deze tammere exemplaren hadden toegang tot andere voedselbronnen dan hun neefjes die liever van de mensen wegbleven. Op die manier zijn de wolven honden geworden, nog vóór mensen ze als gezelschapsdier in huis hebben gehaald. Ze hebben zichzelf gedomesticeerd. De relatie tussen mensen en hond is er dus een van *co-evolutie*.

Ik dacht in die tijd dat dit relevant was voor de ethiek. We kunnen er niet zonder meer van uitgaan dat onze relatie met honden er een is van overheersing of dat honden gedegenereerde wolven zijn. Hun bestaan vormt een bewijs voor het feit dat natuurlijke geschiedenis en cultuurgeschiedenis geen gescheiden werelden vormen. Argumenten die verwijzen naar een oorspronkelijk wilde wolf die we gaan overheersen zijn kloppen niet. We moeten besluiten dat onze relatie met gezelschapshonden *sui generis* is. Ze is uniek en waardevol. Tegelijk zijn honden tot op zekere hoogte aan ons overgeleverd en we hebben de macht om hun leven in al zijn aspecten te bepalen, van het voedsel dat ze krijgen tot de reproductieve opties die ze hebben. Dat maakt onze verplichtingen om voor hen te zorgen alleen maar groter. Het artikel over honden was mijn eerste academische bijdrage in de toegepaste ethiek. Ik ben naderhand veel vertrouwder geraakt met metaethiek en ging me afvragen of ik me hier niet vergist had. Ik deins er nu voor terug als mensen hypothesen uit de evolutionaire psychologie en biologie gebruiken om de status quo te verdedigen, zoals de positie van vrouwen in een patriarchale samenleving. Misschien heb ik hier wel dezelfde fout gemaakt.

Historisch kwam de relatie tussen empirische feiten en normen aan bod in filosofische discussies tussen ethische (of morele) naturalisten en niet-naturalisten. Ethische naturalisten stellen dat de vraag naar wat moreel goed is beantwoord kan worden door naar de wetenschappelijke gegevens te kijken en dat ze daar logisch uit afgeleid kan worden. Peter Railton zegt bijvoorbeeld dat een handeling alleen dan moreel goed is als ze gesteld wordt door een volledig rationeel en geïnformeerd subject, een subject dat naar de data heeft gekeken en een objectieve kijk heeft op de wereld (Railton, 1986). Die data hoeven niet per se uit de exacte wetenschappen te komen. Voor Railton moeten we ook het sociale standpunt innemen dat alle betrokken belangen omvat. Dan zijn morele verklaringen objectief en staan ze open voor 'factchecking'.

De bekendste naam die met het ethisch niet-naturalisme geassocieerd wordt is G. E. Moore (1873–1958). Indien het moreel goede zou samenvallen met een natuurlijk kenmerk – bijvoorbeeld wat goed is, is aangenaam – dan, zo stelt Moore, wordt de vraag of een specifieke handeling die het genot vergroot goed is, betekenisloos, omdat het antwoord dan per definitie positief is (Moore, 1933). De vraag stellen zou even zinloos zijn als vragen of vrijgezellen ongehuwd zijn (Moore, 1993). Volgens Moore heeft de vraag naar het goede van handelingen echter wél zin. Het is essentieel voor moraliteit om die vraag te stellen. Goedheid is dus een fundamenteel, afzonderlijk kenmerk dat niet af te leiden valt uit natuurlijke feiten. Daaruit volgt dat de eigenschappen van het goede niet gedefinieerd kunnen worden maar alleen getoond en gevat. Het goede is datgene waar onze morele intuïties ons naartoe leiden, niet dat wat de empirische gegevens laten doorschemeren.

Het is de taak van de bio-ethicus om concrete antwoorden te geven op ethische vragen die rijzen door nieuwe technologieën en vooruitgang in de biomedische wetenschappen. Daartoe moeten we wetenschappelijke feiten zien als een onderdeel van het morele overleg. Het lijkt verkeerd om alleen rekening te houden met onze intuïties. Mensen kunnen bijvoorbeeld intuïtief het gevoel hebben dat planten genetisch modificeren niet goed is (het 'bah-gevoel'). Intuïtie verschilt van persoon tot persoon en is altijd beïnvloed door iemands omgeving en ervaringen. Zeker op een terrein als de bio-ethiek is het van cruciaal belang om goed naar de feiten te kijken en een grondig inzicht te verwerven in de voordelen die dergelijke technologieën kunnen opleveren. Dat betekent echter ook niet dat we goed en kwaad gewoon uit een kosten-batenanalyse kunnen afleiden. Evaluatieve oordelen sluipen onvermijdelijk ook die kosten-batenanalyse zelf binnen. Beoordelen of het gebruik van een bepaalde technologie moreel goed is vereist van ons iets meer dan louter dat soort afweging. Tegelijk wil dit ook niet zeggen dat onze ontologische verbintenissen niet de basis vormen van onze ethische redenering. Teruggrijpend naar het vorige deel kunnen we denken aan de mogelijkheid om de genen van een embryo te wijzigen om goed te doen, waardoor we vasthangen aan een visie op de wereld waarin dergelijke wijzigingen een leven in de goede zin kunnen veranderen. In plaats van oplossingen voor ethische dilemma's uit de realiteit te halen, kan zich bekennen tot het naturalisme ook inhouden dat we moeten garanderen dat onze conceptuele schema's consistent zijn. Ik denk daarom dat Van Rensselaer Potter gelijk had en dat ethiek, die als eerste streefdoel het garanderen van een leefbare toekomst moet hebben, zich zou moeten laten leiden door de recentste ontdekkingen in de biologie en de natuurkunde. Ezequiel Di Paulo en Hanne De Jaegher hebben dit mooi beschreven in het artikel *Enactive Ethics: Difference Becoming Participation* (Di Paolo en De Jaegher, 2021). Zij argumenteren dat eender welk dualisme tussen ethiek en wetenschap maar relevant kan zijn als we een reductionistisch en mechanistisch perspectief innemen tegenover de menselijke biologie. Vanuit een dergelijk perspectief kunnen empirische gegevens dingen zijn om 'af te lezen'. Di Paulo en De Jaegher redeneren dat zorg en normativiteit gegrond zijn in levensvormen: we geven om de wereld waarin we leven. Hoe dit samenhangt met de zorgethiek zullen we zien in het vierde deel van dit boek. Een door en door biologische bio-ethiek is dus aangewezen op een ontologie van de wording en de verandering. Hij is vooruitziend en informeert zich tegelijk achterom kijkend. Onze biologische en culturele geschiedenis zegt ons iets over onze keuzen voor de toekomst. We zijn niet gedetermineerd door onze geschiedenis, noch gedoemd om ze te herhalen, maar de geschiedenis bepaalt wel onze huidige situatie en dicteert dat we vooruit moeten. Er is geen terugkeer mogelijk naar een ongereptere staat. We moeten, in de geest van Donna Haraway, bij het probleem blijven dat onze wereld nu eenmaal is en beslissen wat we nu kunnen doen om onszelf in deze problematische wereld in stand te houden.

Donna Haraway behoort tot die filosofen die, geïnspireerd door haar relatie met haar honden, nadenkt over natuur en cultuur, de natuur van de 'natuur'. Ze biedt ook een uitweg uit mijn twijfels over de ethiek van het 'hebben' van honden (Haraway, 2007, 2013). Voor Haraway zijn honden en gezelschapsdieren geen gedegenereerde versies van schepselen die in een verloren paradijs geleefd hebben. In haar ontologie is er geen plaats voor dat soort dualismen. Honden en mensen zijn gelijkwaardig omdat we het wilde en het getemde belichamen, natuur en cultuur. Ze kunnen alleen maar nauw verbonden met de mensheid bestaan, anders waren het geen honden. Toch zou het verkeerd zijn om dat als iets slechts te zien. Net als bij mensen en honden is er ook geen ongerepte natuur waarnaar we terug zouden kunnen of die dienst zou kunnen doen als model van hoe de dingen moeten zijn. We moeten nadenken over onze gemeenschappelijke geschiedenis en over de toekomst die we willen voor honden als honden. Dat houdt in dat we bij de problemen blijven van allerhande ongemakkelijke waarheden over gezelschapsdieren, zoals de controle die we hebben over hun lichamen en reproductieve systemen om hen op een duurzame wijze in onze huizen te laten leven. Bij de problemen blijven betekent echter niet dat we ons daar moreel bij neerleggen en verder niets doen. Het betekent de complexiteit accepteren van de keuzes die we maken.

7. Een procesontologie voor de bio-ethiek

Veronderstellingen en feitelijke gelegenheden

In de vorige delen heb ik beschreven hoe we vanuit een ontwikkelingsperspectief kunnen kijken naar het fenomeen van het leven. Dat perspectief kan ons bevrijden van de fictie dat wie we zijn min of meer wordt vastgelegd bij de conceptie. Het zet ook vraagtekens bij de idee dat genen gedrag kunnen voorspellen. Organismen ontwikkelen zich in nauwe interactie met de omgeving die ze ook mee maken. Organismen hebben een geschiedenis en epigenetica maakt van de biologie tot op zekere hoogte een historische wetenschap. De idee dat een organisme dynamisch mee geconstrueerd is door de omgeving wordt in wijde kring aanvaard. Sommigen zouden echter zeggen dat het mee construeren waarvan sprake is, bekend en berekend kan worden door rekening te houden met uitgebreide gegevens over genen en omgeving. Ze geloven nog altijd dat het mogelijk is om de toekomst ervan te voorspellen.

In wat volgt ga ik wat dieper in op theorieën van natuurkundigen, chemici, biologen en filosofen, waarin de concepten onzekerheid en onbepaaldheid onderzocht worden. Ik doe dat vanuit de overtuiging dat de onderwerpen die we gekozen hebben (genen, sturen van evolutionaire processen ...) vaak beïnvloed zijn door hoe we denken dat de wereld in elkaar zit. Als bio-ethici nemen we veel over van hoe de wetenschappers in hun artikelen tegen de dingen aankijken. Zoals we echter hebben gezien zijn hun opvattingen soms gekleurd door een mechanistisch wereldbeeld, in het bijzonder in de medische wetenschappen. Veel voorstanders van natuurkunde en economische

 https://doi.org/10.11647/OBP.0370.07

wetenschappen hebben dat soort mechanistisch wereldbeeld opgegeven. Ik wil in wat volgt graag enkele van hun gedachten toepassen op de bio-ethiek. Voor we daar aan beginnen moet ik eerst het wereldbeeld beschrijven dat volgens mij in de loop van de 21e eeuw dominant zal worden. Ik zal zienswijzen gebruiken van denkers als Alfred North Whitehead, Ilya Prigogine, Isabelle Stengers, Stuart Kauffman, Karen Barad en Donna Haraway, hoewel ze in bio-ethische papers doorgaans niet aan bod komen. Dat verzuim kan te wijten zijn aan het botsen van tradities: veel bio-ethiek is ondergedompeld in de analytische traditie, waar gebruik wordt gemaakt van conceptuele analyse en verwijzingen naar empirische gegevens. We schrijven doorgaans beredeneerde boeken en artikels in een heldere taal. De auteurs die ik net aanhaalde zijn speculatief: ze komen op de proppen met nieuwe manieren om naar de realiteit en het leven te kijken, al moet gezegd dat ze dat doen vanuit een wetenschappelijk vertrekpunt. Het zijn vaak wetenschappers die ook goed thuis zijn in de filosofie. Ik besef dat ik door de wetenschappelijke achtergrond van deze denkers te benadrukken een beroep doe op een gezagsargument. Soms zijn dergelijke argumenten, hoe gebrekkig ook, het enige dat nog overblijft om een punt te maken. Toen ik op een conferentie met allemaal bio-ethici een vroege versie presenteerde van de ideeën die me inspireerden om dit boek te schrijven, kwam tijdens de pauze een bekende bio-ethicus op me af met de woorden: "Kristien, je moet je wel aan de wetenschap houden".

De ideeën die ik presenteerde waren nochtans ideeën van wetenschappers. Bovendien zou ik ook willen stellen dat het dominante genocentrische wereldbeeld van de bio-ethiek, dat doorgaans beschouwd wordt als gebaseerd op de wetenschap, stilaan achterhaald raakt. In een vorig hoofdstuk had ik het over een conferentie aan het meer van Genève over CRISPR/Cas9 en de ethiek van het wijzigen van de genetische opmaak van menselijke embryo's in vitro. Veel van de sprekers gingen er als vanzelfsprekend van uit dat het uiteindelijk mogelijk zal worden om die technologie toe te passen op embryo's, om aangeboren en andere ziekten te vermijden en —althans volgens de meesten — om andere eigenschappen van individuen te veranderen. Wat ons als bio-ethici moet bezighouden is of het wenselijk is dat een dergelijke mogelijkheid al dan niet realiteit wordt. Mij lijken verschillende aspecten van de onderliggende standpunten alvast problematisch. Tot die standpunten reken ik de idee dat de risico's van genetische technologieën nooit objectief tegen elkaar afgewogen kunnen worden. Ze zijn er ook van overtuigd dat kenmerken en gedragingen in de eerste plaats genetisch bepaald zijn en dat we uiteindelijk in staat zullen zijn om dingen zoals intelligentie te voorspelen. Hoewel veel wetenschappers zoiets vandaag zullen ontkennen zie ik veronderstellingen als deze nog vaak opduiken in populair wetenschappelijke media en zelfs in financieringsaanvragen.

Ik zal stilstaan bij de visie van wetenschappers die geconfronteerd worden met vragen die binnen het standaard referentiekader van specifieke wetenschap niet beantwoord kunnen worden. Zij proberen de realiteit en het leven op een andere manier te begrijpen. Hun gemeenschappelijke uitgangspunt is dat de realiteit van wat is eerder gekenmerkt wordt door processen dan door determinisme en voorspelbaarheid. In een dergelijke benadering zijn relaties, ontmoetingen en keuzen belangrijker dan gehoorzamen aan strikte wetten. Alfred North Whitehead is de filosoof en wiskundige die eerst en meest met deze denktrant geassocieerd wordt en hij inspireerde zowel biologen, nieuwe materialisten en theologen. Zijn magnum opus, *Process and Reality*, is een taaie brok (Whitehead, 2010). Door zijn speculatieve aard lijkt het elke praktische toepassing van zijn gedachte, bijvoorbeeld in de toegepaste ethiek, in de weg te staan.

Heel wat seculiere bio-ethici en analytische filosofen associëren Whitehead bovendien met de theologie en God heeft inderdaad een prominente plaats in zijn denken. Ik deel hun bezorgdheid. Toch kwam ik tijdens de lectuur van het boek tot het besluit dat we geen traditioneel godsbeeld moeten aanhangen en zelfs de rol die Whitehead in zijn werk aan God toekent niet moeten aanvaarden om belang te hechten aan wat hij probeert te vertellen. In wat volgt doe ik een poging om de algemene strekking van zijn denken over te brengen of ten minste datgene ervan dat mij relevant lijkt voor de bio-ethiek.[1] De volgende tekst is sterk geïnspireerd door de boeiende presentatie van Ronny Desmet voor mijn onderzoeksteam. Hij liet ons kennismaken met het leven en denken

---

1   Met enkele collega's hadden we in 2019 een leesclub rond Whitehead. We hebben daarbij veel baat gehad van onze discussies met Ronny Desmet, kenner van Whitehead en mede-auteur van het lemma over Whitehead in de Stanford Encyclopaedia of Philosophy. Alvorens me aan *Process and Reality* zelf te wagen las ik nog John Cobbs *Whitehead Word Book*, dat me ook flink heeft geholpen (Cobb Jr., 2015).

van Alfred North Whitehead en we voerden verhelderende discussies over hoe dit relevant kan zijn voor ons onderzoek. Ik begrijp het veel voorkomende gevoel dat het samenvatten van grote denkers in een paar eenvoudige paragrafen iets blasfemisch heeft, maar ben er tegelijk oprecht van overtuigd de we de problemen van de 21e eeuw niet kunnen aanpakken zonder het integreren van interessante gedachten van veel fascinerende denkers. In dat verband denk ik dat het voor een toegepaste ethicus, mezelf incluis, van het grootste belang is om gebruik te maken van alle parels aan boeiende informatie die we maar kunnen vinden. Wie niet geïnteresseerd is in bepaalde van de technischere details van Whiteheads denken kan de volgende paragraaf overslaan en naar de volgende gaan, waar ik dat denken beoordeel op zijn relevantie voor de bio-ethiek.

Alfred North Whitehead (1861–1947) was opgeleid als wiskundige en filosoof. Hij is wellicht het bekendst van het boek dat hij samen schreef met Bertrand Russell, *Principia Mathematica* (Whitehead en Russell, 1927). Als wiskundige en filosoof was hij beïnvloed door Maxwells theorie van het elektromagnetisme. Zijn filosofie is een filosofie van relaties, van *processen*. Ze mondde uit in wat we nu de procesfilosofie en -theologie noemen, hoewel het procesdenken al teruggaat tot de oude Grieken, met onder meer Heraclitus. In de visie van Whitehead is de natuur een weefsel van intern gerelateerde gebeurtenissen. Die onderling verbonden evenementen beïnvloeden elkaar. Whitehead verzette zich tegen een mechanistisch wereldbeeld waarbij de natuur gezien wordt als een klok met radertjes die wel samenwerken maar ook afzonderlijk beschouwd kunnen worden. Welke zijn die gebeurtenissen en op welk niveau moeten we ze bekijken? Whiteheads *Process and Reality* lezen betekent kennismaken met een wonderlijke wereld van dingen zoals prehensies, actuele entiteiten en feitelijke gelegenheden (Whitehead, 2010). Zijn ontologie is een gebeurtenissenontologie. Een gebeurtenis of een feitelijke gelegenheid heeft een tijdsdimensie: ze bevindt zich op een historische route die alle eerdere routes en invloeden van buitenaf omvat. Een feitelijke gelegenheid is echter niet deterministisch bepaald door haar verleden. Er is een element van ervaren, van beoordelen van wat vroeger gebeurd is. Feiten uit het verleden determineren het heden niet maar werpen een schaduw van potentialiteit. Ze integreren in een feitelijke gelegenheid wil zeggen rekening houden met hun potentialiteit.

Deze ervaring wordt prehensie genoemd. Het is het moment waarop een elementair deeltje eerdere gebeurtenissen evalueert en integreert. Vanwege dat moment van prehensie kan de toekomst niet automatisch uit het verleden worden afgeleid. Er is een moment van onbepaaldheid of zelfs keuze in de handeling van de integratie.

Tegelijk is datgene wat zich in het verleden bevindt gegeven; het kan niet meer veranderd worden. De pijl van de tijd is reëel, maar daar heb ik het later nog wat uitgebreider over. Men kan zich afvragen wat voor iets die feitelijke gelegenheden zijn. Wie zit achter de prehensie? Oorspronkelijk beschreef Whitehead deze gebeurtenissenontologie in de context van elementaire deeltjes — het elektron, om precies te zijn. Datgene wat een geschiedenis heeft en een ongedetermineerde toekomst is het elektron, het elektron dat evalueert en prehendeert. Later zal Whitehead zeggen dat deze omschrijving van toepassing is op alle lagen van het universum, van elektronen tot planten, andere-dan-menselijke en menselijke dieren.

Elektronen die kunnen ervaren vormen een vreemd idee. Gaat Whitehead ervan uit dat elektronen, en bij uitbreiding alle materie bewust is? De discussie over het panpsychisme, de idee dat alle dingen een bewustzijn hebben, leeft heel sterk in de 21e eeuw. Ik denk echter niet dat we Whiteheads beschrijving tot het panpsychisme moeten rekenen. Hoewel Whitehead ermee akkoord gaat dat alles, van elektron tot de mens, dingen kan ervaren, is die ervaring niet synoniem met bewustzijn. Voor hem is bewustzijn een emergente eigenschap die te maken heeft met hoe gesofisticeerd de integratie, de prehensie is. Alles wat tot de realiteit behoort kan die mogelijkheden van voorbije gebeurtenissen ervaren, integreren en evalueren. Niettemin hangt die integratie, in het geval van bewustzijn en bewust bestaan, samen met de gesofisticeerdheid van de integratie. Bewustzijn is een geavanceerde vorm van ervaring die niet bij alle entiteiten aanwezig is. Toch blijft de suggestie dat elektronen dingen voelen of ervaren een vreemd gegeven. Het blijkt consistent met bepaalde fenomenen die in de kwantummechanica beschreven worden. Fenomenen zoals spookachtige actie vanaf een afstand vallen moeilijk te verklaren zonder de elementaire deeltjes enige ervaring toe te dichten. Tegelijk gaan dergelijke ideeën in tegen onze diepste intuïties.

Whitehead beschrijft een universum dat voortdurend in evolutie is, continu vooruitgaat, een creatief universum, met de woorden van

Stuart Kauffman (Kauffman, 2016). Die creativiteit impliceert geen universum van onbeperkte, eindeloze mogelijkheden. Bij het evalueren en kiezen zijn onze opties hoe dan ook beperkt. Ze hangen af van de omstandigheden en van wat in het verleden gebeurd is. Ik zou willen stellen dat ze ook afhangen van de dingen en de schepselen die iemand ontmoet en waartoe die iemand zich verhoudt. Het is een daad van integratie om die samen te brengen en een leefbare toekomst tot stand te brengen. Whitehead suggereert dat de geschiedenis vooruitgaat naarmate gebeurtenissen hun verleden incorporeren en iets nieuws creëren. Die houdt echter nog niet in dat die vooruitgang noodzakelijk goed is. Er is veel keuzeruimte, maar keuzen zijn niet altijd goed. Als de verkeerde beslissingen genomen worden zouden we wel eens op de catastrofe kunnen afstevenen. Academici zoals Isabelle Stengers hebben het denken van Whitehead gebruikt om zich te buigen over de milieucrisis (Stengers, 2020). Er is geen garantie dat het uiteindelijk goed komt met de mensheid. Zelfs Whiteheads God krijgt dat niet voor elkaar.

Ik denk dat het mogelijk is Whiteheads wereld aan te nemen zonder het bestaan van God aan te nemen. Misschien is een elektron met ervaringen voor velen onder ons een brug te ver. We maken intuïtief een scherp onderscheid tussen dode materie en levende organismen. Ik wil hier te rade gaan bij een andere denker, Karen Barad, die dat onderscheid in vraag stelt. Tegelijk past Whiteheads ontologie zeer goed in een ontwikkelingsperspectief op het leven. Conrad Waddington, die het beeld van het epigenetische landschap bedacht, kende Whitehead en zijn ideeën. Epigenetica en het epigenetische landschap wijzen op een historische benadering van organismen. Dat soort historische benadering is er een van aanpassen aan nieuwe omstandigheden en tegelijk proberen zichzelf te handhaven in die veranderende omstandigheden. Van epigenetica wordt vaak gezegd dat ze de biografie van een organisme neerschrijft in zijn cellen: we zijn wat we ervaren hebben. Dat past allemaal netjes in een Whiteheadiaanse benadering en de denkers waar ik het nu over wil hebben kunnen stuk voor stuk tot op zekere hoogte beschouwd worden als procesdenkers.

Whiteheadiaanse dwalingen

Ik zou de relevantie van Whitehead en wat hij de bio-ethiek kan bijbrengen willen illustreren aan de hand van zijn ideeën over wetenschap. Voor Whitehead moeten filosofen (en wetenschappers), in tegenstelling tot wat we intuïtief zouden kunnen veronderstellen op hun hoede zijn voor abstracties. Abstractie nastreven kan ons ultieme doel niet zijn. Die idee strookt met Whiteheads gebeurtenissenontologie, zoals ik ze hierboven beschreven heb: de realiteit moet opgevat worden als een onontwarbaar kluwen van relaties, waarin nieuwe gebeurtenissen het verleden integreren op een niet-deterministische manier. Elementaire deeltjes zijn historische trajecten van gebeurtenissen. Een dergelijke ontologie houdt in dat het van het grootste belang is om de realiteit in haar concreetheid te begrijpen als we er iets over te weten willen komen.

Voor Whitehead is het concrete altijd meer 'waar' dan het abstracte. Dat inzicht is bijzonder relevant voor de bio-ethische en andere methoden. In mijn onderzoek heb ik mij al vaak verbaasd afgevraagd waarom kwantitatief onderzoek zo dikwijls geacht wordt wetenschappelijker te zijn en dichter bij de waarheid te komen dan kwalitatieve methoden. Kwantitatief onderzoek gebeurt doorgaans aan de hand van ramingen en metingen en werkt met abstracties zoals gemiddelde en afwijking. Kwalitatieve onderzoekers, daarentegen gaan op zoek naar eigenaardigheden en contextspecifieke ervaringen. Kwalitatief onderzoek gaat niet over wat de meeste subjecten denken of voelen. Ik heb veel van dat soort onderzoek verricht en deelnemers vragen me wel eens wat ik daaruit leer? Waarom is mijn specifieke ervaring voor jou relevant? Zou het niet beter zijn om veel respondenten met een specifieke aandoening X te onderzoeken als we er proberen achter te komen welke aandoening X is? Kwalitatieve onderzoekers die hun werk voorleggen aan collegiaal getoetste tijdschriften krijgen van reviewers die niet vertrouwd zijn met dat soort onderzoek wel eens vragen over de beperkte omvang van hun steekproef. Whitehead zou het naar mijn aanvoelen niet eens zijn met die voorkeur voor kwantitatieve gegevens en ik ben dat evenmin. Inzicht in concrete situaties is even wetenschappelijk als veralgemeningen op basis van veel gegevens. Toch moet ik toegeven dat we in de wetenschap niet zonder abstracties en veralgemeningen kunnen. In het voorbeeld van het onderzoeken van 'aandoening X' zou het heel waarschijnlijk onmogelijk blijken om elk concreet voorbeeld als een volwaardig geval te onderzoeken, al zou dat wel leiden tot een vollediger inzicht in bepaalde fenomenen.

Maar laten we er toch eens van uitgaan dat we dat volledige inzicht willen bereiken. In dat geval moeten we elk kenmerk van elk geval kennen en ook de relaties tussen de gevallen. De realiteit is relationeel en het hele bestaan is onderling gerelateerd, inclusief wijzelf als kennende wezens. Een volledige kennis van het hele universum is daarom onmogelijk en Whitehead geeft ook toe dat we niet anders kunnen dan abstractie te maken (Whitehead, 1967). We kunnen er niet onderuit om kleine stukjes van de realiteit te bestuderen alsof ze afzonderlijke entiteiten zouden zijn die op zich kunnen worden bekeken, zoals een tandwieltje in een klok. Toch is het van cruciaal belang — en dat is een opdracht die bio-ethici en filosofen ter harte kunnen nemen — om de opvatting van de hand te wijzen dat deze abstracties ons meer wetenschappelijke zekerheid brengen dan mogelijk zou zijn door naar concrete fenomenen te kijken. Dat doet ons weer denken aan het pleidooi dat Van Rensselaer Potter hield voor een bio-ethiek die de beperkingen inziet van een wetenschappelijke praktijk die louter mechanismen bestudeert. Zoals Whitehead zei moeten we uitkijken voor zekerheid: "beware of certitude" (Whitehead en Price, 2001). De realiteit in al haar concreetheid is maar voor een gedeelte kenbaar.

Ik vind het een bijzonder inzichtelijke idee dat onze behoefte aan abstractie minstens voor een deel is ingegeven door het verlangen om de wetenschap werkbaar te maken. Ik moet hierbij terugdenken aan het zoeken naar genen voor autisme. Autisme wordt vaak voorgesteld als een 'genetische' aandoening, wellicht vanwege de hoge graad van erfelijkheid. Zoals we al zagen staat een hoge mate van erfelijkheid niet noodzakelijk gelijk aan in staat zijn om op moleculair niveau bij mensen met een diagnose van autisme een stuk atypisch DNA te lokaliseren. Toch wordt hiermee het vermoeden gewekt dat een algemene doelstelling van de genetica van autisme en van autismeonderzoek zou kunnen zitten in het zoeken van dat soort atypische gegevens. Er is veel geschreven over die inspanningen om autisme bij de genetische aandoeningen te kunnen rangschikken. Een van de redenen daarvoor kan te vinden zijn in de verontschuldigende werking van genetische verklaringen: hoe vaster iets in onze biologie gebeiteld zit, hoe minder we eraan kunnen veranderen, of zo voelt het althans aan. Ouders van kinderen met gedragsproblemen worden voor een stuk van hun schuldgevoel bevrijd, omdat een dergelijke verklaring inhoudt dat hun kind zich niet zomaar misdraagt en het hier bijgevolg niet gaat om een 'gefaalde opvoeding'. Het kind is autistisch. Een genetische verklaring van autisme kan dat effect nog versterken. In ieder geval vormen deze verklaringen een verbetering ten opzichte van eerdere psychogene modellen, waarbij het autisme van een kind uitgelegd werd door te verwijzen naar het gedrag van de moeder. Ik denk echter dat dit slechts voor een deel verklaart waarom genetisch onderzoek naar autisme de voorbije decennia zo'n hoge vlucht heeft genomen. Autisme is een complex fenomeen, zoals de meeste gedragingen. Het is bovendien een ontwikkelingsverschijnsel, ondanks het benadrukken van het aangeboren en levenslang karakter ervan. Het gedrag van een persoon met autisme ontwikkelt zich tijdens haar of zijn leven en evolueert met de leeftijd en de context. In dat opzicht is het verwonderlijk dat van een verklaring voor autisme in genetische termen zo'n aantrekkingskracht uitgaat. Wat weten we nu eigenlijk meer over de uitdagingen van leven met autisme als we een gen vinden dat ermee geassocieerd kan worden? Het bestuderen van die feitelijke ontwikkeling, zeker bij complexe organismen zoals menselijke wezens, verloopt echter rommelig en moeilijk, en situeert zich misschien buiten het bereik van de wetenschap, gezien de manier waarop die tegenwoordig vooral beoefend wordt. Om autisme en de ontwikkeling ervan echt te begrijpen zou ik voorstellen om longitudinaal onderzoek over decennia op te zetten. Daarbij zouden complexe modellen gevormd moeten worden van de interacties tussen genen en omgeving, waarbij de omgeving uit dat alles bestaat dat een organisme ontmoet, intern en extern. Omdat ze een dermate open omgeving moeten opnemen zijn de modellen nooit af of volledig. Zelfs het vatten van een concreet individueel leven zal altijd ook gepaard gaan met abstracties maken. Het is aan te nemen dat wetenschappers door een dergelijk project overweldigd worden. De manier waarop wetenschappelijk onderzoek gefinancierd wordt helpt hier ook niet. Wetenschappers moeten onderling concurreren voor de nodige middelen, waarbij doorgaans fondsen worden toegekend voor een traject van vier jaar met een welomschreven doel: een onderzoeksvraag beantwoorden. Het geld dat wetenschappers krijgen gaat vaak naar het aanwerven van tijdelijke junior onderzoekers, van wie de contracten uitmonden in een doctoraat, dat tastbare resultaten moet bevatten om recht te geven op de graad.

Dergelijke resultaten worden geacht om iets veralgemeenbaars op te leveren over het fenomeen in kwestie. Op zoek gaan naar een genetische variant bij een subset van de autistische populatie past netjes in het soort onderzoek dat haalbaar is binnen een dergelijk kader. Ik ben overtuigd van de waarde van dat onderzoek en Whitehead zou het daar volgens mij mee eens zijn. Het 'gen voor autisme' is een abstractie en het zou gevaarlijk zijn om dat te veronachtzamen. 'Autisme als een genetische afwijking' is slechts één manier om iets al zeer abstracts te bekijken. Een van onze opdrachten als bio-ethici zou kunnen zijn om onderzoekers en comités hierop te blijven wijzen. Uiteindelijk is een 'gen' al een abstractie van de rommelige en onderling verbonden moleculaire werking van de celkern. Ook autisme als concept is een abstractie van de feitelijke, uiteenlopende ervaringen van mensen met die diagnose. Het gevaar van abstracties schuilt daarin dat ze onze aandacht afleiden van de concrete realiteit van de ervaringen. Als bio-ethici in een jury zitten om onderzoeksvoorstellen te beoordelen is het hun taak om erop toe te zien dat er ook plaats is voor concrete case study's en ervaringen. Dat brengt ons wellicht geen algemene en abstracte 'waarheden' bij, maar de waarde ervan ligt in het blootleggen van de rommelige verbondenheid en contingentie van de wereld. Het appel vanuit de ethiek aan het adres van de onderzoekers in een wetenschappelijk project is om zich bewust te zijn van de abstracties die ze maken en zich af te vragen of ze geschikt zijn voor de specifieke onderzoeksvraag en of ze gerechtvaardigd zijn. Eerder dan ons dichter bij de zekerheid te brengen kunnen ze ons afschermen voor de bijzonderheden van specifieke gevallen.

Een bijzonder Whiteheadiaans idee is de valkuil van de misplaatste concreetheid. Whitehead schrijft daarover in zijn *Science and the Modern World*, een toegankelijker boek dan *Process and Reality* (Whitehead, 1967). Deze valkuil staat ook wel bekend als reïficatie. Het gaat om het uitwerken van een abstracte entiteit als een concreet, fysiek iets. Reïficatie is een term die gebruikt wordt als het gaat over psychiatrische stoornissen of neurologische aandoeningen. Die worden vaak gediagnosticeerd op basis van gedragsbeschrijvingen. Kinderen krijgen bijvoorbeeld de diagnose ADHD (Attention Deficit Hyperactivity Disorder) op basis van criteria uit een diagnostisch handboek. Vandaag is dat meestal de vijfde editie van de *Diagnostic and Statistical Manual of Mental Disorders*, kortweg de DSM-5 (American Psychiatric Association, 2013). Dergelijke handleidingen beschrijven gedragskenmerken en de DSM laat nogal in het midden wat dat gedrag veroorzaakt (een 'gen' bijvoorbeeld of een 'slechte werking van de hersenen'). Voor een diagnose van ADHD wordt doorgaans nagegaan of iemand voldoende onoplettend en hyperactief is. De diagnose ADHD is daarom een abstractie, een beschrijving van verschillende gelijkaardige gedragingen die onder die term verzameld kunnen worden. Zoals Trudy Dehue terecht zegt in *Betere Mensen* werkt de diagnose van ADHD ook als een verklaring. Een kind is onaandachtig omdat het ADHD heeft (Dehue, 2014). De gedragsdiagnose raakt gekoppeld aan een biologische (neurologische, genetische ...) verklaring, ook al heeft nooit een hersenscan of genetische test plaatsgevonden. Dit opvouwen van een abstract concept tot een waargenomen essentie is reïficatie.

Dat betekent niet noodzakelijk dat reïficatie automatisch als slecht moet worden gezien. Laten we even aannemen dat de diagnostische criteria in de DSM voldoende betrouwbaar zijn en dat clinici die gelijkaardige gevallen voorgelegd krijgen tot dezelfde conclusie komen. In dat geval kunnen we veronderstellen dat er iets 'is' met de idee dat ADHD niet zomaar een gedrag is maar ook een specifieke identiteit. Bovendien zijn er ook voordelen verbonden met het geïdentificeerd worden als behorend tot een groep van herkenbare mensen met vergelijkbare geesten en gedeelde ervaringen. Van bepaalde ingrepen is de werkzaamheid gebleken tegen lastige symptomen. Toegegeven, daar moeten we de idee van een specifieke diagnose niet voor reïficeren. Toch zit in het conceptualiseren van herkenbare fenomenen zoals ADHD en autisme als fenomenen die vereenvoudigd kunnen worden tot biologische dingen een normatieve stap. In mijn empirische werk met volwassenen met een recente diagnose van autisme blijkt de idee van een verschillend brein soms de zelfaanvaarding ten goede te komen. Het maakt autisme als een identiteit reëel. De vaak geopperde idee dat autisme en ADHD geen 'echte' stoornissen zijn wordt door veel mensen met een dergelijke diagnose als schadelijk ervaren (Hens en Langenberg, 2018).

Tegelijk zit aan reïficatie en het essentialiseren van bepaalde fenomenen ook een keerzijde. Door het idee dat specifieke diagnoses biologisch zijn worden ze vaak gezien als statisch en levenslang. Dat kan bij sommige mensen tot wanhoop leiden. Het kan ook leiden tot het openlijk medicaliseren van bepaalde soorten gedragingen. En het kan diegenen die de diagnostiek moeten stellen voor dilemma's plaatsen. Zij zijn er zich vaak van bewust dat over de biologie van op gedrag gebaseerde diagnoses weinig bekend is. Tegelijk weten ze ook dat een verklaring die een beroep doet op 'hersenpraat' de zelfaanvaarding ten goede kan komen. Voor de biomedische ethicus die zich over diagnostische labels buigt is reïficatie geen voldoende reden om dergelijke diagnoses te verwerpen. Erkenning van de complexe relatie tussen diagnose en biologie zou echter wel deel moeten uitmaken van elke ethische overweging. Op een dynamische en open manier naar biologie kijken, tegelijk beïnvloed door en zelf invloed uitoefenend op de manier waarop we erover praten kan helpen bij de omgang met de paradox van de labels.

8. Tijd, cultuur en creativiteit

Time is of the essence

In een artikel over (de geschiedenis van de) bio-ethiek, zet Ari Schick vraagtekens bij de vooruitziende of speculatieve bio-ethiek (Schick, 2016). Speculatieve bio-ethiek is een type dat zich veeleer buigt over toekomstige ontwikkelingen dan over medisch-ethische dilemma's die zich vandaag stellen. Sinds de opkomst van nieuwe genetische technologieën hebben bio-ethici zich vaak beziggehouden met speculatieve technologieën en mogelijke toekomstige technologieën en technieken. Een goed voorbeeld daarvan is de overtuiging dat genetici in staat zullen blijken om designerbaby's te maken, dat wil zeggen baby's met bepaalde gewenste kenmerken, zoals atletische eigenschappen of een hoog IQ. Als bio-ethici is het dan onze taak om na te denken over het soort toekomst dat we misschien krijgen als dat ooit werkelijkheid wordt. Dit soort van bio-ethiek is trendy en het hoeft ons niet te verwonderen dat een film als *GATTACA* aangehaald en zelfs vertoond wordt tijdens colleges bio-ethiek. Ik pleit schuldig. De pandemie die in 2020 losbarstte heeft de vraag naar de relevantie van dergelijke speculatieve bio-ethiek nog prangender aan de orde gesteld: we worden geconfronteerd met een banale maar verwoestende infectieziekte. Tegelijk is een dringende ethische reflectie nodig over hoe om te gaan met de ettelijke morele dilemma's die door een dergelijke pandemie worden opgeworpen.

Schick stelt dat het bij dergelijke vooruitziende of speculatieve ethiek om meer gaat dan nadenken over mogelijke toekomsten en voorbereid zijn op de eventuele gevolgen van toekomstige technologieën. Dit is de 'sciencefiction'-kant van de speculatieve bio-ethiek. Er zitten opportuniteitskosten aan het denken over een toekomst die misschien nooit realiteit wordt, in plaats van over alledaagsere onderwerpen als

   https://doi.org/10.11647/OBP.0370.08

het toekennen van middelen tijdens een pandemie. En er is nog een probleem. Genetisch bewerken van menselijke embryo's is daar een goed voorbeeld van. Zomaar aannemen dat we toekomstige mensen slimmer of atletischer kunnen maken bevestigt de manier waarop we naar organismen en kenmerken kijken. Zoals ik in Deel Drie wil aantonen gaan concepten rond technologische verbetering gepaard met een reductionistische en statische kijk op organismen. Het probleem is niet of technologie en kennis ooit zullen leiden tot verbeterde menselijke wezens. Het probleem is dat we denken dat we in principe verbeterbaar zijn en dat dit het vetrekpunt vormt van veel ethisch denken. En toch pleit ik voor een bio-ethiek die vooruitziend moet zijn. Ik ben het eens met Van Rensselaer Potter dat wat op het spel staat de overleving van de menselijke soort is en ik zou eraan toevoegen van nog tal van andere soorten ook. Die vorm van garanderen van een toekomst moet vooropstaan bij onze bio-ethische beslissingen. Tegelijk vind ik ook dat we anders moeten kijken naar zowel de toekomst als het heden en naar de manier waarop ze verband houden met het verleden. In wat volgt wil ik wat ideeën schetsen over tijd en creativiteit die ons kunnen leiden naar actuele speculatieve bio-ethiek die helpt bouwen aan de toekomst.

Een essentieel aspect van het denken van Whitehead betreft de gesitueerdheid en historiciteit van gebeurtenissen. Gebeurtenissen, en daar verstaan we alles onder, van elektronen tot macroscopische gebeurtenissen, dragen in zich de geschiedenis van wat hen voorafgaat. Ze bieden ook de mogelijkheid tot het creëren van iets nieuws, iets dat niet zonder meer te reduceren valt tot wat vroeger gebeurd is. Dat nieuwe is niet het resultaat van een onbeperkte keuze: de historische gebeurtenissen die zich op zijn pad hebben afgespeeld bieden een bepaalde bandbreedte aan mogelijkheden. Voor Whitehead is wat in het verleden gebeurd is een gegeven dat niet veranderd kan worden. Evenmin kan wat in de toekomst zal gebeuren vanuit het verleden worden voorspeld. Ilya Prigogine en Isabelle Stengers zijn twee auteurs die over de implicaties van deze richting van de tijd hebben nagedacht. Ilya Prigogine was een Belgische chemicus van Russische origine die in 1977 de Nobelprijs kreeg. Isabelle Stengers is een Belgische professor gespecialiseerd in wetenschapsfilosofie. Ze hebben samengewerkt aan verscheidene publicaties. *Order Out of Chaos* is een bekend boek, dat eerst verscheen in het Frans als *La Nouvelle Alliance* (Prigogine en Stengers,

1984; Prigogine en Stengers, 1997). De nieuwe alliantie is er een tussen exacte en menswetenschappen. *The End of Certainty* is een ander boek van Ilya Prigogine (Prigogine en Stengers, 1997). Ik overloop hier hun ideeën en toon er de relevantie van voor de bio-ethiek.

In hun werk geven Prigogine en Stengers aan de tijd en de pijl van de tijd een solide plaats die constitutief is voor de werkelijkheid. Wie in de humaniora natuurkunde kreeg zal zich herinneren dat tijd een variabele is bij veel berekeningen.

In de Newtoniaanse natuurkunde van de secundaire school is de tijd echter omkeerbaar, een variabele op een as van tijd en ruimte. Die omkeerbaarheid houdt in dat we met de correcte variabelen terugkerende trajecten kunnen berekenen en toekomstige gebeurtenissen voorspellen. Een klassiek voorbeeld is de baan van biljartballen. Als we bepaalde variabelen en afstanden kennen wordt het mogelijk om te voorspellen welke bal geraakt zal worden en welke baan hij zal volgen. De idee is dat we beginnen met vereenvoudigingen van situaties. Wanneer we voor het eerst leren over zwaartekracht, energie en kracht, en vergelijkingen moeten oplossen, zal de leerkracht ons vragen om even te vergeten dat er in de realiteit ook wrijvingskrachten aan het werk zijn. Het idee is dat we vertrekkend bij deze eenvoudige situaties kunnen extrapoleren door stelselmatig kennis en variabelen toe te voegen. Uiteindelijk vormen die eenvoudige vergelijkingen de basis van de werkelijkheid. Zodra we over alle relevante variabelen beschikken en krachtige computers hebben voor de berekeningen, kunnen we alles weten wat er te weten valt. We kunnen zelfs de toekomst voorspellen en teruggaan naar wat in het verleden gebeurd is. De werkelijkheid is voorspelbaar en de pijl van de tijd omkeerbaar. Hoewel de idee van een voorspelbaar universum al in vraag gesteld wordt, bijvoorbeeld in de (deterministische) chaostheorie en de (probabilistische) kwantumtheorie, zit ze diep ingebakken in hoe we de wereld zien. Intuïtief, vanuit een specifieke visie op wetenschap, kan de toekomst vooraf bepaald of 'vooropgesteld' worden (*'pre-stated'*), om de woorden van Stuart Kauffman te gebruiken (Kauffman, 2016). Uiteindelijk gaat wetenschap over zekerheid en universele wetten. De realiteit is in wezen deterministisch. We ervaren de tijd wel niet zoals klassieke natuurkundigen aannemen dat het eraan toegaat. Subjectief ervaren we een niet-omkeerbare pijl van de tijd. We nemen vaak aan dat de onomkeerbare pijl van de tijd en de ervaring van verleden, heden en toekomst constructies zijn van diegenen die ze ervaren. Het is fenomenologie. Entropie, de beweging naar meer wanorde, suggereert dat er zo'n pijl van de tijd bestaat. Uiteindelijk is het niet gemakkelijk om van een wanordelijke naar een ordelijkere toestand terug te keren. In de klassieke opvattingen over de werkelijkheid is die onomkeerbaarheid geen fundamentele eigenschap van de natuur. Entropie is integendeel de maat voor hoeveel we (nog) niet weten. Op dit ogenblik kunnen we nog niet terug van entropie naar orde omdat onze wetenschappelijke beschrijvingen onvoldoende gedetailleerd zijn, maar er is hoop dat ze dat ooit wel zullen worden.

Prigogine en Stengers zijn het oneens met de bovenstaande omschrijving van tijd. De werkelijkheid is niet stabiel, zelfs niet in principe. Ze is instabiel en evolueert. Tegelijk is de pijl van de tijd ook een creatieve kracht. Ze kan orde en nieuwe vormen van coherentie scheppen uit chaos. Het is juist dat in systemen in evenwicht de natuurkunde geleid wordt door deterministische wetten. Toch is dit de uitzondering. De werkelijkheid wordt voor het grootste gedeelte gestuurd door fundamentele onzekerheid. Moeten we het betreuren dat chaos heerst? Wellicht niet. Net in die systemen, aan de rand van de chaos, is vrijheid te vinden. Daar gebeuren nieuwe dingen. De pijl van de tijd laat creatie toe. Zo bekeken klopt het niet dat we gedoemd zijn om uit te monden bij een volkomen wanordelijke wereld. Ver van die evenwichtstoestand zullen systemen proberen te functioneren en zich in stand te houden. Ze 'kiezen' een van de mogelijke manieren om dat te doen. Chaos en zelforganisatie liggen dicht bij elkaar. De organisatie die daaruit voortvloeit is niet deterministisch. Ze is het resultaat van de creativiteit van het universum: de dingen hadden anders kunnen lopen. De werkelijkheid staat voor tweesprongen, slaat een pad in en de andere gaan voor altijd verloren. Dat is de pijl van de tijd.

Houdt dit in dat we niets fundamenteels kunnen zeggen over het universum? Ja, maar we moeten af van de opvatting dat het model van de biljart het juiste is. We moeten in probabilistische bewoordingen beschrijven wat er gebeurt in dynamische systemen. Eenvoudiger gesteld betekent dit dat de toekomst niet gegeven is. Ze is een constructie. Als we probabiliteit introduceren brengen we toeval binnen. We kunnen niet vooraf bepalen wat er zal gebeuren. De manier waarop we de tijd ervaren, als onomkeerbaar, wordt de basisstructuur van de werkelijkheid. Werkelijkheid gaat over keuze, nieuwigheid en emergentie en ik zou eraan toevoegen, over de mogelijkheden die toevallige ontmoetingen ons bieden. In dit wereldbeeld is creativiteit alomtegenwoordig. Prigogine en Stengers pleiten voor een 'nieuwe alliantie' tussen natuur- en menswetenschappen (Prigogine en Stengers, 1984). We kunnen de wetenschap niet blijven zien als het terrein waar eeuwige wetten op ontdekking wachten. Zowel de natuur- als de menswetenschappen buigen zich over de werkelijkheid, maar dat is een creatieve, onbepaalde werkelijkheid. Ik kom hier later in het boek op terug.

Op dit punt gekomen vragen lezers zich wellicht af wat het punt is van deze paragrafen over tijd en werkelijkheid in een boek over bio-ethiek. Ik hoop aan het eind van het boek verhelderd te hebben dat een wereldbeeld waarin plaats is voor creativiteit, toeval en onbepaaldheid aan de basis van de bio-ethiek moet liggen, als we willen dat onze discipline relevant is voor het tot stand brengen van een leefbare toekomst. Een naturalistische bio-ethiek houdt dus niet in dat we moeten geloven in eeuwige wetten of een voorspelbaar universum. Ik geef toe dat nog meer moet gebeuren om die boodschap te verkondigen. Voorlopig wil ik focussen op de idee van de pijl van de tijd zelf. Ik volg Ari Schick in hun analyse dat een specifiek type bio-ethiek, dat gebruikmaakt van speculatieve ideeën over de toekomst, gevaarlijk is. Het gebruik van speculatie in ons bio-ethisch denken moet geleid worden door de kennis dat de toekomst niet gegeven is. Ze is het resultaat van keuzen die we maken en mogelijkheden die we creëren. De toekomst is dus geen afgescheiden terrein. Ze is stevig verankerd in het heden. Laten we nog eens kijken naar het voorbeeld van bewerken van het genoom van menselijke embryo's. Veel discussies rond dit onderwerp gaan over de vraag of het ooit toegestaan zal zijn om embryo's te bewerken om tot betere mensen te komen. We nemen het voorbeeld van de film *GATTACA* waarin dergelijke technieken geleid hebben tot massale discriminatie en klassenongelijkheid. We laten onze studenten nadenken over een toekomst waarin embryo's bewerkt kunnen en zullen worden om een hoger IQ te verkrijgen. Bijna altijd wordt ervan uitgegaan dat zulk een toekomst mogelijk is. Iedereen lijkt uiteindelijk aan te nemen dat ouders een kind willen met een hoog IQ. Nadat ik in mijn colleges zelf *GATTACA* en gelijkaardige scenario's heb gebruikt, besef ik nu dat dergelijke voorbeelden misleidend en zelfs gevaarlijk zijn. Vanuit mijn empirisch onderzoek bij koppels in een fertiliteitstraject ben ik niet zo overtuigd van de idee dat mensen een kind met een hoog IQ willen, zeker als daar reproductieve technologieën bij betrokken zijn (Hens *et al.*, 2019). Ik denk dat de wensen van toekomstige ouders veel doordeweekser zijn. Als er op de natuurlijke manier een kind kon komen, zouden de meeste mensen dat verkiezen boven IVF, zelfs als biedt IVF controle over bepaalde kenmerken van het kind. Tegelijk ben ik het eens met Schick dat zoiets voorstellen als een zeer waarschijnlijke toekomstige mogelijkheid ook een impact heeft op deze discussie. Dit komt neer op het omkeren van de pijl van de tijd. We voeren nu het debat over welk beleid we nodig hebben om een potentiële toekomst af te remmen of te voorkomen, met supermensen waarvan het genoom bewerkt werd. We vergeten daarbij dat de toekomst wordt wat we nu aan het maken zijn. Eerder dan nadenken over de effecten van mogelijke toekomstige technologieën komt het volgen van de pijl van de tijd hierop neer dat we nadenken over de toekomst die we willen met de opties die we vandaag hebben. Het gaat om loslaten van het technologische determinisme. Het betekent investeren in technieken, biomedische en andere, die ons zullen helpen om een leefbare toekomst te creëren.

Bio-ethiek kan helpen om ons op de tweesprong de juiste kant uit te duwen. Sciencefiction inschakelen om te verkennen waar het mis kan gaan met bepaalde technologieën kan daarbij zijn nut bewijzen. Wat niet helpt is dat scenario's die kritiekloos uitgaan van een specifiek reductionistisch wereldbeeld zoveel van onze aandacht opeisen. Met Stengers en Prigogine kunnen we erkennen dat we niet weten wat morgen zal brengen, alleen wat het zou kunnen brengen. Ik zou willen pleiten voor een bio-ethiek van de onzekerheid. Zelfs de 'alsof' van specifieke scenario's levert te veel zekerheid op, en die zekerheid kan onze ethische reflectie gijzelen. Zo bekeken is onzekerheid ook niet hetzelfde als risico, hoewel ik later zal pleiten voor een concept van risico dat meer te maken heeft met onzekerheid dan met het berekenen van mogelijke uitkomsten. We kunnen ook kunst en literatuur inschakelen om ons een toekomst voor te stellen die we inderdaad wensen. Eerst wil ik wat dieper ingaan op het aspect van de creativiteit.

Wereld-makend: creëren en gecreëerd worden

Prigogine en Stengers introduceren een creatieve wereld. In wat volgt wil ik, gebruikmakend van de ideeën van Stuart Kauffman, Ian Hacking en Karen Barad nagaan wat dat voor de bio-ethiek kan betekenen. Ze helpen ons om in te zien dat creativiteit nooit iets eenzijdigs kan zijn. Creativiteit gaat evenzeer over gecreëerd worden als over creëren. Het gaat net zo goed over wereld-maken als over nadenken over de gevolgen daarvan. Stuart Kauffman heeft een achtergrond in de geneeskunde en de systeembiologie. Hij is specifiek geïnteresseerd in hoe het leven ontstond. In zijn vrij technische boek *The Origin of Order*, vraagt Kauffman zich af hoe zoiets geordends als het leven is kunnen ontstaan in een universum dat afstevent op almaar meer entropie (Kauffman, 1993). Net als Stengers en Prigogine denkt hij dat aan de rand van de chaos opwindende dingen plaatsvinden. De faseovergang van niet-leven naar leven is daar een voorbeeld van. Levende systemen, zo stelt Kauffman, zijn georganiseerde complexiteit. Kauffman werkt die ideeën verder uit in zijn boeken *Humanity in a Creative Universe* (Kauffman, 2016) en *A World Beyond Physics* (Longo, Montévil en Kauffman, 2012; Kauffman, 2016, 2019). Hij stelt dat de werkelijkheid en het leven fundamenteel *'un-prestatable'*, niet vooraf bepaalbaar zijn. Het universum is emergent, een radicaal worden dat niet gestuurd wordt door natuurkundige wetten die ons in staat zouden kunnen stellen om de toekomst te voorspellen. Behalve dat we niet weten wat zal gebeuren is het ook onmogelijk om te weten wat zou *kunnen* gebeuren. De totstandkoming van het universum, zo schrijft hij, is derhalve geen gevolg van iets voorafgaand. Ze is 'not entailed'. We moeten daarom de Newtoniaanse en zelfs de pythagorese droom opgeven om ooit de heilige graal van de fundamentele wetten te vinden. En we kunnen perfect zonder die fundering. Kauffman verwerpt het reductionistische materialisme en het sciëntisme. Hij stelt een soort van panpsychisme voor dat ruimte biedt voor een opvatting over 'kiezende materie', een materie die niet inert is maar constant in wording. Toch wil dit niet zeggen dat de mogelijkheden eindeloos zijn. Hij gebruikt de notie *aangrenzende mogelijkheid* om te verwijzen naar mogelijke vervolgacties of volgende stappen die het leven of zelfs de materie zouden kunnen zetten. Na elke stap worden nieuwe aangrenzende mogelijkheden gecreëerd. Dit is een *historische* ontologie, zoals Whitehead, Prigogine en Stengers die beschreven. Volgens Kauffman verklaart de creativiteit van het universum ook waarom we vrij zijn: we *co-creëren aangrenzende* mogelijkheden. Wil het echter over betekenisvolle vrijheid gaan dan moeten we die altijd zien in termen van opportuniteiten of mogelijkheden. Die vrijheid is niet onbegrensd. Evolutie is *niet-ergodisch*: niet alle opties of combinaties worden gecreëerd. Er wordt gekozen. We vinden nieuwe toepassingen voor bestaande dingen. Kauffman illustreert dit vaak met het voorbeeld van de schroevendraaier. Gevraagd naar de functie van een schroevendraaier zullen we wellicht antwoorden dat die dient om schroeven los te draaien. Als gevraagd wordt om ons voor te stellen wat met een schroevendraaier allemaal gedaan kan worden, zullen we waarschijnlijk allerhande nieuwe toepassingen opsommen. Een schroevendraaier kan gebruikt worden om een blik verf te openen. Of om iemand te doden. Met de achterkant kun je een punaise in de muur slaan. Nu ik er zo naar kijk is dat bijna het tegenovergestelde van waar hij voor ontworpen was. We kunnen de indruk hebben dat de mogelijkheden van schroevendraaiers onbeperkt zijn. Tegelijk is het onmogelijk om regels op te stellen om achter de volgende mogelijke toepassing ervan te komen. De potentiële toepassingen van schroevendraaiers zijn geen geordende, door wetten bepaalde lijsten. Ze verschijnen vanuit de geboden mogelijkheden. Om bij de volgende mogelijke toepassing van de schroevendraaier te komen moeten we creatief zijn en gebruikmaken van de mogelijkheden die het universum te bieden heeft.

Schroevendraaiers zijn zeer alledaagse voorwerpen maar er zijn veel dergelijke voorbeelden te vinden. Denk aan zwemblazen. Vissen hebben zulke organen, homoloog aan longen, en er bestaat een hypothese dat ze door de evolutie bij vissen die door kieuwen ademen een nieuwe functie hebben gekregen. Zwemblazen helpen die vissen om te drijven zonder te moeten bewegen. Het gebruik van de zwemblaas om haar drijfvermogen is een voorbeeld van Kauffmans aangrenzend mogelijke, dat begint wanneer het orgaan niet langer strikt noodzakelijk is voor de zuurstoftoevoer. De evolutie van het leven zit vol van dergelijke voorbeelden van hoe dingen met een specifieke functie, afhankelijk van de omstandigheden, evolueerden naar een andere functie. De beperkingen die zich opwerpen bieden weer nieuwe mogelijkheden. Op dezelfde manier zijn wezens en materie elkaars beperkingen en mogelijkheden. We creëren elkaars wereld en worden tegelijk zelf door de anderen gecreëerd. Laten we veronderstellen dat we het eens zijn met Kauffman in een wereld te leven die niet vooraf bepaalbaar is en waar definitieve wetten niet meer dan een onvolledig beeld van schetsen. In zo'n universum kunnen we niet weten wat zal gebeuren, en ook niet wat zou kunnen gebeuren. In dat geval kunnen creativiteit en metaforen een sleutelrol spelen, naast de rede. Net als Stengers en Prigogine is Stuart Kauffman sterk gekant tegen de idee van 'twee culturen': metaforen kunnen ons, net als kunst en literatuur, nieuwe mogelijkheden laten zien.

De lezer vraagt zich misschien af wat hier de relevantie van is voor de bio-ethiek. Voor sommigen zullen de hierboven geschetste ideeën overkomen als niet-vertrouwd, bizar en zelfs te gek voor woorden. Sommige lezers verwerpen wellicht intuïtief de idee van selectieve elektronen en creatieve universa. Ik geloof echter dat ze een ontologie aanreiken voor wat wetenschapsfilosoof Ian Hacking bepleit heeft. Met Hacking kunnen we het kwantum- en het kosmologische niveau verlaten en weer inzoomen op het niveau van het blote oog. Hacking beschrijft hoe woorden en categorieën realiteiten vormgeven en vice versa. Hij noemt dat dynamisch nominalisme (Hacking, 1996, 2001, 2009, 2010). Hij gebruikt het voorbeeld van autisme om aan te tonen hoe de manier waarop we grenzen afbakenen tussen soorten van mensen nieuwe manieren van zijn tot stand brengt voor die mensen en onvermijdelijk de bestaanswijze van mensen verandert. Op het individuele niveau houdt dit in dat een diagnose van autisme bij een volwassene de manier verandert waarop die persoon haar of zijn heden en toekomst ziet. Op het collectieve niveau kunnen ervaringen van autistische mensen zoals hypergevoeligheid voor geluiden of geuren, deel gaan uitmaken van de diagnose. Ervaren van problemen zal geïnterpreteerd gaan worden als een onderdeel van autisme. Een gediagnosticeerd kind zal niet zomaar beschreven worden met een specifiek woord, autisme. De toekomst en de mogelijke wegen van dat kind zullen sterk beïnvloed worden door de diagnose, in die mate dat we kunnen zeggen dat het kind een andere persoon wordt, naargelang het al dan niet een diagnose krijgt. Diagnostici en kinderpsychiaters zijn zich daar terdege van bewust en benaderen het diagnosticeren met de nodige omzichtigheid.

In veel gevallen wordt geargumenteerd dat de volwassene of het kind gebaat zal zijn met de diagnose: ze krijgen toegang tot de juiste diensten en de diagnose helpt daarbij. Er zijn echter ook negatieve gevolgen: een diagnose krijgen kan voor gevolg hebben dat mensen je op een bepaalde manier gaan bekijken, dat specifieke opties niet langer voorhanden zijn en weer andere wel beschikbaar worden. Het punt is dat we geen zekerheid kunnen hebben over wat de impact van de diagnose zal zijn. Het feit dat een diagnose iemands wereld kan veranderen is op zich geen reden waarom een diagnose schadelijk zou moeten zijn. Met Hacking en Kauffman zou ik zeggen dat elk denken over diagnoses in de eerste plaats moet erkennen dat diagnoses niet louter beschrijvingen van fenomenen of van mensen zijn. Ze zijn wereld-makend. Al dan niet gediagnosticeerd zijn creëert andere werelden. Als bio-ethici moeten we niet gewoon nadenken over de gevolgen van wetenschappelijke feiten maar ook over het creëren van die feiten zelf. Dat heb ik grondiger besproken in een eerder boek *Towards an Ethics of Autism* (Hens, 2021).

Ian Hacking onderzoekt de relatie tussen woorden en dingen (Hacking, 2004). Hij behoort tot een lange traditie van filosofen die proberen te begrijpen wat representatie betekent en of ze een geschikt paradigma vormt om de relatie tussen woorden en dingen te karakteriseren. Dynamisch nominalisme is de eerste stap bij het overbruggen van de kloof tussen woorden en dingen. Als literatuurstudent in de jaren 1990 was ik doordrongen van het poststructuralistische gedachtegoed. We gingen ervan uit dat woorden vorm geven aan de dingen en dat de dingen zelf en essenties voor menselijke wezens in zekere zin onbereikbaar zijn, zozeer weten we ons immers ondergedompeld in de symbolische orde. Vandaag zou zelfs de meest verstokte representationalist het er volgens mij mee eens zijn dat tussen woorden en dingen geen verband bestaat van één-op-één weergave. Toch heeft onze obsessie met woorden ons de dingen en de materie doen verwaarlozen. Als bio-ethici houden we ons bezig met levende en niet-levende dingen zoals technologie. Sinds de pandemie is het alleen maar relevanter geworden om na te denken over onze intieme verbondenheid met de fysieke wereld. De voorbije twee decennia zijn sommige filosofen teruggekeerd naar denken over de *materie*, over materiële fenomenen. Een denktrant in dat verband is het nieuwe materialisme. Ik schets hier kort de opvattingen van de nieuw-materialistische denker Karen Barad. Zij schrijft vanuit een ethico-onto-epistemologie, een visie waarin ethiek, epistemologie en ontologie diep verweven zijn. Barads boek *Meeting the Universe Halfway* is een fenomenaal werk dat onmogelijk in een paar paragrafen samen te vatten valt (Barad, 2007). Toch moet ik het proberen.

Barad begint haar boek met de respectievelijke interpretaties van de kwantummechanica van Niels Bohr en Werner Heisenberg. Ik ga hier niet te diep in op de kwantummechanica, maar het komt neer op het volgende. We kennen het tweespletenexperiment van de kwantummechanica. Dat toont aan dat we niet tegelijk het momentum én de plaats van een elektron kunnen meten. De beide kenmerken zijn complementair en wederzijds exclusief. Als we één kenmerk meten, kunnen we het andere niet bepalen. Voor Heisenberg is dit een kwestie van onzekerheid. Het elektron wordt verstoord door het experiment, dat het meten van zijn momentum en locatie nastreeft, in die mate dat de twee kenmerken nooit samen gemeten kunnen worden. De onzekerheid is derhalve een epistemisch principe: het elektron kan een specifieke locatie en momentum hebben, maar we kunnen die niet kennen omdat we ze moeten meten, hetgeen het elektron verstoort. Eenvoudig gezegd, als we de positie van het elektron meten pint de meetapparatuur het vast en gaat het momentum verloren. Voor Bohr is hier echter meer aan de hand dan alleen maar een beperking van hoe we de dingen kunnen kennen. Voor Bohr gaat het veeleer om onbepaaldheid dan om onzekerheid. De kenmerken van locatie en momentum bestaan niet samen. Er is geen 'reëel' elektron met een locatie en een momentum. De eigenschappen van het elektron komen tot stand tijdens de metingen. Hier gaat Barad echter afwijken van Bohr.

Voor Bohr, net als voor Heisenberg, staan menselijke wezens en hun meetapparatuur centraal in de redenering, al is het dan in de vorm van onbepaaldheid. Barad stelt echter dat de mens en zijn taal daarmee te veel macht toebedeeld krijgen: de opvatting dat enerzijds taal dynamisch is en anderzijds de materie inert, is verkeerd en gebaseerd op een achterhaald representationalisme. Objecten, of beter fenomenen, zijn altijd een intra-actie. Ze ontstaan doorheen relaties met andere entiteiten. Het is de materie zelf die doet en ertoe doet (*the mattering of the matter*). Ze is dynamisch. Barads denken is posthumanistisch: de intra-actie, de relatie bestaat niet alleen tussen mensen en hun meetapparatuur en de dingen, maar tussen al de rest, zelfs als daar geen mensen bij betrokken zijn. Barad haalt de mens van zijn voetstuk als betekenisgever: materie handelt, vandaar agentieel realisme. Materie is productief en speelt een constitutieve rol in de totstandkoming van de wereld. Alles, inclusief menselijke wezens, is een emergent fenomeen. Het representationalisme is verkeerd: er zijn geen concepten die boven de realiteit staan. Concepten *emergeren* in de realiteit.

In andere teksten heb ik gebruikgemaakt van Barads idee om een nieuwe manier te vinden om naar ontwikkelingsstoornissen zoals autisme te kijken. Het debat over deze aandoeningen gaat vaak over de 'echtheid'. Hoe dan ook bedienen de standpunten zich allebei van representationalistische termen, zij die beweren dat autisme 'niet echt' is en alleen een talig construct maar ook zij die autisme resoluut in de genen zoeken of in een nader te definiëren neurologisch type. We kunnen autisme zien als een absolute, historisch onveranderde essentie waarnaar we met de wetenschap op jacht kunnen, of als fictief en zonder essentie. Het nieuw-materialistische denken biedt ruimte voor een andere kijk. Barad zelf verklaarde dat de kwantumtheorie ons een uitweg biedt uit het drijfzand van absolutisme en relativisme als enige mogelijkheden (Barad, 2007). Door gebruik te maken van concepten als intra-actie en verwevenheid kunnen we de echtheid van autisme verdedigen en tegelijk het dynamisme en de historiciteit van het concept erkennen. Ik denk dat het een opdracht is voor de ethiek om het oude representationalisme met betrekking tot diagnoses te bestrijden en die fenomenen op een andere manier te bekijken. Van de handicapstudies en criptheorie, waar nagedacht wordt over de interactie tussen handicaps en ervaring als ras, klasse of gender, weten we al dat het mogelijk is. Voorlopig wil ik nog even focussen op een andere kant van Barads idee dat relevant is voor de bio-ethiek. Het feit dat we deel hebben aan de wording van de wereld impliceert voor Barad dat we verantwoordelijkheid dragen voor wat de toekomst uiteindelijk zal worden. Aan het einde van *Meeting the Universe Halfway*, schrijft ze:

> Ieder ogenblik ontmoeten, ontvankelijk zijn voor de mogelijkheden van het worden is een ethische oproep, een uitnodiging die ingeschreven staat in de materie zelf van alle zijnde en alle wording. We moeten het universum halverwege ontmoeten om de verantwoordelijkheid op te nemen voor de rol die we spelen in de kenmerkende wording van de wereld. (Barad, 2007, p. 396)

Ethico-onto-epistemologie verwijst naar de onderlinge samenhang tussen ethiek, zijn en weten en in mijn opvatting is dit de facto waar bio-ethici zich mee bezighouden. We denken na over wat we moeten doen in het licht van de wetenschappelijke praktijk en invloed. Tegelijk zijn we beïnvloed door technologische ontwikkelingen en andere organismen. Ideeën uit het nieuw materialisme kunnen ons helpen om door te denken over ethico-onto-epistemologie en wat ze inhoudt voor de ethiek. Door het gebruik van bepaalde woorden en praktijken te erkennen en te verdedigen maken bio-ethici een *'agential cut'*: ze hakken handelend in de realiteit en creëren zo nieuwe werelden. In dit opzicht zien we het wereld-maken als door en door ethisch. Denkers zoals Donna Haraway, Bruno Latour, Nicolas Rose en Ian Hacking erkennen dat de wetenschap op die manier wereld-makend is. Toch is dat wereld-maken niet het exclusieve domein van de wetenschap en haar concepten alleen. Ook aan filosofie en ethiek doen brengt werelden tot stand en sluit paden naar andere werelden af. We moeten afstappen van de idee dat we de wereld vanaf een afstand bekijken en dat we vanaf dat archimedische gezichtspunt kunnen beschrijven wat er is en wat goed is.

Bio-ethici zijn niet alleen bezig met het ethischer maken van de wetenschappelijke benadering. Onze gedachten zijn misschien zandkorrels in de woestijn die de wereld is, maar ook zandkorrels doen ertoe. Ik herinner me dat ik tijdens een lezing op een psychologiecongres over de idee van een 'autismepil' sprak. Autisme genezen of een pil ontdekken tegen autisme is zeer omstreden. Autisme is een handicap, een manier van leven, die met problemen gepaard gaat maar niet bestreden moet worden. Dat is ook mijn mening. Bovendien ben ik het er ook mee eens dat autisme niet het soort concept is waarop 'genezen' of 'pillen' van toepassing zijn. Autistische mensen zullen een geneesmiddel soms verwelkomen als een oplossing voor specifieke problemen waar ze mee te maken hebben, zoals gevoeligheid voor geluid of slaapproblemen. Instemmen met behandeling van problemen en symptomen die met autisme geassocieerd worden is nog iets anders dan een behandeling krijgen voor autisme zelf. Behalve een vraag over de ethiek van genetisch zuiveren van bepaalde soorten mensen is dit ook een ontologische kwestie. Autisme is een multidimensionaal en zelfs meerduidig concept. De vraag naar wat we zouden genezen als die pil inderdaad bestond is onoplosbaar. Zoals ik eerder zei is dit niet hetzelfde als beweren dat autisme niet bestaat. Autisme bestaat: het is een gemeenschappelijke taal, een manier van naar zichzelf te kijken en gedeelde ervaring die samenhangt, maar niet in een een-op-eenrelatie, met biologisch functioneren. Toch kan die ervaring niet gereduceerd worden tot iets als neurologie, een gen, of een hormoon waarop therapeutisch ingegrepen kan worden. Verschillende neurologieën of genen kunnen dezelfde gedeelde ervaring opleveren en andere ervaringen kunnen samenhangen met één neurologie. Op de conferentie waar ik het net over had stelde iemand de volgende vraag: "Wat als er pil zou zijn voor autisme? Denkt u dat mensen met autisme die zouden nemen?" Ik begin uit te leggen dat het volgens mij een categoriefout is om 'pil' of 'genezen' toe te passen op autisme. De vraagsteller, overigens zeer goed thuis in de complexiteit van het concept autisme, bleef aandringen, en zei: "Stel, als filosofisch gedachte-experiment, dat het kan. Hoe zullen mensen met autisme reageren?" We hadden niet de tijd om de discussie voort te zetten. Na mijn lezing bleef ik er nog wat over doordenken om te besluiten dat ik zelfs bezwaar zou maken tegen het beeld van 'autisme' als een fenomeen dat geneesbaar is, zelfs in een filosofisch gedachte-experiment. Er is een groot verschil tussen een fictief voorbeeld zoals autisme genezen of hersenen in een vat of een violist die negen maanden aan een persoon gehecht wordt van wie hij bloed moet krijgen. Ook is er een verschil met potentieel realistische scenario's over een kuur voor specifieke problemen die met autisme geassocieerd worden, zoals slaapproblemen of hypergevoeligheid voor geluid. Wie in een gedachte-experiment gebruikmaakt van een 'behandeling voor autisme' en mensen vraagt om zich voor te stellen dat autisme een fenomeen is dat genezen kan worden impliceert dat we de stap zetten van een ontologisch naar een ethisch probleem. We suggereren dat het ontologische probleem iets irrelevants is. We werken ook mee aan het voortbestaan van een wereld waren mensen ten onrechte geloven in de geneesbaarheid van autisme. Dergelijke vormen van wereld-maken en in stand houden van een wereld zijn ethisch relevant. Hetzelfde geldt voor gedachte-experimenten van het type 'wat als we embryo's genetisch zouden kunnen wijzigen om ze slimmer te maken?' In dat geval houden we immers vast aan de idee dat intelligenter in principe beter is, of dat we zelfs maar zouden weten wat 'slim' betekent. Categoriefouten zijn niet onschuldig, ook niet als ze opzettelijk gebruikt worden in een fictief gedachte-experiment. We moeten ons bewust zijn van de werelden die we maken, niet alleen vanwege de conclusies die we misschien trekken, maar ook vanwege de woorden die we gebruiken en de ideeën die we in stand houden.

9. Symbiose en interdependentie

In de vorige paragrafen heb ik de dynamiek van de materie beschreven en de relationaliteit van dingen als fenomenen. De posthumanistische ontologie van het nieuwe materialisme en de Whiteheadiaanse traditie van de procesfilosofie ziet er geschikt uit voor een ethiek die het floreren van onze wereld wil onderzoeken en verdedigen. Veel bio-ethici willen de vinger leggen op de impact van technologieën, op hoe ze beslissingen beïnvloeden en op de vraag of we ze moeten verwelkomen of verbieden. Als de nieuw-materialisten het bij het rechte eind hebben moeten we misschien wel ernstiger vragen stellen bij die technologieën dan ze gewoon als gereedschappen te zien die mensen kunnen misbruiken. Er is nog veel ruimte voor samenwerking tussen bio-ethici en onderzoekers van wetenschappen en technologie die goed hebben nagedacht over de macht en werking van technologieën. De hoofdbedoeling van dit boek is echter om over bio-ethiek na te denken als de ethiek van het leven. In het laatste hoofdstuk van Deel Twee wil ik terugkeren naar het leven en de vraag hoe we dat leven en onze relatie met alle vormen van leven moeten zien. Hoewel het misschien onmogelijk is voor menselijke wezens en bio-ethiek om niet primair gefocust te zijn op onderwerpen die mensen betreffen, denk ik inderdaad dat we onze verstrengeling met andere vormen van leven moeten erkennen, als we tenminste het posthumanisme ernstig nemen. Bovendien moeten we ons net ook uitspreiden over andere domeinen en koninkrijken, waaronder fungi en micro-organismen. Recente auteurs, biologen en antropologen hebben de zwam onderzocht als wereldbouwer. In haar schitterende boek *The Mushroom at the End of the World* (Tsing, 2015) beschrijft antropoloog Anna Lowenhaupt Tsing hoe de matsutakezwam, in Japan een delicatesse, de wereld vormt van mensen overal over de planeet, die hun brood proberen te verdienen. Merlin Sheldrake beschrijft in zijn *Entangled Life* (Sheldrake, 2021) het geheime leven van schimmels. Hij

 https://doi.org/10.11647/OBP.0370.09

wijst erop dat schimmels het leven van planten en dierlijk en menselijk leven in het algemeen doorheen de geschiedenis hebben beïnvloed. Sommigen stellen dat de hallucinogene eigenschappen bij onze vroege voorouders misschien wel onontdekte wegen van de verbeelding hebben opengelegd.

Via de uitvinding van de penicilline hebben schimmels misschien zelfs het verloop van de wereldgeschiedenis veranderd en uit onderzoek blijkt dat ze ook zouden kunnen helpen in de strijd tegen de milieuvervuiling. Schimmels vormen een getuigenis van hoe het leven zoals we het kennen misschien het resultaat is van toevallige ontmoetingen met andere levende wezens, misschien net zo goed als het resultaat van de selectie van genen op hun aangepastheid. Inzicht in hoe onze levens verstrengeld zijn met schimmels kan filosofische repercussies hebben voor de ontologie en de epistemologie. Eerder dan stil te staan bij hoe uniek we als mensenwezens zijn, zoals we de voorbije twintig eeuwen hebben gedaan, moeten we er ons beginnen over te verbazen hoe verstrengeld we zijn met andere wezens.

In het eerste deel van dit boek heb ik beschreven hoe nieuwe ontdekkingen in de moleculaire biologie ingaan tegen de reductionistische visie die organismen opvat als louter mechanismen, het resultaat van programma's die in onze genen gecodeerd staan. Epigenetica en gelijkaardige bevindingen hebben aangetoond hoe een meer ontwikkelingsgerichte visie op organismen, die voortdurend interageren met hun omgeving en bouwen aan hun milieu maar er ook door opgebouwd worden, veel dichter bij de waarheid zit. Recente ontdekkingen in de microbiologie tonen ons dat het verhaal nog complexer is dan dat. Naast hun verwevenheid met de fysische en culturele omgeving, zijn mensen ook verweven met de miljarden micro-organismen in hun buik en elders in het lichaam. Zoals de epigenetica vragen kan stellen bij de genocentrische visie op het leven vormt het microbioom een uitdaging voor een visie op cognitie waarin de hersenen absoluut centraal staan. De impact van onze darmflora op ons welbevinden en zelfs onze mentale toestand zou zo groot zijn dat onze darmen ook wel ons 'tweede brein' genoemd worden. Vergeleken met de enorme hoeveelheid bio-ethische literatuur die over genen is geschreven en het aangroeiende corpus over epigenetica, hebben bio-ethici maar weinig aandacht besteed aan ethische vragen rond het onderzoek en de klinische toepassingen van onze darmflora. Veel dergelijke vragen vergen nader onderzoek. Denk maar aan vragen over privacy, de fenotypische persoonlijke informatie die ons microbioom verschaft, veiligheidsaspecten van fecale transplantaties en ethische vragen over het opslaan van dergelijk materiaal in biobanken (Rhodes, 2016). Fundamentele vragen gaan over persoonlijke identiteit: wat is onze identiteit, als bacteriën in onze darmen bepalen wie we zijn (Ma et al., 2018)? Yonghui Ma en collega's denken in dit verband dat we het menselijk lichaam misschien anders moeten gaan bekijken, als een ecosysteem, en het menselijk wezen als een superorganisme, eerder dan als één persoon of individu (Ma et al., 2018). Ik denk dat een van de wezenlijke uitdagingen voor de bio-ethiek en de wetenschap in de eenentwintigste eeuw het herdenken is van onze relatie met de microbiële wereld. Ethische vragen over buik en brein, gekoppeld aan resistentie tegen antibiotica, de schadelijke effecten voor nuttige bacteriën van de noodzakelijke hygiënemaatregelen tijdens de pandemie en de complexe relatie die we ermee hebben verdienen grondiger onderzocht te worden. De reflectie zou ook een goede analyse mogen omvatten van onze relatie met de wereld op macro- en microschaal. Maar daarover een andere keer meer. Hier wil ik nog kort de ideeën schetsen van een briljante denker die een stempel gedrukt heeft op hoe we kijken naar de aarde en de plaats die we er innemen: microbioloog Lynn Margulis.

Margulis betwist de standaard 20e-eeuwse neodarwinistische visie op organismen. Ze vond dat het neodarwinisme "het leven uit de biologie had gehaald" (Margulis, 2008). Genen doen zoals beschreven, maar een beperkte focus op genen suggereert een mechanistische en reductionistische visie op het leven. Margulis beschreef het leven door terug te gaan naar de oorsprong ervan en ze stond voor de idee van de cel als primaire eenheid van leven. Toch heeft de cel met celkern, zoals we die kennen van dieren, planten en schimmels, zich pas ontwikkeld 1,5 miljard jaar nadat op aarde de eerste vormen van leven verschenen waren. Margulis bestrijdt de opvatting dat zich vóór die tijd niet echt iets van belang had voorgedaan. Integendeel, zo zegt ze in de documentaire Symbiotic Earth: *How Lynn Margulis Rocked the Boat and Started a Scientific Revolution:*[1] "everything happened". Blauwalgen, waarvan de nazaten

---

1   https://vimeo.com/ondemand/symbioticearthhv

nog onder ons zijn, begonnen zuurstof af te geven. Hun afvalproduct
zorgde voor een atmosfeer waarin later leven kon gedijen. Margulis
schreef in 1967 dat de kernhoudende cel ontstaan was uit symbiotisch
samengaan van bacteriën. Dat idee was niet nieuw maar ze gaf het
een solide positie in de geschiedenis van het leven. Door de opkomst
van technieken voor het sequencen van DNA konden haar ideeën
experimenteel worden bevestigd: van chloroplasten en mitochondria
leidt het spoor inderdaad naar bacteriën. Niet alleen hangen onze
gezondheid en ons functioneren af van de microben in onze darmen
en onze cellen — de basiseenheden van het leven — maar hedendaagse
organismes zijn ook het resultaat van de versmelting van bacteriën.
Voor Margulis spelen dergelijke vormen van symbiose tussen species
een cruciale rol in de soortvorming. Zodra levende cellen op aarde hun
intrede deden, zijn organismen gaan samenwerken dat ze versmolten.
Dergelijke 'samenwerking' is een essentieel aspect van de soortvorming,
net zo goed als de idee van 'survival of the fittest'. Zo komen we bij
een alternatief voor het verhaal van de wrede wereld waarin alleen de
sterksten kunnen overleven. Het kan ook van invloed zijn op onze kijk
op cellen en de celkern. Het zou best kunnen dat we het cytoplasma
te lang beschouwd hebben als de periferie van de cel en de kern als ...
de kern, het centrum, het hart van de cel. Het besef dat het cytoplasma
organellen bevat die, lang geleden, afzonderlijke wezens waren kan als
een wake-up call werken: er valt over het leven en de cel nog heel wat
meer te ontdekken. Het heeft mij bijvoorbeeld altijd verbaasd dat de
dingen die in de cel het werk voor hun rekening nemen, de eiwitten,
stelselmatig veel minder aandacht van ethici kregen dan de genen. De
verklaring daarvoor is wellicht dat proteïnen gezien worden als het
'resultaat' van mechanismen die beginnen bij de genen. Ze zijn het
'product'. Proteïnen zijn echter complexe driedimensionale structuren
die actief de werking van de cel vormgeven en beïnvloeden. Ze staan
in verbinding met de omgeving en bevatten meer informatie over het
fenotype van een organisme dan zijn genen.

Laten we bovendien ook eens naar de mitochondriën kijken.
Mitochondriaal DNA bij mensen bevat 37 genen, veel minder dan kern-
DNA, maar ze hebben de aandacht van de bio-ethici gewekt. Ze zijn van
bacteriële oorsprong en spelen een essentiële rol in het celmetabolisme.
Mutaties in ons mitochondriaal DNA kunnen ziekten veroorzaken

waarvan de ernst varieert. In 2014 kreeg ik als postdoctoraal onderzoeker een klein project rond de ethiek van een nieuwe in vitro-techniek die via kernoverdracht vrouwen zou helpen die het risico lopen om een mitochondriale ziekte door te geven aan hun potentiële kinderen. Een donorzygote, een bevruchte eicel, wordt daarbij van de kern ontdaan. Bij een oöcyt van de toekomstige moeder wordt ook de kern verwijderd en ingebracht in de donorzygote. De resulterende zygote heeft het kern-DNA van de aanstaande ouder die doorgaans ook het kind zal baren, maar het cytoplasma met het niet-aangetaste mitochondriale DNA van de donor.

Sinds 2015 worden kinderen geboren die met die techniek geconcipieerd werden. Ik vroeg verscheidene clinici en onderzoekers naar hun mening over het onderwerp (Hens, Dondorp en de Wert, 2015). Wat me opviel is dat de meeste van de voorstanders van de techniek zich lovend uitlieten over het feit dat vrouwen hiermee een genetisch eigen kind konden krijgen dat toch vrij was van de mitochondriale ziekte. Die professionals verwierpen de term 'drie-ouderbaby' waaronder de techniek in de populaire pers bekend was geworden. Er waren maar twee ouders. De mitochondriën waren van een donor, maar die organellen spelen geen rol in genetische verwantschap, zo werd gezegd. Ze zijn niet meer dan de energiefabriekjes van de cel. Qua omvang echter vormt de kern maar een minuscuul deeltje van de cel. Zo bekeken is de bijdrage van het cytoplasma van de donor wezenlijk. De redenering dat alleen het doorgeven van kern-DNA van belang is voor de verwantschap tussen ouders en hun kinderen is begrijpelijk, maar toch wat kortzichtig. We kunnen ons ook afvragen of een dergelijke verwantschap dan zo belangrijk is dat mensen experimentele procedures willen ondergaan om aan hun nageslacht kern-DNA te kunnen doorgeven. Het is ook mogelijk om de hele donoroöcyt te gebruiken en dat is een beproefde en veel eenvoudiger techniek. Ik was verbaasd en ben nog steeds geïntrigeerd, trouwens. Het mitochondriaal DNA heeft inderdaad een dermate impact op de gezondheid van het kind dat al het mogelijke gedaan wordt om te vermijden dat het overgedragen kan worden. Waar het om gaat is vermoedelijk het 'identiteit-beïnvloedende' aspect van het kern-DNA. Dan lijkt het toch ook behoorlijk identiteit-bepalend om al dan niet een mitochondriale ziekte te ontwikkelen. Misschien verklaart het aantal genen in mitochondriaal DNA of, zoals een arts me ooit zei, het feit dat men denkt dat alleen de vrouw het doorgeeft, waarom het als minder belangrijk gezien wordt. Misschien heeft het verlangen om kern-DNA door te geven niet alleen met de identiteitskenmerken van het kind te maken maar ook met het krijgen van kinderen die zo veel mogelijk zijn zoals jijzelf. Zelfs bij natuurlijke conceptie is dat echter niet gegarandeerd. We kunnen ons bovendien afvragen of het verlangen om kinderen te krijgen die op jou lijken in het grote plaatje belangrijk genoeg is om er dat soort dure procedures voor te bestuderen en in te voeren. We zitten er misschien compleet naast wanneer we er in discussies over reproductieve technieken als vanzelfsprekend van uitgaan dat kern-DNA belangrijker is. Door anders te gaan kijken naar de rol van het cytoplasma en van alles wat zich in de cel afspeelt en niet tot het kern-DNA behoort, kunnen we volgens mij een nieuw licht werpen op dat debat. Meedenken met Lynn Margulis kan helpen om ons anders te verhouden tegenover de ethische kwesties zelf.

In dit deel liet ik zien hoe een visie op het leven die strookt met een procesontologie relevant is voor de bio-ethiek. Vanuit het denken van Whitehead, Stengers, Prigogine, Barad en Margulis heb ik een ontologie beschreven waarin historiciteit en ontwikkeling fundamenteel zijn: in wie we zijn zit ook onze geschiedenis. Naast historiciteit is deze ontologie er ook een van onbepaaldheid en onvoorspelbaarheid. We kunnen geen toekomstige gebeurtenissen met zekerheid voorspellen. Ze zijn evengoed het resultaat van keuzen en kansen als van deterministische wetten. Net uit die onvoorspelbaarheid blijkt iets van creativiteit bij de keuze van toekomstige paden. Keuzen en kansen ontstaan bovendien vanuit relaties en toevallige ontmoetingen met andere organismen en dingen. In de geest van Lynn Margulis kunnen we het leven zelf, zoals we dat kennen, als het resultaat zien van toevallige ontmoetingen. Als menselijke wezens moeten we onszelf, voorbij het antropocentrische humanisme, misschien opnieuw gaan beschouwen als wezens tussen andere wezens. Als gesitueerde wezens moeten we daarbij ook de idee laten varen dat er een absolute waarheid is die we door hard genoeg te zoeken kunnen achterhalen. Dat geldt net zo goed voor de ethiek als voor de wetenschap. Daarom moeten we echter onze toevlucht nog niet gaan zoeken bij het relativisme. Het gaat integendeel om epistemische en ethische bescheidenheid en erkennen dat we ons moeten buigen over ervaringen en gesitueerde kennis, als we dingen willen begrijpen. Wat dat inhoudt is het onderwerp van Deel Drie.

In de vorige paragrafen ben ik vooral uitgegaan van en ingegaan tegen 'westerse' denkers die menselijke wezens zien als atomistische individuen op de top van de schepping of aan het eindpunt van de evolutie. Terwijl ik dit boek schreef werd ik er mij in toenemende mate van bewust dat dit ook maar één mogelijke benadering is, naast vele andere die in de vergetelheid raakten of die we bewust opzij hebben geschoven als zijnde folklore in plaats van filosofie. Zowel de atomistische ideeën over de mensheid als hun relatie met de omgeving en de recente denkers die daar tegenin gaan vormen ook maar één lijn in de geschiedenis van de filosofie. Hetzelfde geldt voor de huidige inspanningen om verder te denken dan de bestaande dualismen nature-nurture, genen en omgeving, man-vrouw ... Dat verder denken gaat al uit van een punt waar we dualistisch vóór kunnen blijven of voorbij kunnen gaan. In veel andere culturen waren die dualismen om te beginnen nooit zo dominant. De Nigeriaanse feministische sociologe Oyèrónké Oyěwùmí geeft het voorbeeld van de Yorùbá-samenleving waar concepten als 'vrouw' en 'gender' niet die fundamentele structurele rol spelen (Oyěwùmí, 1997). Door te focussen op het westerse verhaal als het enige echte 'verhaal van de filosofie' hebben we cruciale kansen laten liggen om anders te denken. Ik kan hier geen recht doen aan de vele rijke manieren van denken over de relatie tussen mensen en hun omgeving. Ik denk ook dat het niet aan mij is om het denken van inheemse volkeren uit te leggen en in te schakelen, omdat ik er zelf nog te veel over te leren heb. Ik sluit dit hoofdstuk af met een citaat uit *How It Is—the Native American Philosophy of V.F. Cordova*. De woorden spreken voor zichzelf maar ik wil iedereen graag op het hart drukken om het hele boek te lezen.

> Ik besta alleen in en als een context. Ik ben wat de context tot stand heeft gebracht. Ik ben niet plots in volle bloei in de wereld beland. Ik confronteer. Ik heb geen 'verborgen', 'innerlijke' of 'ware' zelf dat ligt te wachten om ontdekt te worden. Ik ben tot stand gekomen door een ervaring en blijft telkens tot stand komen — opnieuw en opnieuw — bij elke nieuwe ervaring (Cordova, 2007).

DEEL DRIE: ERVAREN

Waarin ik concepten van ziekte onderzoek
en het belang van ervaring

Leven is ervaren

– Georges Canguilhem (Canguilhem, 2008)

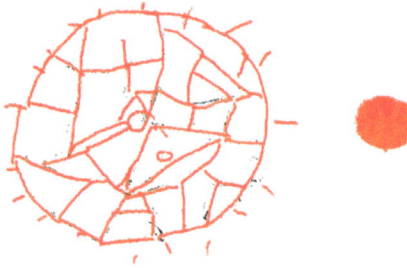

're-Visioning Red Night Light.'
Hoe microben in het oog (entoptisch) waarnemen zonder technologie?
Schets: Bartaku, 2021[1]

---

1   Reeks van experimenten rond micro-inleving, in dit geval het gebruik van entoptisch zicht: leren om pathogene microben in de bloedbaan van de *Homo* sapiens te zien zonder microscoop. Geïnspireerd door Giraldo Herrera, *Microbes and other Shamanic Beings* (Cham: Palgrave Macmillan, 2018).

In Deel Eén heb ik ervoor gepleit dat het de taak van de bio-ethicus is om de handen in elkaar te slaan met de wetenschapsfilosofen en de wetenschappelijke concepten en aannames in vraag te stellen die zowel het wetenschappelijke als het bio-ethische denken structureren. Ik gebruikte de dichotomie tussen nature en nurture en de reductionistische visie op het leven als geprogrammeerd in genen als voorbeelden van dergelijke aannames. Ik heb ook een op ontwikkeling gerichte manier voorgesteld om naar organismen en dus ook menselijke wezens te kijken. Een dergelijke dynamische en ontwikkelingsgerichte benadering werpt bovendien een nieuw licht op oude discussies rond de ethiek van de genetica. In Deel Twee heb ik een ontologie geschetst voor de bio-ethiek van de eenentwintigste eeuw. Dreigende catastrofen zoals klimaatverandering en andere calamiteiten zoals de pandemie, dwingen ons om anders te gaan denken over de positie van de mensheid tegenover het milieu. Een louter antropocentrische benadering is onvoldoende in situaties waar het overleven van de mensheid afhankelijk is van krachten buiten onze controle. Dat betekent niet dat ons alleen nog defaitisme rest. Een procesontologie zet ons stevig op onze plaats tussen de andere organismen en dingen en laat ook zien dat er plaats is voor creativiteit.

Creativiteit vormt de kern van het universum. Menselijke wezens zijn niet langer de meesters over een wereld die ze kunnen manipuleren om de toekomst vorm te geven. Ze zijn evenmin het slachtoffer van krachten die ze niet beheersen. Menselijke wezens kunnen met de wereld samenwerken om een leefbare toekomst tot stand te brengen. Bio-ethiek die aansluit bij een dergelijke procesaanpak komt dicht bij wat Potter zich voorstelde in zijn eerste boek *Bioethics, a Bridge to the Future* (Rensselaer Potter, 1971). Een procesontologie onderschrijven, omdat ze de gesitueerdheid van kennis bevestigt lijkt mij ook het onderschrijven van het belang van ervaringen te impliceren. Tegelijk wordt de bio-ethiek nadrukkelijk geassocieerd met biomedische ethiek en de klinische praktijk. Bij die associatie wordt ervan uitgegaan dat bio-ethiek ook een ethiek is van de persoonlijke keuzen die patiënten en clinici maken in specifieke gevallen. In Deel Drie bespreken we de ziekten en handicaps, om de weg te effenen voor een aanpak waarbij de private sfeer van de medische ethiek en de publieke sfeer van de milieuethiek samen bekeken worden, de stap die we in Deel Vier zullen zetten.

10. Medische ethiek en milieu-ethiek

In zijn eerste boek zag Van Rensselaer Potter de bio-ethiek als een op de biologie gebaseerde discipline die de mensheid zou helpen om te overleven. In zijn boek uit 1988, *Global Bioethics*, geeft hij toe dat de term bio-ethiek in de jaren na het schrijven van zijn *Bioethics, Bridge to the Future* een andere betekenis is gaan aannemen (Rensselaer Potter, 1971; Potter, 1988). In de jaren zeventig en tachtig heeft de bio-ethiek zich ontwikkeld aan de Georgetown University en het Hastings Institute, zo schetst hij, als een uitvloeisel van de medische ethiek. En tot op vandaag wordt hij inderdaad nog altijd in de eerste plaats geassocieerd met kwesties rond de ethiek van de reproductie, euthanasie, wilsverklaringen en geïnformeerde instemming en rond genetisch onderzoek en dergelijke. Milieuethiek wordt er niet automatisch mee in verband gebracht, hoewel een syllabus bio-ethiek vaak een hoofdstukje over milieuethiek bevat. Alleen al kwesties rond biotechnologie en proefdieren vragen om een interactie tussen de beide disciplines van de medische ethiek en de milieuethiek.

De bio-ethiek is een tak die zich in de eerste plaats bezighoudt met praktijken en ontwikkelingen in de biomedische wetenschappen. Het type bio-ethiek dat Potter in zijn boek uit 1971 voor ogen had heeft het niet tot de standaard invulling geschopt. Potter schrijft:

> Medische en ecologische bio-ethiek zijn niet overlappend, in die zin dat de medische bio-ethiek zich voornamelijk bezighoudt met kortetermijnopvattingen: de opties waarover individuen en hun dokters beschikken bij hun pogingen om het leven te verlengen door orgaantransplantaties, kunstmatige organen, experimentele chemotherapie en alle recentere ontwikkelingen in de geneeskunde. De ecologische bio-ethiek neemt duidelijk een langetermijnperspectief in en

 https://doi.org/10.11647/OBP.0370.10

stelt zich de vraag wat we moeten doen om het ecosysteem te bewaren in een vorm die kan samengaan met het voortbestaan van de menselijke soort. (Potter, 1988).

In de beide boeken is Potter ervan overtuigd dat de primaire doelstelling van de bio-ethiek het voortbestaan van de mensheid moet zijn. Dat overleven impliceert voor hem geboortebeperking. In zijn beide boeken is het probleem van de overbevolking volgens Potter wellicht de dringendste kwestie voor de (ecologische) bio-ethiek. Dat idee lijkt ver te staan van de medische ethiek en meer specifiek de subdiscipline van de reproductieve ethiek. Daar wordt het recht van mensen om zich voort te planten zelden in vraag gesteld. Misschien getuigt het vermijden van dergelijke vragen van een vergaande bijziendheid. Tijdens colleges over reproductieve ethiek vraag ik de studenten soms naar ethische problemen met de nieuwe reproductieve technologieën. Wanneer ik hen laat nadenken over onderwerpen als genetisch bewerken van menselijke embryo's gaan hun standaardantwoorden over designerbaby's of het recht van ouders om te kiezen welk type kind ze willen. Sommigen, vooral uit de richting biologie, halen wel eens de kwestie van de overbevolking aan. Zij staan kritisch tegenover de idee van investeren in technologieën die leiden tot nog meer mensen. Bio-ethici moeten niet terugdeinzen voor moeilijke vragen rond veronderstellingen die we voor lief nemen, zoals het recht van mensen om zich voort te planten en zoveel kinderen te krijgen als ze maar willen. Tegelijk moeten we ook oog hebben voor het lot van mensen met een kinderwens die zich niet op de natuurlijke manier kunnen voortplanten. Potter is naïef in zijn aanname dat overbevolking tegengaan dé manier is om de wereldproblemen op te lossen. Dat hij geen geboortebeperking wil opleggen pleit voor hem. Hij gelooft eerder in opvoeding, gezinsplanning, verkrijgbaarheid van contraceptie, armoedebestrijding en een goed onderwijsniveau voor vrouwen na de leeftijd van 11. Anderzijds blijkt hij soms validistisch te denken als het gaat over abortus en de omgang met prematuurtjes. Ik kom daar later op terug.

Meer mensen maken — een streven van de reproductieve geneeskunde — biedt een uitstekend voorbeeld van hoe medische bio-ethiek en milieuethiek soms een verschillende taal spreken. Principes als reproductieve autonomie of zelfs procreatieve beneficiëntie en verwijzingen naar individuele rechten en verantwoordelijkheden lijken niet verenigbaar met globale doelstellingen. Potter zag evenwel in 1988 al dat medische en ecologische kwesties niet afzonderlijk bekeken moeten worden en schrijft: "Het is tijd dat we inzien dat we medische opties niet langer kunnen onderzoeken zonder rekening te houden met de ecologische wetenschap en de grote maatschappelijke problemen op wereldschaal" (Potter, 1988). Begin 2020 werd de mensheid geconfronteerd met een wereldwijd probleem in de vorm van een pandemie. Het citaat van Potter lijkt hier wel visionair. Dat gezondheid en milieu intrinsiek met elkaar verbonden zijn is een waarheid als koe, die we desondanks wellicht verwaarloosd hebben. Voor de oorsprong van de pandemie werd verwezen naar het verlies van biodiversiteit (Jones et al., 2008; Dobson et al., 2020). Infectieziekten van het ademhalingsapparaat zijn waarschijnlijk erger voor wie lijdt aan respiratoire aandoeningen als gevolg van pollutie (Pozzer et al., 2020). In zijn boek *Wounded Planet* verwijst Henk ten Have ook naar de urgentie van Potters nalatenschap, als het gaat over de noodzaak om gezondheid en milieu niet langer als gescheiden sferen te benaderen:

> Klimaatverandering, toxisch afval, luchtverontreiniging, aantasting van de ozonlaag, extreme weersverschijnselen en verlies van biodiversiteit hebben een significante impact gehad op gezondheid en gezondheidszorg. Ontbossing en vernietigen van habitats worden in verband gebracht met nieuwe virusziekten zoals ebola of zika. Focussen op zorg, behandeling of vaccinatie van individuele patiënten kan dus niet los gezien worden van de bredere ecologische context van het beheer van epidemieën. (ten Have, 2019, p. 2)

Daarnaast is de sfeer van het biomedische tijdens een pandemie ook niet langer volledig privé: wie al dan niet toegang krijgt tot vaccins en behandeling is een kwestie van globale rechtvaardigheid. Het is niet mijn ambitie om een oplossing aan te reiken voor de ogenschijnlijke onverenigbaarheid van medische ethiek, volksgezondheid en ecologische rechtvaardigheid. De onderlinge afweging ervan behoort evenwel tot de kern van wat het betekent om aan bio-ethiek te doen. In wat volgt ga ik op zoek naar wat dit zou kunnen impliceren, teruggrijpend op een aantal ideeën die ik in Deel Eén en Twee ontwikkelde. Ik kom ook terug op de filosofische discussie over een concept als ziekte en op het debat over verbetering (enhancement), dat centraal stond in veel van de discussies in de bio-ethiek. Ik zal kort de ideeën schetsen van

Georges Canguilhem, als de filosoof die de idee van een gesitueerde en ontwikkelingsgerichte benadering in de geneeskunde heeft ingepast. Samen met Canguilhem sta ik stil bij het belang van perspectief en individuele ervaringen. In Deel Vier schets ik een benadering van de bio-ethiek die zowel privérelaties als publieke verantwoordelijkheden omvat.

11. Ziekten, stoornissen, handicaps en normen

Het concept is dus de vriend van al diegenen die radicale sociale verandering nastreven, of op zoek zijn naar nieuwe gebeurtenissen en nieuwe machtsverhoudingen.

– Elizabeth Grosz (Grosz, 2011, p. 80)

Ziekten, wat zijn dat en wat doet dat ertoe?

Na de eerste golf van de COVID-19-pandemie in 2020 maakten veel mensen gewag van langdurige vermoeidheid, concentratieproblemen, pijn in de borstkas en in de spieren en smaak- en reukverlies. Een significant percentage van de mensen die zogeheten 'milde' COVID-19-symptomen vertoond hadden, wat wil zeggen dat ze niet gehospitaliseerd moesten worden, lijdt nu aan 'long covid', in die mate dat sommige onder hen niet in staat zijn om te werken. Aangezien ik dit zelf ervaren heb ben ik me goed bewust van de implicaties van het denken over een fenomeen als een 'echte' ziekte. Bij het begin van de pandemie waren veel professionals inderdaad nog sceptisch over het fenomeen. Vaak werd gedacht dat het tussen de oren moest zitten, vanwege een soort depressie uitgelokt door de lockdown, of een gevolg van een zwakke persoonlijkheid. De Wereldgezondheidsorganisatie erkent long covid als een 'reëel' fenomeen. (*The Lancet*, 2020). Die erkenning heeft aanzienlijke gevolgen. Ze houdt in dat long covid een wetenschappelijk onderzoeksgebied wordt. Gezondheidsautoriteiten erkennen de ziekte als een geldige reden om zich ziek te melden of voor terugbetaling. Voor de patiënten zelf levert het geloofwaardigheid op. Ze lijden niet aan een ingebeelde ziekte. Mensen met andere maar vergelijkbare symptomen die ook wel eens veroorzaakt zouden kunnen

 https://doi.org/10.11647/OBP.0370.11

zijn door een virale infectie die niet langer te detecteren valt, zoals het chronische vermoeidheidssyndroom, moeten ondertussen nog altijd knokken voor erkenning.

De voorbeelden tonen aan dat er veel op het spel staat: of iets al dan niet als een echte ziekte gezien wordt heeft ernstige implicaties. Enerzijds worden symptomen waarvan gedacht wordt dat ze samenhangen met een 'echte' ziekte ernstig genomen door de medische wereld en door het grote publiek. Anderzijds kunnen we ook te snel een fenomeen als 'ziekte' categoriseren, wat dan leidt tot overtollige medicalisering. Het gevaar is des te groter in het specifieke geval van ontwikkelingsstoornissen en mentale fenomenen. Is hyperactief gedrag of onaandachtigheid een symptoom van de 'ziekte' ADHD? Als we de vraag met ja beantwoorden zullen we wellicht sneller bereid zijn om medicatie voor te stellen. Tegenover het debat over medicalisering staat dat over 'enhancement'. Als we beslissen dat een specifiek fenomeen geen ziekte is maar het tot de normale gezondheid rekenen, zal een ingreep om iets aan dat fenomeen te doen als 'enhancement' beschouwd worden. Zoals we later in dit hoofdstuk zullen zien heeft iets als verbetering dan wel behandeling zien voor velen normatieve implicaties, als we het hebben over de aanvaardbaarheid van specifieke technologieën en procedures.

Als we iets als een ziekte beschouwen zal het fenomeen ook gemakkelijker gezien worden als een valabel onderwerp voor klinisch onderzoek naar de oorzaken, zoals genen. Dat leidt op zijn beurt tot nieuwe ethische kwesties, zoals de vraag of we dit moeten weten over kinderen, ook van voor ze geboren zijn en of foetussen of embryo's met genen voor aandachtsproblemen in aanmerking komen voor selectie of zelfs bewerking. Hoewel de grens tussen gezond en ziek zware normatieve gevolgen heeft, is ze maar moeilijk strikt te bepalen. Wat is gezondheid en wat is een ziekte? Is iemand met een hoge bloeddruk maar zonder verdere symptomen ziek? Hebben we 'bewijzen' nodig om een fenomeen als een ziekte te beschouwen, zoals in het geval van long covid? In een tijd waarin de preventieve geneeskunde een hoge vlucht heeft genomen wordt de vraag des te pertinenter, omdat biomarkers en symptomen niet langer gewoon gelinkt worden. Hoewel er een omvangrijk corpus aan filosofische literatuur bestaat over gezondheid, ziekte en handicaps ontbreekt in veel bio-ethische geschriften nog vaak het conceptuele denkwerk over wat nu een bepaalde variant precies tot een ziekte maakt. Toch moeten bio-ethici zich over die kwestie buigen. Het denken over gezondheid en ziekte gaat gepaard met een door en door normatieve component over wat we een ziekte noemen: iets een ziekte noemen houdt in dat we dat iets willen vermijden ofwel genezen. Ten tweede spelen biologische begrippen een normatieve rol in het diagnosticeren en in de etiologie (oorzakelijkheid) van een ziekte. Zoals duidelijk zal worden als we kijken naar depressie of chronische ziekten kan het bevrijdend werken als een specifieke biologische 'oorzaak' van een ziekte, zoals een gen of een pathogeen aangewezen kan worden: het ontslaat de patiënten van verantwoordelijkheid of blaam. Anderzijds kan het wel stigmatiserend werken (Phelan, 2005; Kvaale, Haslam en Gottdiener, 2013).

Wat zijn ziekten? Is het mogelijk om criteria af te bakenen die eens en voor altijd de grens kunnen trekken tussen wat wel of niet een ziekte is? Filosofen hebben het wel geprobeerd. De *Stanford Encyclopaedia of Philosophy* bevat een heel lemma over dat debat (Murphy, 2021). Vaak staan in dat soort discussies twee verschillende visies tegenover elkaar (Stegenga, 2018). De ene is naturalistisch en gaat uit van bepaalde natuurlijke eigenschappen waaraan fenomenen moeten beantwoorden om als 'ziekte' aangemerkt te worden. Dat lijkt zinvol vanuit het intrinsieke verband tussen 'ziekte' en (biomedische) wetenschap. We kunnen denken aan het voorbeeld van long covid dat ik gebruikt heb. Voor velen komt long covid in aanmerking om als een 'echte ziekte' beschouwd te worden, als de symptomen geassocieerd kunnen worden met een specifieke in het lichaam vastgestelde infectie. Toch is dit in meer dan één opzicht problematisch. Er is om te beginnen de mogelijkheid van een vals negatieve test: de kans dat de test negatief uitvalt, ondanks een besmetting met COVID-19. Het is ook mogelijk dat de klachten van specifieke patiënten te wijten zijn aan een eerdere COVID-19-infectie, maar dat ze geen antilichamen meer hebben. Zij kunnen dan niet aantonen aan long covid te lijden. Ten tweede is het ook moeilijk om de scheidingslijn te trekken tussen symptomen en ziekten zelf. Wat long covid betreft weten we niet of dit verschilt van andere reacties na een virusbesmetting noch in welke mate dat ertoe doet. De symptomen zelf zijn ondermijnend genoeg om verder onderzoek te rechtvaardigen. De oorzaken van ziekten of de 'primaire gebeurtenissen' zoals een virale infectie kunnen een licht werpen op de mogelijke behandeling van de gevolgen op lange termijn. Tegelijk kan van alles gedaan worden om patiënten met gelijkaardige symptomen te helpen, ongeacht de oorzaak ervan.

Christopher Boorse is wellicht de bekendste en invloedrijkste voorstander van de naturalistische benadering van ziekte. Volgens Boorse kunnen we referentieklassen vaststellen in het functioneren van organismen, op basis van leeftijd en geslacht (Boorse, 1977, 1997). Het soort-specifieke functioneren heeft te maken met de normale lichaamsfuncties, bijvoorbeeld reproductie. Het 'normale' ervan wordt bepaald in relatie tot de andere organismen in dezelfde op leeftijd en geslacht gebaseerde klasse. Gezond verwijst dan naar een gemiddeld functioneel vermogen voor het soort-specifieke functioneren. Een ziekte is een interne toestand die de gezondheid in gevaar brengt. Een organisme of een orgaan is ziek als het organisme niet langer functioneert op dat typische niveau. Dit is een biostatistische benadering van gezondheid en ziekte: ziekte impliceert afwijking van het statistische gemiddelde en normale (gezonde) organen of organismen functioneren rond het gemiddelde van een gausscurve. Velen hebben gesteld dat een dergelijke naturalistische aanpak ontoereikend en potentieel schadelijk is. Dat geldt wellicht nog meer voor wat we als mentale aandoeningen beschouwen. Om te beginnen is de kans reëel dat we geen echt universeel soort-specifiek functioneren van mensen vaststellen. Het soort-specifiek functioneren, zeker als het gaat over cognitieve of gedragsfenomenen, hangt ook samen met culturele verwachtingspatronen. Bij diagnostische tools die in het noordelijk halfrond ontwikkeld werden geldt atypisch oogcontact als een onderdeel van het autistische fenotype. Volwassenen in de ogen kijken kan in sommige culturen evenwel als abnormaal en zelfs pathologisch gedrag bestempeld worden en wordt in andere culturen wel verwacht of zelfs als beleefd ervaren. Extreme lichaamslengte en homoseksualiteit zijn ook fenomenen die niet tot het 'soort-specifieke functioneren' gerekend worden, hoewel ze duidelijk geen ziekten zijn. Zeker in het geval van de seksuele geaardheid kan een soort-specifieke benadering zelfs gevaarlijk zijn en leiden tot ongerechtvaardigd pathologiseren. Christopher Boorse zelf heeft weliswaar actief geprobeerd om die kritiek te counteren door te stellen dat een ziekte niet altijd per se als iets slechts moet worden bekeken

(Boorse, 1975). Toch vrees ik dat ziekten in deze benadering niet van hun normatieve connotaties ontdaan kunnen worden. Zeggen dat iets een ziekte is kunnen we geen onschuldige beschrijving noemen. Er is de implicatie en de aanname dat iets in dat geval ongewenst is en dat draagt misschien wel bij tot het maken van de ziekte. Ik kom hier later nog op terug.

Andere filosofen van de geneeskunde benaderen het oordelen over ziekte op een normativistische manier. Vaak wordt aangenomen dat iets een ziekte is als het gepaard gaat met een voor het individu of de samenleving ongewenste toestand. Ook Rachel Cooper is voorstander van een normativistische benadering van ziekte:

> Met 'ziekte' willen we een waaier aan omstandigheden uitlichten waar we als mensen aandacht aan besteden omdat ze pijnlijk, ontsierend of invaliderend zijn. Biologisch kunnen we zo geen rekenschap geven van een ziekte omdat deze klasse van omstandigheden van nature antropocentrisch is en niet overeenstemt met een natuurlijke klasse van omstandigheden in de wereld (Cooper, 2002).

Wat we als een ziekte beoordelen staat dus niet los van menselijke waarden. De negatieve evaluatie van een medische of lichamelijke toestand maakt iets tot een ziekte. Dat wil nog niet zeggen dat we een dergelijke beoordeling zomaar moeten accepteren. Menselijke waarden kunnen verkeerd zijn, zoals bij diegenen die vinden dat homoseksualiteit een ziekte is. Mensen die geloven dat homoseksualiteit een ziekte is zijn misleid en misschien kwaadwillig. We moeten ons echter afvragen of een negatieve beoordeling volstaat om van een ziekte te spreken. Ziekte, gelinkt aan geneeskunde en biologie, roept ook de idee op van pathologie, iets dat zich afspeelt in onze lichamen en geesten. Sommige auteurs hebben daarom hybride opvattingen over ziekte voorgesteld. In zijn boek *Medical Nihilism* pleit Jacob Stegenga bijvoorbeeld voor een dergelijke hybride oplossing (Stegenga, 2018). Een werkzaam concept van ziekte moet zowel functie als waarde omvatten.

Normatieve ziekteconcepten zijn aantrekkelijk. Ze maken duidelijk dat we de ziekte niet los kunnen zien van haar negatieve connotatie. Toch hebben bepaalde auteurs hier kritiek op geformuleerd. In het nog te verschijnen volume dat Andreas De Block en ikzelf hebben uitgegeven over experimentele filosofie van de ziekte, argumenteren Maël Lemoine en Simon Okholm (in hoofdstuk 5) dat we voor de juiste definitie van ziekte niet te rade moeten bij onze intuïties als filosofen. We moeten ook geen (vignet)onderzoek opzetten om uit te maken wat leken als ziekte beschouwen. Lemoine stelt dat in de literatuur een waaier aan definities voorhanden zijn. Als we een goed inzicht willen in wat een ziekte is en wat niet moeten we die literatuur raadplegen. Veel van deze discussies gaan voorbij aan een cruciaal aspect van hoe taal werkt. Ik ben het met Stegenga eens dat normatieve en naturalistische elementen van ziekte beide essentieel zijn.

Ook in de ervaring van patiënten is ziekte een doorleefde toestand en dus veel meer dan een diagnose. Het biologische verband is een noodzakelijk onderdeel van de ziektebeleving. Als iemand maanden na een COVID-19-infectie nog altijd doodmoe is, heeft het feit dat dit aan de infectie kan worden toegeschreven belang voor een hele waaier aan actoren. Het is om te beginnen van belang voor het slachtoffer omdat het zijn ervaring onderbouwt. Het kan van belang zijn voor biomedische onderzoekers die long covid nu kunnen zien als een valabele vertrekbasis voor onderzoek naar vermoeidheid. Het heeft vaak belang voor werkgevers die een ziekte bewezen willen zien, al kunnen we dat onrechtvaardig vinden. Ik ben het ermee eens dat het belangrijkste de ziektebeleving is. Dat wil echter niet zeggen dat we kunnen voorbijgaan aan hoe de beeldvorming rond symptomen en oorzakelijke verbanden bijdraagt tot de betekenis.

Misschien moeten we niet alleen kijken naar wat een ziekte is maar ook naar hoe een fenomeen door verschillende actoren en praktijken gecreëerd wordt als een ziekte. Leen De Vreese heeft gepleit voor een pragmatische benadering van ziekte (De Vreese, 2017). Dat betekent beschrijven hoe we ons ziekteconcept opbouwen, gebruiken, toepassen en veranderen, eerder dan proberen om door conceptuele analyse de juiste definitie van ziekte te bepalen. 'Ziekte' is een praktisch concept dat niettemin een cruciale rol speelt in zorggerelateerd onderzoek en in klinische beslissingsprocessen (De Vreese, 2017). Ik denk dat zelfs een eenvoudige vraag 'Is fenomeen X een ziekte?' niet alleen vragen is naar een mening over de ziektestatus. De persoon die deze zin uitspreekt beoordeelt een fenomeen: we zouden dit een ziekte moeten noemen. Of ze dat vinden kan gebaseerd zijn op verschillende dingen, waaronder een veronderstelde biologische oorzaak, of ze dit al dan niet iets slechts vinden om te hebben en of het al dan niet een geldige reden is om een dag thuis te blijven. Het antwoord kan niet alleen afhangen van de mening van de spreker. Het houdt ook onderzoek in naar hoe we in de bio-ethische reflectie het concept ziekte hebben gebruikt. Gezien de ethische implicaties van iets een ziekte noemen behoort het tot de essentiële taken van de bio-ethicus om de netwerken van betekenis historisch en conceptueel te analyseren.

Handicap

Als we 'ziekte' naar voren schuiven als een concept dat via conceptuele analyse of experimentele filosofie onderzocht moet worden, staan we er vaak niet bij stil dat het geassocieerd is met verschillende andere woorden, zoals aandoening, stoornis en handicap. Inzicht verwerven in de pragmatiek van een handicap is bijzonder relevant voor bio-ethici, omdat handicaps een prominente plaats innemen in veel discussies over medische technologie en reproductieve technologieën. In de mainstream bio-ethiek draagt invaliditeit vaak dezelfde negatieve connotatie als *ziekte*: handicaps en ziekten voorkomen lijkt het hoofddoel van de biomedische wetenschap te zijn en bio-ethici staan ervoor in dat dit op een ethische manier gebeurt. Van Rensselaer Potter vindt bijvoorbeeld dat het beter is om geen kind met een handicap te krijgen. Voor hem is overbevolking immers de hoofdbekommernis van de bio-ethiek. Als een bevolkingstoename onvermijdelijk is moeten we er in zijn visie op zijn minst voor zorgen dat kinderen zonder handicaps geboren worden. Hij pleit voor zwangerschapsafbreking als afwijkingen gevonden worden: "wat als hun gezegd werd dat voor het type defect dat zich in een bepaald geval voordoet de volgende zwangerschap wellicht een normaal kind oplevert?" (Potter, 1988). Dit is kennelijk een gevolg van zijn ervaring dat staatsinstellingen een 'hel' zijn, met slechts een minimale levenskwaliteit voor de mensen die er zich bevinden. Een handicapvriendelijke toekomst uitbouwen komt merkwaardig genoeg niet in hem op.

Als we 'handicap' als concept benaderen moeten we de meervoudige aspecten ervan erkennen. 'Handicap' als term kan gebruikt worden als een synoniem van ziekte: 'long covid is een slopende ziekte', of 'long covid is een slopende handicap'. Vandaag wordt handicap of invaliditeit meer en meer gebruikt als het tegengestelde van ziekte. Vele jaren van mijn academische loopbaan heb ik nagedacht over de conceptualisering van autisme en het is mij daarbij opgevallen hoe fenomenen die vroeger als ziekten geconceptualiseerd werden nu handicaps geworden zijn. Vijftien jaar geleden werd in de wetenschappelijke literatuur naar autisme nog verwezen als een 'verschrikkelijke ziekte'. Vandaag zien we autisme als een handicap en expliciet niet als een ziekte. Handicap heeft als term een veel emanciperender potentieel dan 'ziekte'. Recenter zijn handicaponderzoekers, filosofen en activisten er inderdaad gaan op wijzen dat de aanname die in de bio-ethische literatuur vaak gemaakt werd, als zouden handicaps altijd slecht en te mijden zijn, van validisme getuigt en suggereert dat leven met een handicap ... geen leven is. Het medische model van handicap gaat ervan uit dat hier alleen vermijden of behandelen past. Er is nochtans een andere denkwijze mogelijk. Het sociale model stelt bijvoorbeeld dat het 'verkeerde' aan een handicap minder te maken heeft met de specifieke belichaming of cognitieve redenering dan met een gebrek aan sociale ondersteuning. Aanpassingen voor mensen met een handicap is dan het juiste antwoord, veel meer dan therapie. Volgens de filosofe Elizabeth Barnes is een gehandicapt lichaam een minderheidslichaam (Barnes, 2016). Een handicap is op zich niet goed of slecht, maar waardeneutraal. Daarmee is niet gezegd dat mensen niet kunnen lijden onder het hebben van een specifieke handicap, maar het gaat niet automatisch en simpelweg om iets schadelijks (Barnes, 2016). 'Criptheorie' zet ook vraagtekens bij traditionele concepten waarbij handicaps nogal simplistisch in verband gebracht worden met een beperkter welbevinden. Criptheoretici verzetten zich tegen normalisering en exclusie van specifieke anderen die niet binnen het paradigma van het normale vallen (Kafer, 2013). Criptheorie gaat niet over een vaste 'gehandicapte' identiteit maar pleit voor een dynamisch concept van handicap en om ook belichaamde ervaringen mee op te nemen. Ze bestrijdt ook het discours waarbij handicaps te somber dan wel te rooskleurig (de 'supercrip') voorgesteld worden. Ze vraagt om ons in plaats daarvan een wereld voor te stellen waarin handicaps niet gewoon een aangepast plaatsje krijgen maar verwelkomd worden als een noodzakelijk onderdeel van diversiteit (Vanaken, 2022).

Het is voor bio-ethici van groot belang om stil te staan bij de filosofische analyses van handicaps, zoals die van Elizabeth Barnes en de criptheorie, die voortkomt uit de geesteswetenschappen of de humanities. Mensen vinden het vaak contra-intuïtief om geconfronteerd te worden met denkwijzen waarbij een handicap niet automatisch verbonden wordt met brute pech of met empirisch onderzoek waaruit blijkt dat mensen met een handicap hun levens behoorlijk oké vinden. Filosofen hebben hier zelfs het woord 'paradox' bij gehaald: de handicapparadox. Handicaponderzoekers wijzen er dan weer op dat dit nog maar een paradox noemen eigenlijk al van validisme getuigt: het toont het gebrek aan verbeeldingskracht van mensen zonder handicap om in te zien dat een beperking kan samengaan met een goed leven. Bio-ethicus Jackie Leach Scully breekt in haar schitterende boek *Disability Bioethics* een lans voor het werken met doorleefde ervaringen van mensen met een beperking: "de organische realiteit van het lichaam en zijn processen is belangrijk voor het abstracte denken, inclusief het denken over ethiek" (Scully, 2008). Eva Kittay, filosoof en moeder van een dochter met een verstandelijke beperking, schreef een boek dat te denken geeft, *Caring for my Daughter*. Daarin heeft ze het over de "mythe van de zelfstandigheid" en noemt ze het een misplaatste opvatting dat een waardevol leven zou afhangen van factoren als zelfstandigheid en autonomie (Kittay, 2019). Ze benadrukt het belang van zorg en onderlinge afhankelijkheid, 'interdependency' in plaats van 'independency'. Niet rationaliteit, maar vreugde, liefde en gehechtheid staan centraal in een waardevol leven. Ze gaat dus in tegen het conceptuele schema dat ten grondslag ligt aan de bio-ethische benadering van ethische dilemma's die zich bijvoorbeeld stellen bij triagebeslissingen. Door beperkingen op een andere manier te bekijken en mee te denken met mensen met een handicap kunnen we gemakkelijker vermijden om tijdens crisissen zoals de COVID 19-pandemie terug te vallen op de validistische standaardhouding. In zijn artikel *Tragic Choices: Disability, Triage, and Equity Amidst a Global Pandemic* (Stramondo, 2021) wijst Joseph A. Stramondo erop dat bij triage de voorrang vaak verleend wordt op basis van oordelen over levenskwaliteit die in de derde persoon geformuleerd zijn, ten nadele van mensen met een beperking of chronische aandoening. Als puntje bij paaltje komt belanden we toch gauw weer bij 'alles bij elkaar genomen' of 'als voor het overige alles hetzelfde blijft', waardoor de balans tijdens de overlevingsloterij weer gaat overhellen naar de mensen zonder handicap. Stramondo toont op overtuigende wijze aan dat gezondheid vaak ten onrechte gelijkgesteld wordt met welbevinden. Het is in elk geval geen algemene regel. Zelfs door dat soort keuzen als 'tragisch' voor te stellen wekken we de indruk dat er geen alternatieven zijn. Stramondo stelt, daarbij de handicaponderzoeker Shelley Tremain citerend, dat zulks betekent dat we in de eerste plaats structurele inspanningen zouden moeten leveren om ervoor te zorgen dat we niet verzeild kunnen raken in situaties die ons voor dergelijke 'tragische keuzen' plaatsen (Stramondo, 2021). Voor bio-ethici impliceert dat soort benadering dat we proactief een beleid moeten voorstaan dat gericht is op een toekomst waarin iedereen kan opbloeien. Tegelijk kunnen we een grotere inspanning leveren om toch inzicht te krijgen in dingen die we niet begrijpen in plaats van het maar gauw een 'paradox' te noemen.

Canguilhem en het wereld-makende van ziekteoordelen

In de vorige paragrafen besprak ik een aantal problemen bij het vastpinnen van ziekte en handicap. Ik heb er gepleit voor een hybride benadering van ziekte als een goede stap voorwaarts. Daarbij moeten we zowel oog hebben voor de onderliggende biologische component als voor de evaluatieve aspecten. Tegelijk zit aan de term ook een performatieve kant: door een fenomeen ziekte te noemen benadrukken we tegelijk dat het om iets slechts gaat. Door te luisteren naar de kritiek van veel handicaptheoretici gaan we beseffen dat gezondheid en specifiek de afwezigheid van handicap niet automatisch gelinkt kunnen worden aan een groter welbevinden. Kunnen floreren hangt af van interne factoren binnen in een individu en haar of zijn relaties met anderen en met de omgeving. De idee kan duidelijk worden als we het hebben over aandoeningen die we 'mentaal' of 'psychisch', of zelfs 'neurologische ontwikkelingsstoornissen' noemen. We kunnen denken aan mensen met ADHD die hun specifieke kenmerken in hun voordeel kunnen aanwenden, als ze een omgeving vinden die past bij hun (a) typische aandachtsboog. In dit hoofdstuk beschrijf ik een benadering van pathologie die het dualisme van naturalisme versus normativisme en zelfs hybridisme overstijgt en het normativisme en de creativiteit van het leven zelf erkent.

De ideeën van de Franse dokter en filosoof Georges Canguilhem reiken een manier aan om op een niet-dualistische en niet-reductionistische wijze naar ziekte te kijken. Omdat ze uitgaan van de verstrengeling van organismen en milieu vraagt een dergelijke visie om een hernieuwde belangstelling voor individuele ervaringen, eerder dan louter focussen op het zoeken naar 'biologische oorzaken'.

Focussen op ervaringen en waarden impliceert overigens niet dat we ziekten moeten zien als iets wat helemaal 'tussen de oren' zit. Clinici en beoefenaars van alternatieve geneeswijzen maken vaak deze verkeerde associatie. De eersten gaan op zoek naar een oorzaak of symptoom om dan een diagnose te stellen, terwijl de laatsten de traditionele geneeskunde hekelen en claimen dat de 'geest' het 'lichaam' kan genezen. Clinici zullen een patiënt naar huis sturen met de boodschap dat er niets aan de hand is omdat haar of zijn bloedwaarden oké bleken. Dit doet mij denken aan een discussie op de sociale media over vaccinatie, waarvan ik getuige was. Iemand stelde dat ziekten niet schadelijk zijn en dat ze overwonnen kunnen worden door de geest van een trauma te helen. Anders dan de claims van de holistische geneeskunde vertrekken veel van de alternatieve geneeswijzen van hetzelfde dualistische 'mind-body'-reductionisme (de geest reduceren tot de hersenen) als de klassieke geneeskunde, waarbij het dan wel de geest is die het lichaam stuurt. Met Georges Canguilhem kunnen we echter als vertrekpunt een niet-reductionistisch standpunt innemen tegenover de biologie. In die visie gaan we er niet van uit dat specifieke symptomen gemakkelijker te genezen zijn door de geneeskunde of door alternatieve behandelingen. Evenmin wil dit zeggen dat pakweg vermoeidheid, zonder een specifieke oorzaak, noodzakelijk 'tussen de oren' zit. In het licht van de onzekerheid en wellicht zelfs de onbepaaldheid van het concept van een 'echte' ziekte, lijkt het ons het verstandigste om de mensen zelf hier op hun woord te geloven. Tegelijk wisselen we door iets te classificeren als ziekte ook ervaringen uit, zowel van patiënten als van clinici. Classificeren is wereld-makend en levensveranderend. Ik kom hier later op terug.

Wie was overigens die Georges Canguilhem bij wie ik in mijn werk blijkbaar vaker terechtkom? Canguilhem was arts en filosoof. Hij geloofde dat ziekte en pathologie te vinden zijn in de relatie van een individu met zijn omgevingen, veeleer dan in de kenmerken van de structuren en gedragingen die we als ziek beschouwen:

Er is geen objectieve pathologie. Structuren of gedragingen kunnen objectief beschreven worden, maar ze kunnen op basis van geen enkel louter objectief criterium 'pathologisch' genoemd worden. Objectief kunnen alleen variëteiten of verschillen gedefinieerd worden met positieve of negatieve vitale waarden. (Canguilhem, 1989)

Canguilhem beschouwt het pathologische als een ander soort 'normaal', een toestand die op zich kan staan en waar andere normen de doorslag geven. Hij geeft het voorbeeld van diabetes, waarbij het niet louter om statistisch hogere glucosewaarden in het lichaam gaat, maar over het op elkaar inwerken van verschillende factoren.

Bloedsomloop, zenuwstelsel en endocriene systemen reageren allemaal anders op veranderingen in bewegingspatroon of voedsel. Het resultaat daarvan is dat de normale toestand niet langer als ijkpunt kan dienen om uit te maken of iets normaal of pathologisch is. Pogingen zoals die van Christopher Boorse om een veralgemeenbare manier te vinden om naar pathologie te kijken zijn dan ook tot mislukken gedoemd.

Als het normale niet de robuustheid heeft van een feit als collectieve begrenzing, maar eerder de flexibiliteit vertoont van een norm die verandert in zijn verhouding tot individuele voorwaarden, dan is het duidelijk dat de grens tussen normaal en pathologisch aan het vervagen is. (Canguilhem, 1989)

Canguilhem voert daarop het concept *biologische normativiteit* in, een normativiteit in relatie tot de omgeving en de historische context (Giroux, 2019). Organismen passen zich om te overleven aan hun omgeving aan of proberen dat althans. *Gezondheid* is dan de speelruimte die we hebben in de omgang met verandering:

Gezond zijn wil niet alleen zeggen normaal in een bepaalde situatie, maar ook normatief in deze en andere eventuele situaties. Wat kenmerkend is voor gezondheid is de mogelijkheid om de norm die het vluchtig normale bepaalt te overstijgen, het vermogen om inbreuken te verdragen van het gebruikelijke normaal en in nieuwe omstandigheden nieuwe normen in te stellen. [...] Gezondheid is speelruimte tegenover de wisselvalligheden van de omgeving. (Canguilhem, 1989)

Canguilhem heeft het over propulsieve normen — als het organisme nieuwe normen kan instellen en zich aanpast aan nieuwe omstandigheden — en over repulsieve normen als die mogelijkheid er niet meer is. Het organisme moet dan vechten om zichzelf in stand te houden. *Pathologie* is een negatieve biologische *ervaring*: als we onze lichamen als een organisme zien zullen we onszelf als ziek percipiëren wanneer dat organisme minder bestand blijkt tegen veranderingen (repulsief). Er kan een objectieve verklaring bestaan voor waar het misgaat, maar ziekte en gezondheid behoren tot het niveau van de ervaring. Ze zijn noodzakelijk relationeel. Als dusdanig kan 'ziekte' door de wetenschap niet geobjectiveerd worden. Geneeskunde is in de ogen van Canguilhem meer kunst dan wetenschap. Wat artsen dan ook moeten doen is luisteren naar de ervaring van lijden.

Alhoewel de opvattingen van Canguilhem en de ideeën die ik in hoofdstuk 1 en 2 ontwikkelde uit andere tradities afkomstig zijn, denk ik dat Canguilhems aanpak hier toch een nuttige aanvulling biedt. Het is een biologische benadering, al is ze dan niet reductionistisch. Normativisme kan gemakkelijk gezien worden als zijnde ook een vorm van constructivisme en dan wordt ook duidelijk dat alleen menselijke wezens echt ziek kunnen worden, want het zijn menselijke waarden die op het spel staan. De visie op gezondheid en pathologie als de interactie en zelfs de verwevenheid van welbevinden en omgeving die Canguilhem schetst is van toepassing op meer organismen dan alleen mensen, hoewel de man zelf dokter was en mensen verzorgde. Als we ervan uitgaan dat ervaring in veel levensvormen aanwezig is zal dat helaas voor de ervaring van ziekte ook zo zijn. We krijgen hier dus uitzicht op een posthumanistische pathologie, waaruit een ethisch appel voortvloeit om zorg te dragen voor zieke menselijke én niet-menselijke wezens en wie weet zelfs voor zieke omgevingen. Er gaat ook een oproep van uit om ervaringen ernstig te nemen. We moeten iemands getuigenis niet beoordelen aan de hand van welke biomarkers dan ook die we zouden vinden. Biomarkers en letsels kunnen weliswaar helpen om een ervaring te begrijpen, maar ze zijn niet vereist als bevestiging, vooropgesteld dat het subject de waarheid vertelt. Dit betekent ook dat wat er voor het onderzoek toe doet datgene is wat in een specifieke tijdruimtelijke context ervaren wordt. Een door Canguilhem geïnspireerd onderzoek zal dus naast veralgemeenbare data ook gebruik maken van idiosyncratische beschrijvingen van gevallen en ervaringen. De 'oplossing' van de ziekte moet bovendien net zo goed in de omgeving als in het organisme gezocht worden. Anna Bosman geeft het voorbeeld van benaderingen van ADHD die focussen op interventies in de omgeving — kinderen de kans geven om op te staan en zich door de klas te bewegen — naast het voorschrijven van geneesmiddelen (Bosman, 2017). Met omgeving wordt hier overigens ook de fysieke omgeving, het milieu bedoeld. Denk maar aan het verhaal van de epigenetica en vervuiling. Het zou volgens mij al te gek zijn om biomedische ethiek en milieuethiek los van elkaar te zien.

Normen en ziekten worden ook anders gelinkt. Normativisme en constructionisme worden vaak als het tegenovergestelde van naturalisme gezien: ziekten zijn iets waar we van afzien en dat we negatief inschatten, eerder dan iets met een essentie in de biologie. Iets eens ziekte noemen is echter ook een taalhandeling. Door iets te zeggen als 'armoede is een ziekte' of zelfs 'vermoeidheid is een ziekte' zeggen we meer dan dat het voldoet aan de voorwaarden van het concept ziekte, ongeacht of die evaluatief of naturalistisch zijn. We suggereren dat we denken dat het gerangschikt en daardoor ook behandeld moet worden als iets dat we niet willen en dat we proberen te verhelpen. De ogenschijnlijk onoverkomelijke moeilijkheid om via conceptuele analyse te vatten wat een ziekte is suggereert dat het misschien onmogelijk zou kunnen zijn om het definitieve antwoord te vinden op de vraag wat nu echt een ziekte is. Sommige academici, waaronder Elizabeth Grosz, hebben in navolging van Gilles Deleuze en Félix Guattari de idee van een concept in het algemeen in vraag gesteld, als zijnde iets dat vastgepind kan worden. In *Becoming Undone* schrijft Grosz:

> Concepten komen op, krijgen waarde en functioneren alleen via de impact van problemen die van buitenaf gegenereerd werden. [...] Concepten zijn geen oplossingen voor problemen, aangezien voor de meeste problemen —het probleem van de zwaartekracht, van samenleven met anderen, mortaliteit of het weer — geen oplossingen bestaan, maar alleen manieren om met de problemen te leven. (Grosz, 2011, p. 78)

Een ziekteoordeel is misschien zo'n probleem dat niet opgelost kan worden door het concept te verduidelijken. Veeleer dan een fenomeen te beschrijven versterkt een ziekteoordeel het idee dat het fenomeen beschouwd moet worden als een ziekte of iets ongewenst. Iets een 'ziekte' noemen is dus ook het *tot een ziekte maken*. Dat ziekte-maken is op zich niet goed of slecht maar het is moreel wel relevant. Iets een ziekte noemen kan gunstig zijn voor diegenen die aan het fenomeen lijden, omdat het hun lijden geloofwaardigheid verleent. Het spreekt de slachtoffers vrij van blaam en van een beeld van zwakte. Het verantwoordt ziektedagen en vergoedingen. Zodra we long covid als een echte ziekte zien, gaan er opties open voor onderzoek naar behandelingen.

Niettemin is het niet zonder meer goed om als 'patiënt' beschouwd te worden. Denk aan een fenomeen zoals ADHD. Ontkennen dat ADHD een 'echte stoornis' is kan er enerzijds toe leiden dat mensen verstoken blijven van medicatie die hun welbevinden sterk zou kunnen verbeteren. Anderzijds, door het fenomeen louter als een ziekte te zien die moet 'aangepakt' worden, laten we de kans liggen om ADHD als een unieke, waardevolle, zij het soms storende manier van zijn te beschouwen. Door ADHD te associëren met stoornis of ziekte, creëren we een wereld waarin dit de voor de hand liggende bril zal zijn waardoor we naar het fenomeen kijken. Die bril creëert kansen op financiering van onderzoek naar oorzaken en genen maar gaat tegelijk alternatieve zienswijzen in de weg staan. Uiteindelijk denk ik dat we de bal misslaan als we enkel focussen op de vraag of we iets al dan niet terecht als ziekte rangschikken. Het is net zo belangrijk om de ziekten te zien als wat we creëren door te classificeren. Classificeren is niet per se moreel verkeerd, maar het is wel moreel relevant om rekening te houden met de gevolgen ervan.

De vreemde zaak van de mensverbetering

Of we iets al dan niet als pathologisch beschouwen heeft normatief gewicht in het debat over medicalisering. We willen geen zaken als ziekte kwalificeren die het niet zijn. Het onderscheid tussen therapie en verbetering lijkt ook normatief belang te hebben. Velen vinden het bijvoorbeeld intuïtief toegestaan om genetische technologieën in te zetten om ziekten bij toekomstige kinderen te voorkomen, maar niet om de kentrekken van mensen te verbeteren. In wat volgt ga ik wat grondiger in op de vooronderstellingen in het debat over mensverbetering.

In 2011 ben ik begonnen met een postdoctoraal project aan de Universiteit van Maastricht in reproductieve ethiek en meer specifiek het probleem van comprehensive chromosome screening (CCS) van in vitro-embryo's. De vragen die we ons met dat project stelden hielden verband met embryoselectie op basis van genetische informatie die tijdens de IVF-procedure over deze embryo's verzameld was. Bijvoorbeeld: op basis waarvan zouden we het ene boven het andere embryo kunnen verkiezen? Wat betekent het voor een embryo om 'betere genen' te hebben dan een ander? Dankzij genetische technologieën die toen relatief nieuw waren, zoals volledige genoomsequencing en -analyse en microarray-screening, zouden embryologen veel meer bijleren over de genetische opbouw dan aanvankelijk gedacht. Dat koppels die drager zijn van een specifieke genmutatie, zoals mucoviscidose, van pre-implantatiediagnostiek en IVF gebruik willen maken om een embryo te selecteren zonder de specifieke mutatie leek voor de hand te liggen, voor zover je geen problemen zag in het feit dat embryo's mét de mutatie verwijderd zouden worden. De mogelijkheid om op andere genetische informatie te stuiten deed echter vragen rijzen over hoe met die informatie om te gaan. Intuïtief leek het alsof er een schaal van aanvaardbaarheid bestaat: selecties maken op basis van genmutaties voor bekende genetische ziekten leek moreel veel minder problematisch dan selecties op basis van 'late onset' ziekten of zelfs trekken die als niet-medisch gezien worden, zoals de kleur van de ogen. In 2011 dachten we dat de focus op embryoselectie moest liggen omdat die techniek werkzaam was gebleken. We beschouwden de idee dat embryologen de genen van een embryo zouden manipuleren nog als sciencefiction. De kennis daartoe was simpelweg nog niet voorhanden. In 2012 volgde echter de ontdekking van de CRISPR/Cas9-technologie, waarmee relatief gemakkelijk en goedkoop genen van verschillende organismen gemanipuleerd konden worden. Men begon te speculeren over het gebruik van de technologie op in vitro embryo's. Zo kon ze een alternatief worden voor embryoselectie, bijvoorbeeld wanneer in vitro niet genoeg embryo's beschikbaar waren om uit te kiezen. Een studie uit 2015 op niet-leefbare embryo's toonde aan dat het bewerken van de genen van embryo's in principe mogelijk was. Onderzoekers bewerkten het gen dat verantwoordelijk is voor bèta thalassemie. In april 2016 slaagden onderzoekers erin om een gen te bewerken dat gelinkt wordt aan HIV-resistentie, opnieuw bij niet-leefbare embryo's. CRISPR/Cas9 werd als revolutionair bestempeld voor ingrepen bij planten en aan somatische cellen van menselijke en niet-menselijke embryo's. De meeste onderzoekers vonden het echter te vroeg of gewoon niet wenselijk om de technieken in te zetten bij embryo's die voor reproductieve doeleinden gebruikt zouden worden.

Even doorspoelen naar 2018, toen de wereld opgeschrikt werd door het bekendraken van de geboorte van de eerste genetisch gemodificeerde baby's. De onderzoeker die verantwoordelijk was voor dat experiment, He Jiankui, verklaarde dat bij de twee baby's, Lulu en Nana, het genoom gewijzigd werd, toen ze nog in vitro embryo's waren, om een mutatie te introduceren die hen resistent maakt tegen infectie met het HIV. HIV-seropositiviteit leidt in de Chinese regio waar He Jiankui werkt tot stigmatisering en discriminatie. De vader van Nana en Lulu zou in dat geval verkeren en wilde zijn kinderen dezelfde schande besparen. He Jiankui werd aangeklaagd voor het overtreden van nogal wat regels in de onderzoeksethiek. Toen ik dit boek schreef zat hij in de gevangenis. Het valt niet moeilijk om hem te zien als een soort Frankenstein-wetenschapper. In de video 'About Lulu and Nana', licht Jiankui zijn motieven toe.[1] Hij beweert stellig de procedure niet ontwikkeld te hebben om toekomstige kinderen een hoger IQ of de gewenste kleur van ogen te geven en benadrukt dat wat hem betreft de technologie alleen gebruikt zou mogen worden om te 'genezen'. De procedure zou alleen van toepassing zijn voor een kleine subgroep van wensouders voor wie ze de enige optie is om hun kind een gelijke kans op een gezond leven te garanderen. Hij geeft het voorbeeld van mucoviscidose, een erfelijke genetische ziekte, als een goede toepassing voor de genetische modificatie van embryo's.

Toch blijft het opmerkelijk dat de veranderingen die hij invoerde de embryo's resistent maakten tegen HIV. Voor velen is het invoeren van een dergelijke resistentie nog niet hetzelfde als een embryo 'genezen' om te vermijden dat het uitgroeit tot een kind met een bepaalde aangeboren ziekte. HIV kan op andere manieren vermeden worden en de twee meisjes zullen misschien nooit het risico lopen om met HIV besmet te raken. HIV-preventie blijkt zich ergens op de dunne lijn te bevinden tussen therapie en verbetering. Schatten we dit dichter in bij het wijzigen van de kleur van de iris of bij het 'wegnemen' van een gen voor muco? Interessant genoeg zouden we kunnen zeggen dat net bij verbetering de genetische modificatie goed van pas komt. In veel gevallen zullen embryoselectieprocedures volstaan als beide toekomstige ouders dragers zijn van een genmutatie voor een recessieve ziekte zoals mucoviscidose.

---

1   https://www.youtube.com/watch?v=th0vnOmFltc.

Laten we echter even aannemen dat we een 'verbeterd' gen willen inbrengen. We kunnen niet werken met het beschikbare genetisch materiaal en genetische modificatie met technieken zoals CRISPR/Cas vormt wellicht de enige optie. Toch zullen velen zich oncomfortabel voelen bij de idee van verbetering. In wat volgt schets ik in het kort het debat rond verbetering en introduceer ik ook het transhumanistische gedachtegoed. Daarna zal ik inzoomen op twee filosofische vragen die zich in dat verband stellen: wat is een 'beter leven' en welke visie op de menselijke natuur ligt ten grondslag aan het debat over mensverbetering en transhumanisme? Daartoe zet ik het 'transhumanisme' en de idee van 'het posthumane' naast het filosofische of kritische posthumanisme.

Het lijkt voor de hand te liggen dat medische technologieën met primair therapeutische doeleinden moreel veel minder problematisch zijn dan diegene die een bepaalde eigenschap willen verbeteren. In de reproductieve ethiek wordt verbetering soms gebruikt als voorbeeld van de lijn tot waar genetische manipulatie van een embryo mag gaan. We hebben in België bijvoorbeeld een relatief liberale wetgeving wat experimenten met embryo's betreft. Het is toegestaan om bij biomedische experimenten in vitro embryo's te gebruiken en zelfs om ze voor dat doel te maken. Tegelijk zijn er ook heel wat beperkingen. Eén beperking is dat dit niet met eugenetische doeleinden mag gebeuren. Artikel 5, punt 4 van de wet van 11 mei 2003 betreffende onderzoek op embryo's in vitro bepaalt:

> Het is verboden: [...] onderzoek of behandelingen met een eugenetisch oogmerk uit te voeren, dit wil zeggen gericht op de selectie of de verbetering van niet-pathologische genetische kenmerken van de menselijke soort.

Het citaat toont aan dat verbetering via medische procedures en technologieën nauw verbonden is met eugenetica. Verbetering verwijst in de ruime zin naar het beter maken van doorgaans menselijke wezens. We kunnen denken aan het weghalen van ziekten uit de genenpool en aan het verlengen van de levensduur, maar ook aan het vergroten van muzikaal talent of fysieke en kenvermogens. Sommigen hebben er ook al voor gepleit om de mens moreler, socialer en productiever te maken, als voor die kenmerken een genetische basis gevonden zou worden. Eugenetica in de brede betekenis verwijst naar het genetisch verbeteren van een individu, de mensheid of een specifiek volk. Hoewel dat soort eugenetisch denken niet begonnen noch geëindigd is bij de nazi's wordt het nog vaak geassocieerd met hun pogingen om een 'beter volk' tot stand te brengen. Alleen al om die reden is het ook moreel verdacht. Tegelijk hebben auteurs zoals Nicholas Agar er ook voor gepleit om eugenetica los te zien van de nazi's (Agar, 2008). De nazi's wilden in de eerste plaats een 'beter' ras, wat veel erger is dan ouders die hun kind een voorsprong in het leven willen gunnen. Voor sommige analisten moeten we dat laatste zelfs zien als een voorbeeld van goed ouderschap. In dat soort 'nieuwe' of 'progressieve' eugenetica komt het initiatief niet van bovenaf, maar van individuen, ouders bijvoorbeeld die eigenschappen voor hun kinderen kiezen (Agar, 2008). Voor sommige ethici is dat moreel helemaal niet zo verdacht en kan het zelfs als goed beschouwd worden. De Oxford-filosoof Julian Savulescu heeft bijvoorbeeld gepleit voor een 'principe van procreatieve beneficiëntie': als ouders in de context van embryoselectie een embryo kunnen kiezen waarvan verwacht kan worden dat het een beter leven zal leiden dan de andere, dan hebben die ouders een goede reden en misschien zelfs de plicht om dat te doen. Savulescu stelt dat dit opgaat voor het voorkomen van ziekten en ook voor het bevoorrechten van genen waarvan aangenomen wordt dat ze iemands leven beter zullen maken. Als je toevallig over een embryo zou beschikken met bijzonder 'slimme' genen, hoor je dat te selecteren (Savulescu en Kahane, 2009). Hij geeft het voorbeeld van een embryo met een potentieel IQ van 140. Procreatieve beneficiëntie is een *consequentialistisch principe*. Het draait om de gevolgen of consequenties voor het toekomstige kind. Anderen hebben argumenten gebruikt die gebaseerd zijn op het recht van ouders op reproductieve autonomie in de keuze van de genen van hun latere kinderen. Dat zijn op rechten gebaseerde argumenten of deontologische argumenten. Voorstanders van genetische technieken om de eigenschappen van toekomstige kinderen te verbeteren argumenteren vaak dat biomedische technologieën niet zo heel erg verschillen van wat we altijd al hebben gedaan bij de opvoeding van kinderen. Uiteindelijk kiezen we allemaal de partner waarmee we ons voortplanten op basis van bepaalde eigenschappen. Op veel plaatsen heeft de toegang tot een betere voeding en hygiëne bijgedragen tot onze langere levensduur.

Tegenstanders van genetische verbetering via biomedische technologieën pleiten voor een fundamenteel onderscheid. Onze genen kiezen wordt vaak vergeleken met 'god spelen'. Voor sommigen moet zoiets behoorlijk letterlijk genomen worden. Ze zijn er heilig van overtuigd dat de schepping goed is zoals ze is en dat we daar niet mee moeten beginnen te knoeien. Andere verwijzen naar de inherente waardigheid waarover menselijke wezen beschikken en hun genen veranderen of kiezen wordt dan ervaren als een vorm van instrumentaliseren. Ook seculiere argumenten kunnen echter te rangschikken zijn onder het type 'voor god spelen'. In mijn colleges bio-ethiek komen studenten soms aandragen met het argument dat het manipuleren van de genen de natuurlijke werking van de evolutie doorkruist en daarom schadelijk is.

Andere tegenstanders wijzen erop dat dergelijke technologieën zouden leiden tot structurele ongelijkheid en geneeskunde voor de rijken. Er kan een kloof ontstaan tussen wie wel of niet goede genen kreeg. Dergelijke interventies zouden dan effectief een onderklasse van niet-verbeterde mensen creëren die overgeleverd is aan de posthumane klasse. Misschien zijn deze technologieën ook te gevaarlijk om te ontwikkelen. Als we ooit willen testen of ze veilig zijn voor mensen zullen we uiteindelijk geen andere keuze hebben dan die mensen dan maar te maken. In het licht van de huidige supercomplexe problemen met pandemieën, wereldwijde armoede en klimaatverandering moeten we ons afvragen of er geen dringender kwesties zijn om onze aandacht en middelen aan te besteden. Moeten we investeren in onderzoek dat mensen een slimmer brein en een beter geheugen kan bezorgen, terwijl onze wereld op zijn kop staat door iets ogenschijnlijk triviaals als een infectieziekte? Nog vóór de pandemie, bij het ontstaan van de transhumanistische beweging was het relatieve biomedische comfort waarbinnen deze ideeën konden neergeschreven worden alleen toegankelijk in de landen van het globale noorden. Ik ga hier nu niet dieper op in maar wil in de rest van het hoofdstuk twee filosofische vragen opwerpen. De eerste betreft het bepalen van wat 'verbetering' zou kunnen zijn. De tweede vraag gaat over het mensbeeld van de voorstanders van 'enhancement' en of dat een correct beeld is.

Maar laten we eerst eens kijken naar sommige van de hevigste voorstanders van enhancement, nl. de transhumanisten en hun verlangen om de stap te zetten naar een 'posthumaan' stadium. Genetische manipulatie en technologische vooruitgang staan centraal in het denken over transhumanisme. Transhumanisme is de idee dat de mensheid haar eigen lot in handen moet nemen. Transhumanisten pleiten ervoor om te investeren in biomedische technologieën, om langer te leven, slimmer te worden en onze algemene geheugencapaciteit en levenskwaliteit te verhogen. Het transhumanisme is gekenmerkt door een sterke overtuiging dat de technologie dat voor elkaar krijgt. Oxford-filosoof en transhumanist Nick Bostrom beschrijft dat als volgt:

> Het transhumanisme is een vrij losse beweging die zich in de loop van de voorbije twee decennia geleidelijk heeft ontwikkeld en die gezien kan worden als een uitvloeisel van het seculiere humanisme en de verlichting. Het stelt dat de huidige menselijke natuur voor verbetering vatbaar is, via toegepaste wetenschappen en andere rationele methoden die het mogelijk maken om de menselijke gezondheid en levensduur te verbeteren, onze intellectuele en fysieke capaciteit te verhogen en ons een grotere controle te geven over onze mentale toestanden en stemmingen. (Bostrom, 2005)

Volgens Bostrom lijden de tegenstanders van de idee dat de mensheid zichzelf moet verbeteren aan *status quo-vooroordelen*: een misplaatste (irrationele) voorkeur voor een optie omdat ze de status quo bewaart (Bostrom en Ord, 2006). Vanuit een utilitaristisch perspectief is het behoud van de status quo nonsens, terwijl biomedische technologieën ons de mogelijkheid bieden om het leven voor de mensheid beter te maken. Uiteraard, zo stelt Bostrom, willen we de mensen intelligenter maken, net zo goed als we hevig strijd zouden leveren tegen een gif dat ons IQ zou doen dalen.

Volgens de transhumanisten moet de verbetering gebeuren via futuristische technologieën zoals genetische manipulatie of het inbouwen van computers in onze hersenen. Ondertussen kunnen we cryogene technologieën gebruiken om lichamen te bewaren, in afwachting, na de dood, van een toekomst waaruit de dood verdwenen zijn. Technologische vooruitgang zal inderdaad uiteindelijk een verbeterd menselijk wezen genereren dat zo van ons zal verschillen dat we het als een andere soort moeten beschouwen. Dat wordt onze 'posthumane toekomst'. Max More, een bekende transhumanist die onderzoek doet naar cryoconservering, stelt het volgende:

> Fysiek zullen we pas posthumaan geworden zijn wanneer we zulke fundamentele en ingrijpende wijzigingen aangebracht zullen hebben aan onze overgeërfde genetica, fysiologie, neurofysiologie en neurochemie,

dat we niet langer zinnig ondergebracht kunnen worden bij de Homo sapiens. (More, 1994)

Termen als 'verbetering' en 'eugenetica' impliceren dat we er gemakkelijk achter komen wat beter is. Transhumanisten gaan ervan uit dat een grotere intelligentie, betere sociale vaardigheden, een beter geheugen en een langere levensduur gewenste trekken zijn. Als we ons even verplaatsen in een professor aan de universiteit van Oxford, wordt het inderdaad begrijpelijk om aan te nemen dat cognitieve vaardigheden rechtstreeks samenhangen met een goed leven en welbevinden. In het geval van ouders die keuzen maken in de plaats van hun kinderen wordt dat al iets lastiger. Ze kunnen denken dat verstandige kinderen gelukkiger door het leven gaan of dat hun prestige vergroot als het kind het goed doet op school. Het klopt inderdaad dat in veel hedendaagse samenlevingen intellectuele vaardigheden hoger in aanzien staan dan technische, wat ook weer bijdraagt tot het welbevinden van mensen met goede cognitieve vaardigheden. Door echter in discussies over embryoselectie het discours rond cognitieve vaardigheden kracht bij te zetten blijven we ook de idee in stand houden dat die cognitieve vaardigheden datgene zijn wat ertoe doet. Een ander voorbeeld dat wel eens opduikt in discussies is dat van een absoluut gehoor. Sommige mensen zouden een kind wensen met een gen dat het muzikale talent vergroot. Of het hebben van zo'n absoluut gehoor de kans vergroot dat het kind een goed leven heeft, hangt heel erg af van de wensen en dromen van het kind in kwestie. Voorbeelden uit de theorie en de literatuur zetten vraagtekens bij de aanname dat we gemakkelijk kunnen bepalen wat een goed of een beter leven is. In de strip *Watchmen* (Wieseler, 2020), is Dr. Manhattan een wetenschapper die door een bizar ongeluk een supermens geworden is met abnormale cognitieve vaardigheden (*Watchmen*, 2008). Dat maakt hem echter eenzaam. Zijn vriendin verlaat hem voor een gewonere partner. In *Tous les hommes sont mortels* van Simone De Beauvoir komt een man voor die onsterfelijk geworden is en eeuwen blijft leven (de Beauvoir, 2015). De Beauvoir beschrijft hoe de hoofdfiguur ten prooi valt aan absolute verveling. In *The Evolution of the Sensitive Soul*, leggen Simona Ginsburg en Eva Jablonka uit dat 'vergeten' een belangrijk aspect is van bewust zijn. De mogelijkheid om te vergeten evolueerde naast het vermogen om zich te herinneren, net omdat het geheugen zo schadelijk en traumatiserend kan zijn.

Het kan interessanter zijn om zich een samenleving voor te stellen die diversiteit op prijs stelt en waar succes niet afhankelijk is van of onmiddellijk geassocieerd wordt met specifieke cognitieve of andere vaardigheden die op een bepaald punt in de geschiedenis toevallig waardevol bevonden werden. Volgens David Boden en Sarah Chan versterken denkbeelden in de bio-ethiek rond 'enhancement' reeds bestaande concepten van normaliteit, of 'soort-specifiek functioneren' (Boden en Chan, 2022). De voorstanders van verbetering, ook al verwerpen ze op het eerste gezicht de normatieve grenzen tussen therapie en verbetering,

> zijn het impliciet eens met de onderliggende aanname dat 'normaal' een punt of een bereik betreft op een lineair, directioneel spectrum dat beter is in de ene en noodzakelijk slechter in de andere richting. (Boden en Chan, 2022, p. 30)

Zoals het moeilijk is om die kenmerken te identificeren die onze levens beter zouden maken blijkt het ook complex om een lijn te trekken tussen ziekte en verbetering. We hebben al gezien dat zo'n onderscheid normatief gewicht krijgt. Het lijkt van essentieel belang om dat onderscheid te maken omdat velen intuïtief denken dat het minder problematisch is om biomedische technologie te gebruiken om mensen te genezen (mensen beter te maken) dan om betere mensen te maken. Ziekte definiëren is echter complex als alleen gebruikgemaakt wordt van universele en objectieve gronden. Heeft iemand met milde symptomen van COVID-19 de 'ziekte' COVID-19? Is ADHD een ziekte? Zoals Michael Wee beschrijft is de opkomst van de preventieve geneeskunde een goed voorbeeld: waar brengen we bijvoorbeeld vaccinatie onder, een praktijk waarvan we toch denken dat hij een vast onderdeel vormt van de geneeskunde? Is dat verbetering of behandeling? (Wee, 2022) Zoals we eerder zagen hebben filosofen geprobeerd om objectieve kenmerken vast te stellen van wat iets tot een ziekte maakt, bijvoorbeeld op basis van statistieken of evolutie. Die overtuigen mij geen van alle. We kunnen ziekte proberen te definiëren als iets wat lijden veroorzaakt, zoals sommige normativisten hebben geprobeerd. Dat zou betekenen dat wat we als 'ziekte' of als neutraal beschouwen heel erg van de context afhangt en zo gaat het ook voor het onderscheid tussen therapie en verbetering. Ik heb ook de visie van Georges Canguilhem beschreven. Hij stelt dat pathologie het lijden is dat wij (of een organisme) ervaren als we onze omgeving niet langer weten aan te passen aan onze behoeften. Pathologie houdt verband met ons specifieke milieu en is niet (alleen) een intrinsiek kenmerk van een individu. Als we even terugkeren naar het geval Lulu en Nana, die genetisch gewijzigd werden om HIV-resistentie te verkrijgen, zouden sommigen dit wellicht een vorm van verbetering noemen. Voor wie in die bepaalde regio van China woont ligt het echter anders omdat HIV daar een enorm stigma krijgt. We kunnen ook aan onze huidige situatie denken. Laten we even veronderstellen dat er een gentechnologie zou bestaan om resistentie tegen COVID-19 in embryo's in te bouwen. We zouden er wellicht niet voor pleiten dat toekomstige kinderen daar nu al als embryo voor bewerkt worden. Maar we kunnen ons wel een sombere toekomst voorstellen waarin een nieuwe pandemie zoveel ellende veroorzaakt dat we dit wel aanvaardbaar zouden vinden.

Zoals ik eerder al heb aangestipt hekelen handicaponderzoekers, criptheoretici en activisten de idee dat handicaps automatisch gelinkt worden aan een slecht leven. Bio-ethici delen vaak de visie dat een diverse samenleving waar mensen met een beperking zich thuis voelen waardevol en het overwegen waard is. We botsen hier op een van de inconsistenties van veel redeneringen rond het transhumanisme. Veel transhumanisten zijn ook libertariërs: het gaat om het recht om een betere intelligentie of een eeuwig leven voor zichzelf en zijn kinderen te willen. Maar zoals David Boden en Sarah Chan hebben aangetoond zit hier een inconsistentie in:

> Terwijl argumenten voor het toelaten van verbetering hun oorsprong kunnen vinden in liberale, humanistische idealen van vrijheid om een 'goed leven' na te streven, met welke middelen dan ook, inclusief technologische, neigen de argumenten voor een plicht tot verbetering naar dwang vanuit de normatieve visie van wat een 'goed leven' inhoudt en in het bijzonder de biomedische voorwaarden daartoe. (Boden en Chan, 2022, p. 30)

Er is inderdaad de aanname dat we met zekerheid kunnen vaststellen wat het beste is voor iedereen. Door ervan uit te gaan dat er een lijst bestaat met eigenschappen die zonder meer samenhangen met een goed leven, verwarren we volgens mij het goede leven van een individu met wat beschouwd zou kunnen worden als 'goed' voor de samenleving. We zouden kunnen veronderstellen dat mensen met uitzonderlijke capaciteiten veel goeds zullen voortbrengen voor de samenleving, zoals medische verbeteringen of oplossingen voor de klimaatuitdagingen. Of geselecteerd worden op intelligentie ten voordele van de mensheid ook voor de verbeterde personen zelf wel beter uitpakt is bovendien nog maar de vraag. Even onzeker is of ze zich wel geneigd zullen voelen om hun capaciteiten in te zetten voor het goed van de mensen. Niets garandeert dat een verstandig iemand ook altruïstisch zal zijn. Tenzij er sprake zou zijn van een massa mensen met dezelfde verbeteringen lijkt het voor een verbeterd menselijk wezen nogal een eenzaam bestaan. Laten we veronderstellen dat we argumenten gebruiken met betrekking tot het goede dat dergelijke individuen doen voor de samenleving. In dat geval moeten we klaar staan om vervelende vragen te beantwoorden over de aanvaardbaarheid van het creëren van menselijke wezens met specifieke eigenschappen ter wille van de mensheid. Dat is niet langer 'liberale eugenetica'. Ik zou daar tegenover stellen dat het goede leven niet 'in abstracto' bepaald kan worden, op basis van kenmerken zoals intelligentie en geheugen en dergelijke. Om te bepalen wat een goed leven is, moet dat leven geleefd worden. 'Goed leven' is leven in een specifieke context waarin jij en je eigenschappen gekoesterd en verwelkomd worden, hoe dan ook. Het heeft ook te maken met waardevolle relaties, zorg geven en ontvangen en vreugde. Het gebruik van technologieën om bepaalde eigenschappen bij jezelf die je waardeert te verbeteren kan perfect in lijn zijn met die visie. Beslissen wat een goed leven zou kunnen betekenen voor kinderen die nog niet geboren zijn is misschien misplaatst. En toch is het ergens logisch dat iemand het beste voor haar of zijn kinderen wil, zelfs al kunnen we nooit zeker weten wat dat inhoudt.

Naast de zeer private sfeer van de menselijke reproductie ging het in het debat over menselijke verbetering ook al wel eens over onze huidige milieucrisissen. De mensheid staat daar voor nooit eerder geziene uitdagingen. We zitten tegen de grenzen van onze planeet aan als het gaat over schade aan het milieu, klimaatverandering en verlies van biodiversiteit (Rockström et al., 2009). Er vallen twee tegenovergestelde visies te onderscheiden in hoe we deze problemen benaderen. Enerzijds zijn er de ecomodernisten die vaak eenzelfde mentaliteit delen met de transhumanisten. Ze geloven dat wetenschap en technologie ons kunnen redden. Aan de andere kant bevinden zich de bioconservationisten die pleiten voor een terugkeer naar een natuurlijkere, minder op consumptie gerichte manier van leven. We zijn van onszelf vervreemd geraakt en die vervreemding, die voor een stuk te wijten is aan de technologie, heeft geleid tot onze huidige toestand. Genetische technologieën zijn ook hier het debat binnengedrongen. Met genetische technologieën, zo argumenteren sommigen, kunnen we onszelf veranderen met het oog op de milieuveranderingen die we meemaken. We kunnen bijvoorbeeld CRISPR/Cas9 op ons epigenoom loslaten om de impact van de pollutie 'weg te knippen'. Een alternatief zou kunnen zijn dat we mensen genetisch modificeren om hun impact op het milieu te beperken, bijvoorbeeld door ze kleiner te maken. Nog een mogelijkheid kan zijn om ze veerkrachtiger te maken tegenover de komende ecologische problemen. Ze zouden beter bestand kunnen worden tegen de hitte of voedsel kunnen verteren dat die hitte verdraagt. Anderen, zoals Francis Fukuyama, zien de 'menselijke natuur' als iets waaraan niet geraakt kan worden. Hij stelt het volgende:

> de menselijke natuur, als de 'som van de menselijke gedragingen en kenmerken die eerder van genetische oorsprong zijn dan wel verbonden met omgevingsfactoren', vormt een uitgangspunt en leidraad en elke genetische technologie zou die menselijke natuur op een onaanvaardbare manier wijzigen. (Fukuyama, 2002)

Beide partijen, zij die denken dat de menselijke natuur verbeterd moet worden en zij die vinden dat we er niet mogen aan raken, delen evenwel dezelfde overtuiging dat er zoiets bestaat als een intrinsieke menselijke natuur: een atomistische kern die we kunnen wijzigen of met rust laten. Hetzelfde idee is ook terug te vinden in het transhumanisme die zich voorneemt om het humanisme te overstijgen. Transhumanisten denken vaak dat we onszelf kunnen manipuleren om iets anders te worden, als we gebruik maken van de rationaliteit en de wetenschap. Mensen zijn tegelijk een object dat gemanipuleerd wordt en subjecten die manipuleren. Dat sluit aan bij de 20e-eeuwse visies op genetica. Denk aan metaforen voor onze genen als het boek van het leven, de blauwdruk waarop we gebaseerd zijn. Deze visie op genetica gaat hand in hand met de ontwikkeling van de cybernetica halverwege de 20e eeuw. Mensen zijn het brein almaar meer gaan zien als een computer en de geest, de 'mind' als de software die erop draait. Ik denk echter, op basis van recente ontdekkingen in de biologie (en misschien ook van oude kennis), dat die visie niet helemaal klopt. We hadden het al over de ideeën van Georges Canguilhem, bij wie de interacties van organismen en hun ervaringen centraal staan. Uiteenlopende bevindingen en theoretische uitgangspunten in de systeembiologie tonen aan dat dit correct is. Zo worden de darmen het 'tweede brein' genoemd: ons microbioom beïnvloedt onze stemmingen en persoonlijkheid. In haar boek *Gut Feminism* pleit Elizabeth Wilson er zelfs voor om de darmen een "orgaan van de geest" te noemen (Wilson, 2015). Dat microbioom is bovendien nauw gelinkt aan onze omgeving en levensstijl (Ahmed en Hens, 2021). Recente ontdekkingen in de evolutionaire biologie zetten grote vraagtekens bij de idee dat genen alleen verticaal, van generatie op generatie worden doorgegeven. Genen spring over en weer binnen en tussen organismen en die springende genen kunnen leiden tot het ontstaan van nieuwe soorten.

De transhumanisten definieerden de posthumane mens als een wezen dat in die mate verbeterd zou zijn dat het niet langer beschouwd kan worden als toebehorend tot de soort Homo sapiens. Danielle Sands licht toe: het is een "intensificatie van het humanisme die de verlichtingsvisie op wetenschappelijke rationaliteit combineert met een engagement tegenover technologieën die ons bevrijding beloven van wat we als aandoeningen of tekortkomingen ervaren en ons misschien zelfs redden van de dood" (Sands, 2022, p. 2). De voorbije decennia heeft het posthumanisme echter een andere betekenis gekregen die misschien zelfs dwars staat op diegene die transhumanisten eraan gaven (Sands, 2022). Het kritisch posthumanisme 'probeert elke vorm van heerschappij te identificeren, eraan te weerstaan en te ontwrichten op alle niveaus ... Het is bijzonder waakzaam voor stabiliseren, naturaliseren en toe-eigening van de figuur van het 'humane' en richt de aandacht op de contexten, netwerken en verwevenheden waaruit het voortkomt' (Sands, 2022, p. 3).

We kunnen ook denken aan de cyborgmetafoor van Donna Haraway. Voor Haraway overstijgt de cyborg de menselijke natuur niet maar zijn menselijke wezens altijd cyborgs: hybride schepselen. Haar invloedrijke tekst, *A Cyborg Manifesto*, zet de lezer ertoe aan om zich in haar of zijn denken los te maken van dualismen als man-vrouw, natuur-cultuur en natuur-technologie (Haraway, 1991). In recentere posthumanistische reflecties speelt relationaliteit een sleutelrol: we zijn niet alleen individuen. We onderhouden banden met andere mensen en andere-dan-menselijke wezens en met onze fysieke omgeving. Op die manier krijgen we een ander beeld dan het 'terug naar de natuur' van de 'diepe ecologisten' en tegelijk is dit geen vorm van technologisch optimisme. In hun overzichtsartikel schrijven Keeling en Lehman bijvoorbeeld:

> Terwijl een humanistisch perspectief er vaak van uitgaat dat de mens een autonome, bewuste en intentionele actor is met uitzonderlijke capaciteiten, veronderstelt een posthumanistisch perspectief dat het vermogen van de mens om te handelen verdeeld zit over een dynamische set van relaties waaraan de mens deelneemt maar die zij of hij niet volledig plant noch controleert. 'Post' wijst hier op het heroverwegen van het individualisme en de superioriteit van de mens in onze relaties met de wereld, een positie die tegelijk intrinsiek is voor veel oude of hedendaagse interpretaties van de retoriek en in toenemende mate onder kritiek staat in hedendaags communicatieonderzoek. Posthumanistische filosofie conceptualiseert het menselijke als: (a) tot actie bewogen door uiteenlopende interacties met de omgeving, affecten, gewoonten en soms redenen; (b) fysisch, chemisch en biologisch gevormd door en afhankelijk van haar of zijn omgeving; en (c) niet in het bezit van enige uniek menselijke eigenschap maar integendeel opgebouwd uit een breder evoluerend ecosysteem. (Keeling en Lehman, 2018)

Ik denk dat een posthumanistische opvatting van de menselijke natuur goed past binnen de systeembiologische benaderingen. Dergelijke benaderingen sluiten ook aan bij de dynamische en normatieve biologische concepten van pathologie, die ziekte beschouwen als letsels, infecties of genmutaties, verstrengeld met het milieu waarin een organisme leeft. Dit houdt ook in dat we iets tot een ziekte maken door het ziekte te noemen. Onze opdracht is om zeker goed na te denken over welke wereld we willen maken.

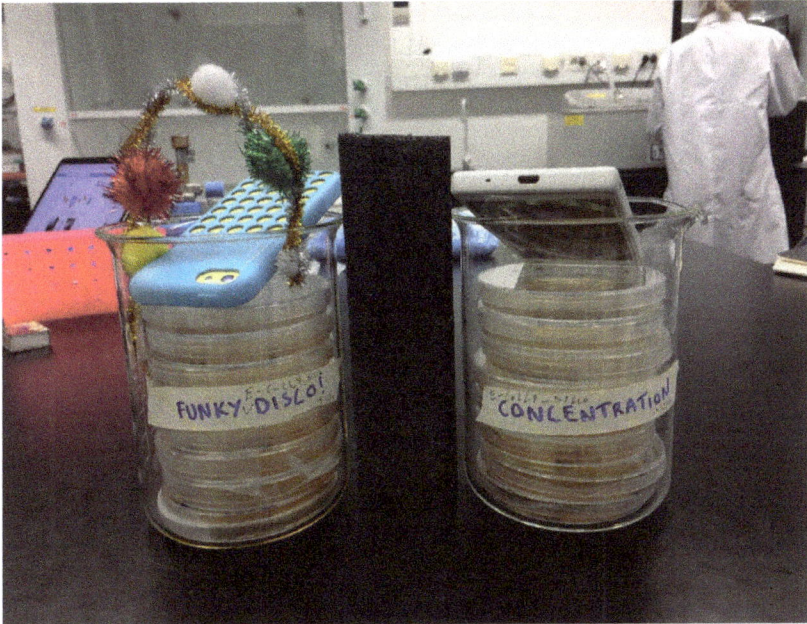

'E. coli Funky Disco Concentration'
Hoe de kennnis verdiepen rond gentechnologie waaronder CRISPR-Cas9?
Object geïnspireerd door quorum sensing bij bacteriën.
Foto: Bartaku, 2018[2]

---

2   Intuïtieve creatie tijdens 'merry CRISPR 1' — de eerste van twee workshops door
     de Finse Bioart Society en Aalto ARTS, met medewerking van Marta de Menezes.
     Biofilia, Lab for Biological Arts, Aalto University, 2018, https://bioartsociety.fi/
     posts/merry-crispr-workshop.

12. Standpunten

In Deel Twee beschreef ik een visie op het leven die fundamenteel relationeel is en gesitueerd in de tijd. In de paragrafen hierboven heb ik gepleit voor een perspectief op ziekte dat rekening houdt met de omgeving. Daarmee wordt echter geen invloed in één richting bedoeld. Relationaliteit is tweezijdig. Volgens Canguilhem heeft gezondheid net zo veel te maken met hoe de wereld organismen vormgeeft als met de mate waarin organismen de wereld maken. Een dergelijke relationele visie op kennis en de wereld is echter ook relevant voor hoe we denken over wetenschap en ethiek. Ze houdt in dat er geen *'god trick'* bestaat, om de uitdrukking van Donna Haraway te gebruiken (Haraway, 1988). Wetenschappers kunnen niet uitgaan van de positie van een alwetende god, omdat elke vorm van kennis gesitueerd is. Dat betekent dan weer niet dat er geen objectieve wetenschap zou bestaan. Het is niet moeilijk om in relativisme te vervallen en te denken dat er geen objectieve kennis kan bestaan of anderzijds in positivisme of zelfs sciëntisme en ontkennen dat wetenschappen gesitueerd zijn en dat verschillende standpunten verschillende aspecten van kennis opleveren. Als het over ethische kennis gaat vinden we aanhangers van de beide extreme posities. Morele normen kunnen gezien worden als absoluut of relatief. Ze worden als universeel beschouwd en van toepassing voor iedereen of als relatief voor bepaalde culturen en tijdsperioden. De bio-ethiek heeft lang het belang erkend van het opnemen van specifieke normen en gesitueerde kennis in de ethische besluitvorming, in plaats van alleen maar te vertrekken bij algemene morele theorieën of principes. Mij lijkt het een essentiële opdracht van de bio-ethicus om te garanderen dat op alle niveaus met die gesitueerdheid rekening wordt gehouden in de wetenschapspraktijk waarmee we te maken krijgen en in het ethische denken over wetenschap. Een dergelijke benadering impliceert dat ethici en filosofen, naast andere menswetenschappers en sociale wetenschappers, een essentiële rol

    https://doi.org/10.11647/OBP.0370.12

krijgen bij het onderzoek in de levenswetenschappen. Tegelijk hebben we ook een kader nodig als we willen pleiten voor de integratie van verschillende standpunten in het onderzoek. Almaar vaker vragen de financieringsinstanties, zeker als het over onderzoek van klinische aard gaat, dat onderzoeksvoorstellen beschrijven hoe ze de 'stakeholders' zullen betrekken. In klinisch onderzoek in het bijzonder nemen die de vorm aan van adviesraden bestaande uit vertegenwoordigers van patiënten en andere betrokkenen, zoals ouders en vrienden van patiënten. Soms beschouwen onderzoekers die betrokkenheid van stakeholders in het beste geval als een verplicht vakje dat ze moeten aanvinken of in het slechtste geval als iets dat hun onderzoeksinspanningen ernstig hindert. Bij fundamentelere research naar ziektemechanismen bestaat de vrees dat de vereiste van patiëntbetrokkenheid uiteindelijk zal afleiden van het noodzakelijke basisonderzoek. Ik geloof dat het mogelijk moet zijn om in fundamenteel onderzoek in de levenswetenschappen verschillende standpunten op te nemen. Dat houdt de erkenning in dat het over de praktische implicaties van het onderzoek voor patiënten gaat en over toegang krijgen tot nieuwe manieren om tegen de realiteit aan te kijken die fundamenteel gesitueerd zijn. In wat volgt put ik uit het rijke corpus aan theorieën die feministische epistemologen en ethici hebben belicht, uitgewerkt en opgenomen in hun bijdragen aan tijdschriften zoals de *International Journal of Feminist Approaches to Bioethics* (*IJFAB: International Journal of Feminist Approaches to Bioethics*, zonder datum). Toch vond dit corpus maar zelden zijn weg naar de heersende hoofdstroom van de bio-ethiek, die nog vaak uitgaat van het ideaal van neutrale wetenschap en kritiekloos het bestaan aanneemt van een '*view from nowhere*'.

Epistemische standpunten en epistemische (on)rechtvaardigheden

Het lijkt voor de hand te liggen om patiënten te betrekken bij de ontwikkeling van toepassingen op basis van klinische kennis, omdat zij uiteindelijk diegenen zijn die ze zullen gebruiken. Het blijft onduidelijk in welke mate het betrekken van stakeholders en het bevragen van uiteenlopende standpunten gezien wordt als goed voor de onderliggende wetenschap. Wetenschap wordt vaak verondersteld neutraal te zijn: alleen de wetenschappelijke methode zal er garant voor staan dat we tot objectieve kennis komen. Daar ook het publiek mee lastig vallen kan alleen maar leiden tot vertraging en slechtere wetenschap. Sinds de jaren 1990 pleiten feministische epistemologen er nochtans voor om de standpunten van mensen uit gemarginaliseerde groepen mee op te nemen, als we in de wetenschappen tot echte, robuuste objectiviteit willen komen. Een van de voorvechtsters van die feministische standpunt epistemologie is Sandra Harding. Zij stelt dat het ideaal van neutraliteit in de wetenschappen geen oplossing vormt om te vermijden dat politieke waarden in de wetenschappelijke kennis binnensluipen. Integendeel, het probleem is de neutraliteit of het objectivisme zelf:

> Objectivisme verdedigt en legitimeert de instellingen en praktijken die de vertekening en de vaak uitbuitende gevolgen genereren. Het verklaart elk beleid en elke praktijk waarlangs de machtigen aan de informatie en de verklaringen komen die ze nodig hebben om hun prioriteiten naar voren te schuiven tot waardenneutraal, normaal, natuurlijk en om die reden niet-politiek. (Harding, 1995, p. 337)

Een dergelijke 'zwakke objectiviteit' ontkent de partijdigheid van de wetenschappen. Door aan te nemen dat de overheersende praxis in de wetenschappen de neutrale en de objectieve is, gaan we voorbij aan het feit dat die wetenschap grotendeels beoefend wordt vanuit het standpunt van witte, mannelijke wetenschappers of filosofen. Het is androcentrische wetenschap. Harding schrijft: "de archimedische waarnemer van goede wetenschap is de onpartijdige beheerder van de liberale politieke theorie en de belangeloze moraalfilosoof — de 'goede man' — van de liberale ethiek" (Harding, 1991, p. 58).

Dat wil uiteraard niet zeggen dat een dergelijk standpunt altijd verkeerd is. Het is alleen niet het hele verhaal. Denk bijvoorbeeld aan de nadruk op concurrentie in de hedendaagse evolutionaire theorie en de idee dat genen er alles aan doen om nieuwe generaties voort te brengen. We hebben in Deel Twee gezien dat het leven op verschillende manieren benaderd kan worden, benaderingen die de nadruk leggen op samenwerking, toeval en, zoals we in Deel Vier zullen zien ook zorg. Om die aanvullende benaderingen van de evolutie nog maar te zien moeten wetenschappers echter de standpunten mee opnemen van diegenen die geen deel uitmaken van het dominante discours. Harding maakt zich sterk dat het omarmen van de standpunten van gemarginaliseerde groepen die doorgaans niet met de wetenschapspraktijk geassocieerd

worden tot betere en completere resultaten leidt. Meer dan een
bijkomend aardigheidje, dus:

> De geschiedenis van de wetenschap toont aan dat onderzoek dat
> gestuurd wordt vanuit maximaal bevrijdende sociale belangen en
> waarden over het algemeen beter uitgerust is om partijdige claims
> en verstorende aannames op het spoor te komen, ook al komt het de
> geloofwaardigheid van de betrokken wetenschappers op korte termijn
> wellicht niet ten goede. Uiteindelijk worden belangen en waarden die
> tegen dat bevrijdende ingaan ingezet met het oog op de 'natuurlijke
> minderwaardigheid' van net die groepen van mensen die, als ze echt
> gelijke toegang zouden krijgen tot de publieke opinie (en niet louter
> de formele gelijke toegang die het liberalisme zich tot doel stelt) die
> vermeende natuurlijke minderwaardigheid ten zeerste zouden bestrijden.
> Vanuit die belangen en waarden worden de meest waarschijnlijke
> bronnen van bewijsmateriaal tegen hun claims het zwijgen opgelegd
> en tenietgedaan. Dat is wat ze voor de elites rationeel maakt. (Harding,
> 1991, pp. 148–149)

Harding benadrukt sterkt dat goede wetenschap altijd politiek is omdat
ze inclusief is. Goede wetenschap erkent plaats te vinden vanuit een
specifiek cultureel perspectief, dat verkeerd en bevooroordeeld kan
zijn. Zoveel mogelijke standpunten meenemen komt de objectiviteit ten
goede en helpt om de aannames die aan de kennis ten grondslag liggen
te ontmaskeren.

Het is de taak van de bio-ethiek om te garanderen dat zowel onze
fundamentele als praktische wetenschap de best mogelijke is. Dat
betekent dat pleiten voor de inclusie van verschillende standpunten en
visies integraal deel uitmaakt van ons takenpakket. Het betekent ook
dat we toegeven dat het onderscheid tussen 'zuivere' en toegepaste
wetenschap of technologie minder vanzelfsprekend is dan we gewoonlijk
aannemen. Fundamentele wetenschap is al gericht op de toepassing
ervan. Het is niet nodig om een specifieke toepassing aan te wijzen bij
het ontdekken van bepaalde fundamentele waarheden, om te erkennen
dat de ontdekking meestal implicaties zal hebben, ook al kunnen we
niet voorspellen welke. Meer nog ... zoals Sandra Harding heeft betoogd
spelen standpunten en waarden een rol in de ontdekkingen zelf. Ze
bepalen mee wat we opvatten als geldige onderzoeksobjecten en als
wetenschappelijk. Denk aan het voorbeeld van het inductieve risico,
de kans dat iemand zich vergist bij het aanvaarden (of verwerpen)

van een wetenschappelijke hypothese. Heather Douglas heeft op overtuigende wijze laten zien dat de keuze van wat zeer technische statistische gegevens kunnen lijken, zoals significantiedrempels, in werkelijkheid waardegeladen is (Douglas, 2000). Douglas geeft het voorbeeld van tests voor toxiciteitsniveaus bij dieren. De beslissing over wat statistisch significant is bij het trekken van de lijn tussen toxische en niet-toxische niveaus is niet louter wetenschappelijk: niet-epistemische waarden spelen een rol bij het bepalen van wat significant is en wat niet. Valse positieven zullen immers leiden tot een beleid dat overdreven beschermend is over welke niveaus aanvaardbaar zijn. Uiteindelijk blijkt een dergelijk beleid dan beschermender als het gaat over risico's voor de volksgezondheid. Als de significantie zo wordt bepaald dat meer valse negatieven geduld worden zal het niveau dat als veilig geldt hoger liggen dan zou moeten. Dat soort beleid biedt dan minder bescherming. Het kan wel beter zijn voor de kostenefficiëntie van de sector die het wellicht zal appreciëren dat een hoger tolerantieniveau een groter gebruik van het specifieke product mogelijk zal maken. Het is dus een vergissing om te denken dat niet-epistemische waarden geen rol spelen in de wetenschap (Douglas, 2000).

Standpuntepistemologie is niet alleen relevant voor de exacte of toegepaste wetenschappen. Ze kan ook dienst doen als kader voor een sterke ethische argumentatie. Handicaps vormen hier een goed voorbeeld. Ethici associeerden een handicap vaak als vanzelfsprekend met een lager welbevinden. Daarvan uitgaande hebben bio-ethici kwesties besproken als zwangerschapsafbreking, embryoselectie en bewerken van embryo's. Zelfs ethici die tegen dergelijke technologieën pleiten hebben vaak argumenten gebruikt als de heiligheid van het leven of de risico's van de procedures, zonder stil te staan bij de aanname van het verminderde welbevinden. In haar paper *Epistemic Oppression and Ableism in Bioethics*, schrijft Christine Wieseler dat filosofen die rond handicaps werken hebben aangehaald dat mensen met een handicap vanwege validisme te maken krijgen met getuigenis- en hermeneutisch onrecht — twee vormen van epistemische onrechtvaardigheid — binnen het discours van de bio-ethiek en in de geneeskundige praktijk (Wieseler, 2020). Getuigenisonrecht, zoals beschreven door Miranda Fricker in haar boek Epistemic Injustice, is de onrechtvaardigheid die specifieke kenners overkomt die genegeerd worden als kenner vanwege bepaalde stereotypen die over hen de ronde doen (Fricker, 2009). Een voorbeeld hiervan is de weigerachtigheid van bepaalde autismeonderzoekers om getuigenissen van mensen met autisme over empathie ernstig te nemen, omdat ze onvoldoende inzicht zouden hebben in hun eigen emoties. Dat is voor die autismeonderzoekers een gemiste kans en een vorm van onrecht. Hermeneutisch onrecht treft diegenen die denken dat hun ervaringen niet door anderen gedeeld worden. Daarom beschouwen ze hun ervaringen als idiosyncratisch en niet de moeite waard om er meer aandacht aan te besteden. Zoiets kan bijvoorbeeld voorvallen wanneer de woorden ontbreken om bepaalde specifieke ervaringen te beschrijven. Fricker geeft het voorbeeld van een dame uit de jaren vijftig van de 20e eeuw die met seksuele intimidatie te maken krijgt op het werk. Omdat over zulke ervaringen in die tijd nog niet vaak gecommuniceerd werd kan ze gedacht hebben dat ze alleen stond, dat zoiets normaal is of dat ze er geen verhaal tegen heeft.

Wieseler voegt daar andere soorten van epistemische onderdrukking aan toe waar bio-ethici bij kunnen stilstaan: opzettelijke hermeneutische onwetendheid, epistemische uitbuiting (epistemic exploitation) en epistemisch imperialisme. De term opzettelijke hermeneutische onwetendheid (wilful hermeneutical ignorance) is gemunt door Gaile Polhaus en verwijst naar gevallen waarbij gemarginaliseerde groepen zich nadrukkelijk uiten over hun ervaringen maar genegeerd worden. Dat is de weigering door kenners in dominante posities van een gerechtvaardigde herziening van hun gedeelde hermeneutische bronnen, aldus Wieseler (Wieseler, 2020). Ik herinner mij bijvoorbeeld een discussie over reproductieve ethiek met een clinicus over het beëindigen van een zwangerschap in het geval van een handicap. Het feit dat ouders van kinderen met een handicap vaak stellen dat ze hun leven met hun kinderen koesteren en gelukkig zijn deed die clinicus af als een vorm van cognitieve dissonantie. De getuigenissen negeren van mensen met een beperking over hun welbevinden is om dezelfde reden ook een vorm van opzettelijke hermeneutische onwetendheid. Het is tegelijk een vorm van epistemische onderdrukking of uitsluiting. Zelfs als vanuit de wetenschap en het beleid expliciet de vraag gesteld wordt aan gemarginaliseerde groepen om hun ervaringen te delen vindt dat nog vaak plaats onder de vorm van epistemische uitbuiting. Er wordt hun gevraagd om tijd en energie te steken in hun bijdrage aan het onderzoek, zonder dat ze daarvoor betaald worden of erkenning krijgen voor hun even belangrijke kennis. De keuze welke elementen van de gedeelde kennis gebruikt zullen worden ligt nog altijd bij de onderzoekers. Zelfs na correctie door de personen met ervaringsdeskundigheid zullen ze hun onderliggende aannames soms nog niet bijstellen. Veel mensen met autisme ervaren iets gelijkaardigs als ze aan onderzoeken deelnemen. Ze worden uitgenodigd om in adviesraden te zetelen en feedback te geven. Uiteindelijk gaat het onderzoek door met dezelfde premissen en doelstellingen als daarvoor, zonder dat ernstig rekening is gehouden met de input vanuit de autistische gemeenschap. Epistemische uitbuiting legitimeert dus de epistemische macht van de kenners in dominante posities. Het is een vorm van windowdressing.

Epistemische onderdrukking veroorzaakt scheuren tussen wetenschappers en de subjecten die ze bestuderen. We kunnen spreken over een grandioos gemiste kans om wetenschappelijke praktijken te ontwikkelen die theoretisch juist zijn en ertoe doen. Het kan een vereiste van de job zijn voor een bio-ethicus om erop toe te zien dat vanaf het uitschrijven van een voorstel voor een klinisch onderzoeksproject diegenen betrokken worden die over unieke kennis en ervaring beschikken. We moeten ook pleiten voor meer erkenning voor de tijd en de inspanningen die ze leveren en er bij de subsidieverstrekkers op aandringen om geld opzij te zetten voor het rekruteren van uiteenlopende stakeholders. Wieseler beschrijft nog een ander fenomeen waarmee kenners in dominante posities hun epistemische macht bestendigen: epistemisch imperialisme. Dat verwijst naar het opleggen van de overheersende overtuigingen aan onderdrukte groepen door aan te voeren dat die waardevrij zijn of 'dat het nu eenmaal zo is'. Dergelijk imperialisme moet niet eens intentioneel zijn. Zelfs op inclusie gerichte praktijken kunnen imperialistisch zijn. Wieseler stelt dat bio-ethici beweren objectieve epistemische aanspraken te maken die in feite ingegeven zijn door validistische hermeneutische bronnen (Wieseler, 2020). We mogen dan nog zo inclusief zijn, als we onze validistische visie niet in vraag stellen op kwesties die samenhangen met welbevinden en levenskwaliteit, blijft dit een vorm van epistemisch imperialisme. Het omgekeerde is waar: niet-gehandicapte bio-ethici zijn benadeeld wat hun kennis over handicaps en levenskwaliteit betreft. Als de dominante positie in de reproductieve ethiek bijvoorbeeld de veronderstelling is dat het leven van iemand met een handicap slechter en minder gelukkig zal zijn dan dat van een persoon zonder handicap, dan zal dat effectief onderhuids de discussies beïnvloeden over wie blijft leven. De eigen vooroordelen in vraag stellen heeft dus vergaande gevolgen.

Ik denk dat we van de standpunttheorie kunnen leren dat we de gesitueerde kennis van mensen met een handicap ernstig moeten nemen. Dat zal ons andere vormen van filosofische en ethische kennis opleveren en de houding die we automatisch aannemen verbeteren. Het is bovendien een kwestie van rechtvaardigheid. Rekening houdende met wat er op het spel staat met de conclusies die we trekken ben ik ervan overtuigd dat de bio-ethiek actief moet inzetten op de literatuur over epistemische standpunten en onrechtvaardigheid en onderzoekers, onderzoeksconsortia en -financieringsorganismen ertoe moet aanzetten om die ideeën ernstig te nemen. Daarmee is niet gezegd dat streven naar epistemische rechtvaardigheid en het betrekken van belichaamde kennis probleemloos verloopt. In sommige opzichten is de standpuntepistemologie nog wat intellectualistisch. Ze gebruikt niet alleen empirische onderzoeksmethoden zoals surveys en kwalitatief onderzoek om achter de ervaringen, waarden en normen van andere mensen te komen. We hebben geen garantie dat deelnemers uit gemarginaliseerde groepen het dominante discours niet gaan reproduceren. Een aanpak gebaseerd op de inzichten van de standpuntepistemologie moet daarom meer zijn dan een weergave van meningen. Het gaat om actief nadenken over de gesitueerdheid van je kennis. De aanpak zal dus ook vrij veeleisend zijn tegenover de groepen van wie hij de visies wil integreren. En toch, als we het idee van gesitueerde kennis ernstig nemen moeten we de kennis van diegenen die doorgaans niet vertegenwoordigd zijn op tafel brengen. Nog meer dan bij fysieke handicaps kampen we met een gebrek aan ervaringskennis van mensen die helemaal geen stem hebben, omdat ze niet communiceren met mondelinge spraak, zoals sommige mensen met autisme, of omdat ze een verstandelijke beperking hebben die hen ervan weerhoudt om deel te nemen aan een specifiek discours. Ik denk dat de bio-ethicus ook hier een rol te spelen heeft.

De rol van de bio-ethicus: diplomaten en idioten

In maart 2020 kreeg ik COVID-19. Ik beschouwde het toen als een milde vorm omdat ik niet naar het ziekenhuis moest, maar ik heb nog gedurende maanden last gehad van cognitieve problemen en een extreme vermoeidheid. Zelfs nu ik dit schrijf is mijn energieniveau van vóór de pandemie nog altijd niet terug en is ook mijn reukzin nog niet helemaal hersteld. Oké, dat is het leven. Maar in de maanden na die eerste golf begonnen veel mensen gelijkaardige ervaringen te krijgen met soms veel slopendere gevolgen dan in mijn geval. Het fenomeen kreeg een naam — long covid — en werd aangezien als een reëel fenomeen, een echte ziekte, ondanks eerdere aarzelingen om de symptomen ernstig te nemen en niet af te doen als vermoeidheid na besmetting of pandemieangst. Die erkenning is er gekomen dankzij de patiëntenorganisaties die zijn ontstaan in de nasleep van de eerste golven. Hoewel ik zeer weigerachtig stond en nog altijd sta tegenover verklaringen over mijn gezondheidstoestand, praatte ik wel eens over long covid en ik raakte bekend als iemand met de symptomen.

Anderzijds ben ik ook professor en een academische bio-ethicus. Vanwege die dubbele rol werd ik uitgenodigd op een symposium voor en door medische professionals om er te praten over mijn symptomen. Ik bevond mij in de grijze zone, iemand met ervaring én een academicus. De organisatoren stonden weigerachtig tegenover het uitnodigen van vertegenwoordigers van patiëntenorganisaties, vermoedelijk omdat ze liever een stem wilden hoorden die ze als 'neutraler' aanzagen. Mijn academische credits gaven me een entreeticket. Die ervaring zette mij aan het denken: uiteindelijk was ik daar om over mijn ervaring te praten, niet over mijn academisch werk. Enerzijds leek het me vanzelfsprekend dat patiëntenvertegenwoordigers relevante ervaring hebben. Hun ervaring is misschien minder bezoedeld door conceptuele en ethische verwarring. Anderzijds bevond ik me nu misschien wel in een positie om te pleiten voor de stakeholder, precies vanwege mijn specifieke situatie, met mijn dubbele identiteit als patiënt en bio-ethicus. Ik was op twee manieren geloofwaardig. Ik heb ervoor gepleit om de autistische ervaring op te nemen in het autismeonderzoek en heb enige geloofwaardigheid verworven onder autismeonderzoekers. Ik heb echter zelf geen diagnose van autisme, wat me zowel bij autismeonderzoekers als bij mensen met autisme tot een buitenstaander maakt. Tegelijk lijkt het onrechtvaardig dat de hele 'bewijslast' om geloofwaardigheid voor de ervaring tot stand te brengen bij diegenen met de ervaringen ligt. Onderzoekers met autisme willen om te beginnen wel eens gewoon als onderzoekers aangezien worden en niet als woordvoerders. Ik denk dat hier een essentiële rol voor de bio-ethicus is weggelegd. Als tussenpersoon tussen onderzoek en ervaring kunnen we de geneeskunde rechtvaardiger en waarheidsgetrouwer maken en dat zijn niet noodzakelijk afzonderlijke inspanningen. Tijdens het symposium over long covid aarzelden sommige clinici om de fenomenen die patiënten beschreven te aanvaarden als zijnde accuraat. Een neuroloog benadrukte dat neurologische en psychologische tests nodig zijn om de ervaringen met long covid te objectiveren. Ze hebben misschien een punt in die zin dat het cruciaal is om ervaringen te koppelen aan wat we al weten. Maar als we daarvan gebruikmaken om ervaringen geloofwaardigheid te verlenen zouden we ook belangrijke informatie kunnen mislopen. Bestaande 'objectieve' tests kunnen alleen op zoek gaan naar wat we al kennen. In het geval van long covid zijn bepaalde van de cognitieve symptomen die mensen beschrijven nieuw en moeilijk in tests te vatten, zoals plots de woorden niet vinden om alledaagse dingen aan te duiden. We zullen nooit 'objectieve' manieren vinden om zoiets te testen, tenzij we de verklaringen van mensen ernstig nemen. In wat volgt wil ik wat dieper ingaan op de rol van de bio-ethicus in het klinisch onderzoek. Meer in concreto wil ik ervoor pleiten om het ook als onze opdracht te zien om, met de woorden van Isabelle Stengers, als diplomaat op te treden (Stengers, 2005). We zijn thuis in de grijze zone tussen wetenschap en mensen met ervaringen met datgene wat onderzocht wordt. Zeker in die gevallen waarbij mensen weigerachtig staan tegenover het overbrengen van hun boodschap, of daar niet toe in staat blijken, moeten we manieren vinden om onze rol te spelen.

Bio-ethici werden wel eens omschreven als 'dienstmeid van de geneeskunde'. Bio-ethici die samenwerken met wetenschappers rond grote onderzoeksprojecten worden vaak ingeschakeld om het verplichte ethiekgedeelte 'af te handelen'. Dat werk heeft vooral te maken met toestemmingsformulieren en gesprekken met stakeholders en het grote publiek over hoe ze denken over het onderwerp. Bio-ethici worden vaak aangesproken om mee te werken tijdens de laatste weken vóór de deadline van het project. In het eerste deel van dit boek heb ik ervoor gepleit om filosofen en ethici een centralere rol te geven in het onderzoeksproject, vanaf begin tot einde, om de implicaties te onderzoeken en erop toe te zien dat de concepten en doelstellingen van een project goed zitten. Omdat ze opgeleid zijn in het analyseren van ideeën, aannames en implicaties zijn ethici perfect geplaatst om in uiteenlopende soorten van onderzoek als 'welwillende horzels' op te treden. Ethicus zijn binnen een onderzoeksproject houdt evenwel ook in ervoor zorgen dat de stemmen en belangen van de rechtstreeks betrokkenen in het project aan bod komen. Dat geldt des te meer in die gevallen waar zij dat zelf niet kunnen. Isabelle Stengers' idee van de diplomaat, zoals ze dat beschrijft in haar artikel *The cosmopolitical proposal* kan hier inspiratie bieden (Stengers, 2005). In die paper dringt ze erop aan om de argumentatie wat uit te stellen en ruimte te creëren voor een ietwat ander bewustzijn van de problemen en situaties die ons bezighouden. Ze gebruikt in dat verband opzettelijk het woord kosmopolitiek en niet kosmopolitisch. Het is er haar niet om te doen om uiteindelijk een wereldorde te bereiken die we voor iedereen 'goed' zouden vinden, zoals in Kants idee van (wereld)burgerschap. Kosmos verwijst voor haar integendeel naar "het onbekende, bestaande uit die veelvoudige, uiteenlopende werelden, en de verbindingen waartoe ze mogelijk in staat zouden kunnen blijken, in tegenstelling tot de verlokkingen van een vrede die definitief en oecumenisch zou moeten zijn".

Bijzonder inspirerend is Stengers' verwijzing naar de 'idiot' van Deleuze, die hij op zijn beurt ontleende aan Fjodor Dostojevski. Die idioot is "degene die altijd de anderen afremt, die zich verzet tegen de afgesproken manier waarop de situatie wordt voorgesteld en waarop in dringende gevallen het denken en de actie gemobiliseerd worden". Als bio-ethici kunnen we in de grijze zone die rol van idioot spelen. Ik beken dat ik in onderzoeksprojecten rond autisme die rol al op mij genomen heb, door vragen te stellen die de serieuzere wetenschappers dan ergeren. Vragen zoals: wat wordt ermee bedoeld dat uw project kinderen met autisme zal helpen? Wat betekent dat, autistische kinderen helpen? Wat betekent 'autistisch'? En ga zo maar door. Ik denk niet dat ik daarom echt een ergerlijk iemand ben, maar ik geloof wel dat dergelijke tussenkomsten tot andere gezichtspunten, invalshoeken en alternatieve visies kunnen leiden. Misschien ligt hier wel de kerntaak van de bio-ethicus of de wetenschapsfilosoof: erop toezien dat niets als vanzelfsprekend wordt aangenomen, het zaad van de twijfel verspreiden of van potentieel nieuwe manieren om de fenomenen te benaderen. Ik pleit dus voor bio-ethici die zich opstellen als dat soort idioten.

Behalve idioten kunnen we ook diplomaten zijn. Volgens Stengers moet de diplomaat

> een stem geven aan wie zichzelf omschrijft als bedreigd, op een manier die de experts ertoe aanzet zich te bedenken, en hen dwingen om de mogelijkheid te overwegen dat hun favoriete handelswijze een oorlogsdaad zou kunnen zijn. (Stengers, 2005)

Diegenen die niet voor zichzelf kunnen of willen opkomen kunnen "vertegenwoordigd worden via getuigen die overbrengen hoe het voelt om bedreigd te worden door een kwestie waaraan men niets bij te dragen heeft".

Als we de ethiek van de bio-ethiek ernstig nemen, moeten we die deels politieke rol willen vervullen. Die houdt in dat we letten op diegenen die buiten de utilitaristische afwegingen vallen en als waardeloos gezien worden. De bio-ethiek is wel eens in de val getrapt om te streven naar de 'utopische' visie van de wetenschap en de politiek die Stengers beschrijft en waartegen ze zich afzet. Een voorbeeld dat hierbij onmiddellijk opduikt is dat van het gedachte-experiment dat in de reproductieve genetica gebruikt wordt. Daarbij stellen we ons een toekomst voor waarin je op papier de kenmerken van je toekomstige kind moet aanduiden. Volgens de redenering komen we daarmee uiteindelijk in een wereld terecht zonder handicaps. Hoewel veel bio-ethici zullen toegeven dat mensen met een handicap vaak een waardevol en gelukkig leven leiden is er toch de opvatting dat we al bij al beter een samenleving hebben zonder dan met handicaps. Zo bekeken zijn er geen argumenten tegen geen handicaps wensen. Dergelijke utopische projecten zijn echter misplaatst, zoals we in Deel Vier zullen zien, omdat ze voorbij proberen te gaan aan het rommelige van de wereld en het feit dat er tal van uiteenlopende werelden zijn, de ene niet beter dan de andere, die er alle aanspraak op maken te weten wat welbevinden, het goede leven inhoudt. Er is geen antwoord op de vraag of een wereld zonder handicaps beter zou zijn. De vraag zelf is onzin. We hebben geen gezichtspunt dat we kunnen innemen en van waaruit we het algemene principe van het goede leven zouden kunnen toepassen, los van de diverse mensen die allen hun levens leiden. Een nuttigere rol voor ethici bestaat erin getuigenis af te leggen in de plaats van diegenen die niet gehoord worden of op te treden als diplomaat voor diegenen van wie de belangen of de ervaringen dreigen verwaarloosd te worden. Stengers stelt:

> Net als bij het kosmopolitieke perspectief is de vraag tweevoudig. Hoe het politieke landschap zo te ontwerpen dat het actief bescherming biedt tegen de fictie dat 'mensen van goede wil beslissen in naam van het algemeen belang'? Hoe van het virus of de rivier iets maken om over na te denken? Maar ook hoe dat landschap te ontwerpen op zo'n manier dat het collectieve denken plaats moet vinden in aanwezigheid van diegenen die anders uitgesloten worden omdat ze idioot genoeg niets in te brengen hebben en de 'gemeenschappelijke zienswijze' verhinderen die zich aftekent. (Stengers, 2005)

Het is mijn overtuiging dat de bio-ethicus hier verschillende rollen kan vervullen, bijvoorbeeld als onderdeel van een consortium rond vaccinatiestrategieën tijdens pandemieën. Of anders als lid van een evaluatiepanel dat moet beslissen over het subsidiëren van onderzoek dat autisme wil behandelen, of van een werkgroep die nieuwe strategieën uitdenkt om het verlies aan biodiversiteit aan te pakken. Het is veeleer onze opdracht om de dingen te compliceren dan om vragen van hun complexiteit te ontdoen en het is onze opdracht om verzet te bieden tegen een wetenschap en ethiek die de complexiteit wil veronachtzamen.

DEEL VIER: PROBLEMEN

Waarin ik vier suggesties naar voren schuif om een kader te ontwikkelen voor een ethiek van het leven

Filosofisch en materieel ben ik een compostist, geen posthumanist. Alle wezens — menselijke en andere — worden samen, worden met elkaar. Ze verbinden en ontbinden elkaar, op elke schaal en in elk register van tijd en materie en in een sympoëtisch ineenklitten, in aards verwerelden en ontwerelden. Wij allemaal moeten ontologisch inventiever en gevoeliger worden binnen het opgeblazen holobioom dat de Aarde blijkt te zijn, ongeacht of we ze Gaia noemen of Duizend Andere Namen.

– Donna Haraway

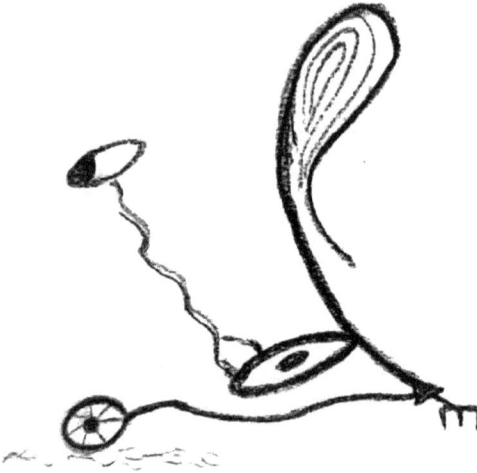

'Cool Warm Lady'

Hoe het verborgen lastdier van onze mede-sapiens onthullen?

Uit: 'Direct intuitive capturing of the hidden beast of burden accompanying a woman in the tram'

[Rechtstreeks intuïtief vangen van het verborgen lastdier in het gezelschap van een vrouw in de tram]

Schets: Bartaku, 2018[1]

---

1   De Beast of Burden-reeks: de praktijk van het verbeteren van inleving. Bartaku kunst_onderzoek (onuitgegeven).

In de vorige drie delen schetste ik wat volgens mij een aanvaardbare ontologie en epistemologie is voor de ethiek van het leven in al zijn aspecten. In Deel Eén gaf ik een overzicht van de wetenschap op basis van een ontwikkelingsgerichte visie op organismen. In Deel Twee schetste ik een beeld van wat ideeën uit de procesfilosofie kunnen betekenen voor de bio-ethiek. In Deel Drie beschreef ik hoe een dergelijke visie op het leven als zich voortdurend ontwikkelend, nieuwe manieren vindend en omgaand met toevallige ontmoetingen ook van toepassing is op pathologie. Het bestuderen en begrijpen van leven, gezondheid en pathologie betekent de ivoren toren en de '*god tricks*' verlaten. Het betekent erkennen dat kennis gesitueerd is en evolueert en dat de kennis die we genereren verschillende situaties zal opleveren om over en mee te denken. Anderzijds sporen grootschalige gebeurtenissen zoals de COVID-19-pandemie en de nucleaire dreiging sinds de Russische invasie van Oekraïne ons ertoe aan om onze relatie met het milieu en de toekomst te heroverwegen. Bio-ethiek die focust op particuliere ervaringen én op globale en zelfs existentiële gevaren hoeft geen contradictie te zijn.

In dit hoofdstuk stel ik de fundamenten voor waarop een bio-ethiek voor de toekomst zou kunnen steunen. Ik herhaal de basisideeën uit de vorige hoofdstukken en leg met verschillende cases uit hoe ze de bio-ethici houvast kunnen geven bij hun werk van alledag. Om te beginnen bespreek ik de noodzaak en de uitdagingen van een toenadering tussen de milieu-ethiek en de medische ethiek. Ten tweede stel ik de zorgethiek voor als een morele basistheorie die alle ethische theorieën stuurt. Ten derde pleit ik voor de noodzaak om aandacht te hebben voor de contextgevoeligheid van specifieke problemen en om werk te maken van de bestaande vormen van onrecht. En tot slot wijs ik erop dat een creatieve omgang met de menswetenschappen kan bijdragen tot het ontwikkelen van verhalen voor een leefbare toekomst.

13. Terug naar het milieu

In Deel Drie heb ik gepleit voor een herbeoordeling van hoe de traditionele bio-ethiek omgaat met handicaps. In gedachte-experimenten en beleidsbeslissingen wordt een handicap te vaak bekeken als onlosmakelijk verbonden met lasten en lijden. Ik heb een aanpak voorgesteld die vertrekt bij of in ieder geval plaats maakt voor idiosyncratische levenservaring en erkent dat alle wetenschappelijke en bio-ethische denken gebaseerd is op reeds bestaande, contextuele kennis. Het kan zo lijken alsof denken over handicaps vooral relevant is voor de medische ethiek die zich buigt over gezondheid en ziekte. Handicaps kunnen echter ook een licht werpen op onze *ecologische* verantwoordelijkheid. Denk even terug aan Van Rensselaer Potter die droomde over één enkele discipline die de medische en milieuethiek bijeen zou brengen. In Deel Eén schetste ik hoe een ontwikkelingsgerichte, epigenetische manier van denken over organismen wijst in de richting van een complexe verwevenheid tussen organismen en hun milieu. Academici zoals Josep Santaló en María Berdasco hebben inderdaad aangevoerd dat de epigenetica een brug zou kunnen slaan tussen biomedische ethiek en milieuethiek (Santaló en Berdasco, 2022). In Deel Drie werpt Canguilhems benadering een nieuw licht op hoe we denken over pathologie. "Leven is ervaren", aldus Canguilhem en inzicht in het leven en de ethiek van het leven impliceert kennis van ervaring, onze eigen ervaring en die van andere schepsels. Dat gezondheid en milieu nauw verbonden zijn behoeft geen verder bewijs.

Toen ik dit boek schreef zaten we in het tweede jaar van de COVID-19-pandemie, die in verband gebracht wordt met verlies aan biodiversiteit. Ook bio-ethici hebben het over de relevantie van het milieu voor onze gezondheid en voor de medische ethiek. Cristina Richie heeft er bijvoorbeeld op gewezen dat bio-ethici op twee manieren naar het milieubeleid kijken (Richie, 2019). Enerzijds kan de impact van

 https://doi.org/10.11647/OBP.0370.13

gezondheidstechnologieën en geneeskunde op het milieu een onderdeel zijn van een ethisch debat over nieuwe technologieën en behandelingen. De pandemie heeft ons de gevolgen getoond van de enorme hoeveelheid wegwerpmaskers en zelftests. Die zullen wel essentieel geweest zijn om de pandemie te bestrijden maar we kunnen ons amper een voorstelling beginnen te maken van de buitensporige hoeveelheid afval die ze genereren. Anderzijds is er ook de impact op onze gezondheid van de klimaatverandering en de schade aan het milieu, zoals vervuiling. Sinds de eeuwwisseling en de opkomst van de genoomtechnologie, lijken gepersonaliseerde en precisiegeneeskunde een nieuw paradigma in de geneeskunde te hebben ingeluid. Deze evolutie is de bio-ethici niet ontgaan: de grote hoeveelheid persoonsgegevens heeft bij onderzoekers vragen doen rijzen over privacy en solidariteit. Hoofddoel van de preventieve of gepersonaliseerde geneeskunde lijkt te zijn om ziekten te voorkomen, eerder dan ze te genezen. De precisiegeneeskunde hoopt op basis van biomarkers gepersonaliseerde aanbevelingen te kunnen geven. Met die aanbevelingen kunnen mensen hun eigen gezondheid in handen nemen en hun levensstijl erop afstemmen. In het licht van de huidige en toekomstige pandemieën en de nucleaire dreiging in 2022 kunnen we ons afvragen of die nadruk op persoonlijke verantwoordelijkheid, onder het mom van persoonlijk empowerment, niet misplaatst is. Het advies om gezonder te eten en meer te bewegen is ongetwijfeld terecht, maar het leidt ons ook af van de aanzienlijke dreiging die uitgaat van klimaatverandering en pollutie.

Potter pleitte voor een bio-ethiek die vooral vooruitkijkt. Een dergelijke bio-ethiek vindt het leven in al zijn aspecten belangrijk en streeft naar het overleven ervan en dan vooral het menselijke leven. Hij houdt zich bezig met ethische vragen rond persoonlijke gezondheid maar ook rond het overleven van de mensheid in het algemeen. Hij schreef zijn eerste boek nadat Rachel Carson in haar boek *Silent Spring* (Carson, 2002) de rampzalige gevolgen had beschreven van vervuiling door pesticiden. Het werd toen almaar duidelijker dat menselijke wezens verantwoordelijk zijn voor hun eigen lot en ook de macht hebben om dat te veranderen: overleven of uitroeiing. Ik waardeer het toekomstgerichte aspect van zijn benadering van de bio-ethiek. In de tijd waarin we leven heeft het zin om in de eerste plaats te focussen op het overleven van de mensheid en haar verwanten, zowel in de ethiek als in de wetenschappen. We moeten er bovendien voor zorgen dat het niet om louter overleven gaat. Films zoals Interstellar hebben de mensheid afgeschilderd als hoe dan ook de moeite waard om te behouden, ook als dat betekent dat we met wat ervan overblijft onherbergzame planeten moeten gaan koloniseren. Dat is niet hoe ik het zie. Het ultieme doel is niet per se overleven maar een leefbare toekomst met vreugde en wat verder nog allemaal waardevol is, een toekomst die het leven toelaat in al zijn vormen, om creatief verder te gaan, nieuwe mogelijkheden zoekend op basis van toevallige ontmoetingen. Nadenken over het soort toekomst dat we willen veiligstellen valt dus ook onder de globale bio-ethiek. We moeten daartoe informatie inwinnen over verschillende levensvormen en onze nadruk op koude rationaliteit opnieuw bekijken. Dit houdt ook in dat we bij de problemen blijven van onverzoenbare paradoxen en openstaan voor mislukkingen waaruit we kunnen leren. Maar voor we daaraan toekomen beschrijf ik wat zo'n paradox zou kunnen zijn rond het nadenken over onze verantwoordelijkheid voor toekomstige generaties.

Ik heb beschreven hoe gedachte-experimenten in de bio-ethiek vaak vragen om ons een toekomst zonder handicaps voor te stellen. Dergelijke gedachte-experimenten laten ons kiezen tussen een toekomst met en een toekomst zonder handicaps en voeren dan aan dat iedereen die bij zijn volle verstand is de toekomst zonder verkiest, zeker als die toekomst zo somber wordt als de voorspellingen lijken te beweren. Als we kijken naar de hoofdstroom van de hedendaagse apocalyptische fictie in games, films en literatuur, zijn de mensen met een handicap er in de overlevingsmodus na de apocalyps het slechtste aan toe. Dat soort beelden strookt met de rauwe interpretaties van Darwins 'survival of the fittest'. Mensen nemen gemakkelijk aan dat dit overeenstemt met hoe het leven verliep in de eerste dagen van de mensheid, toen we holbewoners waren in een vijandige wereld en stilaan de stap zetten naar het boerenleven, waarna optimale productiviteit het belangrijkste werd. Toch is dit niet het enig mogelijke verleden, noch de enig mogelijke toekomst. In hun monumentale boek *Het begin van alles* geven David Graeber en David Wengrow een beschrijving van Romito 2, een 10.000 jaar oude begraafplaats waar resten werden gevonden van een man met een zeldzame genetische aandoening (Graeber en Wengrow, 2021). De man moet geleden hebben aan acromesomele dysplasie, een aandoening met gevolgen voor de botgroei in de onderarmen en benen. Het verhaal biedt een alternatief voor de perceptie dat voor handicaps in de menselijke prehistorie geen plaats was. Op een vergelijkbare manier kan in post-apocalyptische en speculatieve fictie een toekomst afgeschilderd worden waarin de zorg voor elkaar het overleven zin geeft.

Er is echter nog een paradox waarmee we te maken kunnen krijgen als het gaat over handicaps, milieu en het voorkomen van handicaps. Hoe kunnen we de omgevingsfactoren die handicaps veroorzaken slecht vinden maar de handicap zelf als waardenneutraal beschouwen? Sommige reproductieve ethici pleiten voor zwangerschapsafbreking als het kind met een handicap geboren zal worden. Wie zwanger wordt krijgt de dringende raad om tabak en alcohol te laten om handicaps bij het toekomstige nageslacht te voorkomen. Als we zover gaan om handicaps te voorkomen, waarom vinden we die handicaps op zich dan niet slecht? Hoe respecteren we de levens van mensen met een handicap die genezen willen worden? Thomas H. Bretz heeft het over de spanning tussen ecologische rechtvaardigheid en belangenbehartiging voor mensen met een handicap in hun *Discussing Harm without Harming: Disability and Environmental Justice* (Bretz, 2020) en schrijft:

> Die spanning komt voort uit het feit dat de literatuur en de media-aandacht voor ecologische rechtvaardigheid handicaps doorgaans voorstellen als automatisch schadelijk en te mijden. Omgekeerd verwerpen de meeste auteurs van onderzoek naar handicaps en activisten die visie. Zij stellen voor om een duurzame wereld te zien als een wereld waarin plaats is voor handicaps.

Eli Clare beschrijft een gelijkaardig gevoel in hun boek *Brilliant Imperfection, Grappling with Cure* (Clare, 2017). Clare vraagt zich af hoe we lichamen in al hun vormen op prijs kunnen stellen, inclusief handicaps, en tegelijk de milieuvervuiling veroordelen die er de oorzaak van is:

> Te midden van deze kakofonie wil je weten hoe je je afkeer van de militaire vervuiling kunt uiten, zonder de opvatting te voeden dat je bodymind tragisch, verkeerd en onnatuurlijk is. Daar is geen eenvoudig antwoord op. Jij en ik hebben intense gesprekken. Zowel de emoties als de ideeën zijn compact. We komen tot een slogan voor jou: "ik haat het leger en ik hou van mijn lichaam".
>
> We hadden ongetwijfeld met een pakkendere of complexere slogan voor de dag kunnen komen. Niettemin legt hij een essentiële kwestie bloot: hoe leggen we getuigenis af van onrechtvaardigheden die

allerhande vormen van bodyminds veranderen en schaden — planten en dieren, al dan niet organisch, al dan niet menselijk — en hoe geven we er namen aan en verzetten we er ons tegen, zonder handicaps gelijk te stellen met onrechtvaardigheid? (Clare, 2017, p. 56)

Bretz suggereert een uitweg uit het dilemma. Het argument luidt dat mensen met een handicap het meeste te lijden hebben van milieuschade en andere gezondheidsrisico's. De impact van vervuiling op mensen met astma is een schoolvoorbeeld. De COVID-19-pandemie, die we zouden kunnen beschouwen als een milieurisico, toonde de impact op mensen met een beperking, die vaak het sterkste door de infectie getroffen werden. Bretz verwijst naar Elizabeth Barnes, die op een normatief verschil wijst tussen een handicap hebben en een handicap oplopen (Barnes, 2016). Barnes beschouwt dat eerste als een neutrale toestand (de mere-difference-visie, zoals zij die noemt), terwijl bij dat laatste een verschuiving plaatsvindt van de ene vorm of belichaming naar een andere. Bretz stelt daarom voor om ecologische onrechtvaardigheid los te zien van personen, ongeacht hoe ze belichaamd zijn (Barnes, 2016).

Bretz oppert om milieumisdrijven te benaderen zonder daarbij een beroep te doen op validistische aannames over handicaps. Bretz hanteert daarbij Barnes' mere-difference-visie om aan te tonen dat een handicap op zich neutraal is. Dat neemt echter niet weg dat een handicap voor bepaalde mensen geassocieerd kan zijn met kwaad en onrecht. Dat kwaad is wel altijd contextafhankelijk en gaat hand in hand met ecologische of psychologische factoren. Hoe kunnen we dan nog pleiten voor ecologische rechtvaardigheid? Bretz suggereert om toch te kijken naar evoluties in de cijfers over handicaps in een specifieke omgeving, als een reden om de milieurisico's te onderzoeken. Als we dergelijke toxische omgevingen vinden kunnen we er tegen ingaan vanwege hun problematische gevolgen, zoals dood of ziekte van organismen of schade aan de DNA-structuur. We botsen hier uiteraard op een beperking van de aanpak van Bretz: we kunnen er rustig van uitgaan dat de dood slecht is, maar de scheidingslijn tussen ziekte, schade aan het DNA en invaliditeit is moeilijk te trekken. Vanaf wanneer is iets schadelijk en niet langer een neutraal verschil?

Bretz pleit er ook voor om naar het proces te kijken in plaats van het resultaat: als je belichaming tegen je wil veranderd is, van wel naar niet gehandicapt of omgekeerd, dan is dat verkeerd, niet vanwege een slechte procedure op zich, maar omdat er geen toestemming was. We kunnen bovendien ook nagaan of schadelijke faciliteiten en structuren er gekomen zijn na democratisch overleg. Bretz oppert tegelijk dat we niet mogen ontkennen dat een handicap voor sommigen, in combinatie met andere factoren, schade kan impliceren. Dit herinnert aan Georges Canguilhem. We kunnen bovendien ook de specifieke manier waarop pollutie die veranderingen veroorzaakt als schadelijk bestempelen. Pollutie interfereert zonder toestemming met de lichamen van mensen. Bretz stelt dus dat de normatieve evaluatie de overtreding betreft en niet de belichaming.

Ik heb waardering voor de aanpak van Bretz die ons inzicht verschaft in de verwevenheid van ecologische rechtvaardigheid en disability justice. Toch lijkt het onmogelijk om tot een in alle opzichten waterdichte argumentatie te komen. Wat bijvoorbeeld met toxische schade aan embryo's? Of aan de primordiale stamcellen van mannen vóór ze vader worden? Dergelijke schade beïnvloedt het eventuele nageslacht dat jaren later geconcipieerd zou kunnen worden. Bretz erkent dat en stelt dat, in dergelijk geval

> toestemming voor door het milieu geïnduceerde veranderingen in de belichaming in de vroege ontwikkelingsstadia onaannemelijk is (foetus), onmogelijk (de getroffen persoon) of zeer onwaarschijnlijk (de zwangere persoon).

Belichaming is ook nauw verbonden met iemands identiteit en we raken hier hard aan het identiteitsprobleem. Milieuschade die gevolgen heeft voor de belichaming van een persoon, vóór of zelfs onmiddellijk nadat die geconcipieerd werd heeft wellicht invloed op de identiteit, in die zin dat de persoon die zich ontwikkelt uit een embryo dat schade leed, verschillend zal zijn van de persoon die zich ontwikkeld zou hebben zonder die ecologische schade. Hoe kun je bezwaar hebben tegen iets wat je gemaakt heeft tot hoe je bent? Zo bekeken kunnen prenatale gebeurtenissen een grotere invloed hebben op de identiteit dan wanneer een andere belichaming het resultaat is van een ongeval of chirurgie. Bretz schuift goede redenen en strategieën naar voren voor ecologische rechtvaardigheid die geen validistische argumenten behoeven. De paradox van Eli Clare — houden van je lichaam én het leger haten dat het gemaakt heeft tot wat het is — blijft uiteindelijk echter allicht onopgelost.

Maar misschien is de schijnbare onverenigbaarheid van de beide gedachten niet zo problematisch als ze op het eerste gezicht lijkt. Het verlangen om paradoxen opgelost te zien, heeft volgens mij te maken met een tendens in de westerse ethiek om rationeel en op ieder moment consistent te zijn. Tot op zekere hoogte moet het ethische denken ook rationeel zijn. Niettemin is ethiek ook geen waterdicht systeem en hoeft dat ook niet zo te zijn. Misschien leert het voorbeeld van handicaps en milieu ons twee zaken. Milieuverontreiniging bestrijden, verschillende vormen van belichaming waarderen en ingaan tegen validistische aannames in de strijd voor ecologische rechtvaardigheid zijn stuk voor stuk essentiële morele imperatieven die op zich kunnen staan. Het zou echter onmogelijk kunnen blijken om ze samen te brengen in één groot waterdicht systeem, wat nog niet wil zeggen dat we fatalistisch de incompatibiliteit van onze verschillende waarden moeten aanvaarden. Evenmin vinden we hier een argument voor de opvatting dat milieu- en biomedische ethiek twee gescheiden werelden vormen. Paradoxen en onverenigbaarheden hebben een substantiële heuristische waarde: ze leren ons iets over wat belangrijk is. We moeten dat soort problemen resoluut aanpakken, niet omdat we ze willen oplossen, maar omdat we bij de problemen van die inconsistenties willen blijven en erover nadenken, hetgeen een nieuw licht kan werpen op waar we belang aan hechten en welke toekomst we ons moeten voorstellen. Dat kan bijvoorbeeld een toekomst zonder kunstmatige vervuiling zijn, maar die verschillende manieren van belichaamd zijn verwelkomt. Het voorbeeld van de handicap biedt een goed vertrekpunt voor een toekomstgerichte, vooruitziende ethiek. Rosemarie Garland-Thomson noemt een handicap "de transformatie van het vlees dat de wereld ontmoet" (Garland-Thomson, 2012). Garland-Thomson schrijft voorts dat we "allemaal gehandicapt worden als we lang genoeg leven en dat ieder leven en iedere familie op een bepaald moment zijn handicap heeft" (Garland-Thomson, 2012). Dat erkennen van de alomtegenwoordigheid van handicaps is een feit dat velen volgens mij vergeten waren toen ze tijdens de pandemie voor specifieke beleidsmaatregelen gingen pleiten. Denken met handicaps houdt echter in dat we ons een toekomst voorstellen waarin alle verschillende vormen van belichaming aanvaard zijn. Het vereist een benadering van de bio-ethiek die verder gaat dan de conventionele, utilitaristische of deontologische benaderingen, aangezien die er al te vaak van uitgaan dat ethiek waterdicht gemaakt moeten kunnen worden. In het volgende deel zetten we de zoektocht voort naar hoe een dergelijke aanpak er zou kunnen uitzien.

14. Zorgende verantwoordelijkheid

Wie beroepshalve praat en schrijft over ethiek is vaak geneigd om te vergeten dat ethiek niet kant en klaar verkrijgbaar is, in deontologische of consequentialistische versie. De principes van rechtvaardigheid, autonomie en nut zijn geen intrinsieke eigenschappen van ethische problemen. Als we het over ethische principes hebben, of in hippere termen, over communitaristische of narratieve ethiek, doen we dat omdat we dat nuttige manieren vinden om over ethiek na te denken: als een op zichzelf staand conceptueel systeem dat ons in staat stelt om ethische kwesties een soort van orde op te leggen. In werkelijkheid staat ethiek echter niet op zichzelf. Ethiek is één draadje in het weefsel van de samenleving, verstrengeld met vele andere. Ethische concepten zijn gekoppeld aan de zeden, gewoonten, tradities, instellingen van een samenleving, aan alle concepten die structuur geven aan en informatie over de manieren waarop een lid van die samenleving omgaat met de wereld. Als we dat uit het oog verliezen, lopen we het gevaar dat we de wereld van de echte moraal verlaten voor een wereld van morele fictie, een vereenvoudigde, hypothetische creatie die wel intellectueel comfortabel is maar niet echt geschikt voor de praktische problemen.

– Carl Elliott, *A Philosophical Disease* (Elliott, 1999, p. 146)

In *A Philosophical Disease*, een boek over bio-ethiek, dat te denken geeft neemt Carl Elliott de traditionele gereedschapskist van de bio-ethicus onder de loep (Elliott, 1999). Die bevat morele theorieën, zoals consequentialisme, deontologie en principes. Elliott stelt dat die niet volstaan om met de complexiteit en zelfs morsigheid van de echte wereld om te gaan. En ethiek kan evenmin bekeken worden als een alomvattend systeem dat iedereen van buitenaf houvast kan bieden. Ik sloot het vorige hoofdstuk af met de idee dat het beter is om bij de problemen te blijven door te aanvaarden dat ethische reflectie

https://doi.org/10.11647/OBP.0370.14

partijdig en slordig is en altijd zal blijven — ten minste in het geval
van de schijnbare onverenigbaarheid van een discours over invaliditeit
en argumenten tegen milieuverontreiniging. Tegelijk is bio-ethiek een
praktische ethiek: we krijgen vaak de vraag naar concrete aanbevelingen
en manieren om door te gaan met een specifieke, nieuwe biomedische
technologie. De principes en morele theorieën die we gedoceerd kregen
en op onze beurt aan onze studenten doceren helpen om argumentaties
te verduidelijken en laten ons zwakke plekken en inconsistenties zien
in onze argumentatie. De gesitueerdheid van onze ethische kennis
erkennen en de incompatibiliteit van specifieke waarden wil niet
zeggen dat we het zoeken naar duidelijkheid moeten staken, noch
dat relativisme — of zelfs defaitisme — onze enige optie zou zijn. De
bestaande bio-ethische gereedschapskist kan daarbij zeer goed van pas
komen. Misschien waren bio-ethische principes wel nooit bedoeld om
gewoon een antwoord te geven op ethische vragen. Rekening houden
met de context, omstandigheden en bijzonderheden van specifieke
ethische dilemma's maakt deel uit van de (bio-)ethische praktijk en al
zeker in de medische ethiek.

De traditionele benadering van de bio-ethiek heeft haar beperkingen.
Een goed voorbeeld daarvan vormen de rechten van ouders en hun
kinderen. Kinderen plaatsen de conventionele bio-ethiek weleens voor
serieuze problemen. Ze verwerven geleidelijk aan autonomie, een van
de belangrijke principes van de bio-ethiek. Zolang zij geen volledig
autonome wezens zijn die kunnen instemmen met de ontvangen
gezondheidszorg lijken principes zoals het goede doen en niet schaden
voor te gaan op het naleven van hun autonomie. Het blijft onduidelijk
in welke mate en op welke punten de autonomie van het kind zou
moeten voorgaan op de autonomie van de ouders bij het beslissen over
wat het beste is voor hun kind. Het voorbeeld van de ADHD-medicatie
bij kinderen kan dit illustreren. Wat is het 'goede' als een twaalfjarige
met de medicatie wil stoppen maar de ouders blijven erop aandringen?
In de geneeskunde gaat men er vaak van uit dat dat ouders het beste
willen voor hun kinderen en het laatste woord hebben. Dat is daarom
nog niet altijd zo en ouders kunnen zich vergissen bij de beslissingen die
ze voor hun kinderen nemen, of kinderen kunnen het oneens zijn met
de beslissingen van hun ouders. Het kind kan ook verkeerd zijn, maar
kinderen opvoeden veronderstelt altijd enige ruimte voor vergissing.

Leren fouten maken hoort uiteindelijk ook bij opgroeien. Het kan nuttig zijn om de potentieel conflicterende rechten en plichten van ouders en kinderen met onze traditionele conceptuele gereedschapskist en ethische principes te onderzoeken. Die aanpak kan inconsistenties en lacunes in onze kennis aan het licht brengen, onze gedachten over het onderwerp helpen verduidelijken en tonen waar we nog bijkomende empirische kennis nodig hebben. Als we ons bijvoorbeeld afvragen welke autoriteit ouders hebben over hun kinderen en tot op welke hoogte kinderen moeten kunnen mee beslissen over hun gezondheidszorg moeten we toegeven dat dit in ruimte mate afhankelijk is van de cultuur en familietradities. Het lijkt verkeerd en onnodig om van bovenaf een norm op te leggen voor het moment waarop kinderen autonomie verwerven en het oordeel van hun ouders niet meer telt. Tegelijk kan het wel goed zijn om over een algemeen principe te beschikken dat zegt dat autonomie van kinderen belangrijk is, om sneller expliciet duidelijk te maken dat bepaalde kwesties onethisch zijn. Kinderen zijn knooppunten in een relationeel netwerk en het is ongepast om los van dat netwerk na te denken over hun recht op autonomie. Toch zijn autonomierechten ook belangrijk. Door de respectieve belangen van kinderen en ouders eerst afzonderlijk te onderzoeken kunnen we ze in een tweede stap beter bij elkaar brengen. Wat er toe doet lijkt een algemene erkenning te zijn van het belang van zorg en relaties als fundament om van daaruit na te denken over rechten en plichten van ouders en kinderen. In zijn eenvoudigste vorm kan zorg verwijzen naar de zorg van ouders voor hun kinderen, maar die zorg houdt ook zorgen in voor de groeiende onafhankelijkheid van kinderen en zorgen voor de ouders bij het maken van complexe keuzes. Zorg is nooit triviaal. Het toepassen van principes zoals autonomie en het goede doen kan helpen om inconsistenties aan te wijzen in het conventionele morele denken en zo leiden tot daadwerkelijke verandering. Maar principes zijn ook niet meer dan dat: instrumenten die het denken ondersteunen en een bepaald licht werpen op verschillende aspecten die ertoe doen. Naast die instrumenten hebben we ook een gedeelde basis nodig voor actie die gegrond is in hoe de wereld werkt en dienstdoet als een baken voor een toekomstgerichte ethiek voor een leefbare toekomst. Ik denk dat de zorgethiek hier dat soort van houvast kan bieden.

In de westerse filosofie is zorgethiek een relatief modern idee, gelanceerd door Carol Gilligans bekende kritiek op de stadia in de morele ontwikkeling van Kohlberg (Gilligan, 1982). Toen hij *Global Bioethics* schreef gaf Potter al de voordelen toe van feministische benaderingen zoals die van Gilligan.

> De globale bio-ethiek moet gebaseerd zijn op een combinatie van rechten en verantwoordelijkheden waarbij mannelijkheid en vrouwelijkheid niet langer gezien worden als elkaar wederzijds uitsluitende dimensies van een bipolair continuüm. Het concept van psychologische androgynie, het onderschrijven van bepaalde traditionele attitudes van zowel mannetjes als vrouwtjes en het verwerpen van bepaalde andere kan een reorganisatie inhouden van traditionele perspectieven op seksuele rollenpatronen. De grootste barrière voor een brede aanvaarding van een globale bio-ethiek is de 'macho' moraal van mannelijke autonomie en dominantie: dominantie over vrouwen, met een onbeperkte voortplantingsfunctie bij de mannen en het opsluiten van vrouwen in de reproductieve rol; dominantie over de natuur; en conflicten met andere mannetjes. Die macho moraliteit is voor een stuk de bron van de overtuiging dat een technologische oplossing gevonden kan worden voor elke technologische ramp en van de overtuiging dat religieuze heilige oorlogen mannelijk zijn. Omgekeerd is de grootste hoop op aanvaarding van een globale bio-ethiek de vrouwenbeweging voor reproductieve vrijheid, gevolgd door de 'gewijzigde inzichten' in de menselijke ontwikkeling en een productievere visie op het menselijk leven, zoals Gilligan die bedacht heeft. (Potter, 1988, p. 90)

Gezien de sterke nadruk op relationaliteit en de bijzonderheden van persoonlijke relaties is de zorgethiek ook populair bij feministische bio-ethici (Lindemann, 2006). Tegelijk werd de zorgethiek ook beoordeeld in het licht van andere benaderingen van de bio-ethiek, bijvoorbeeld principlistische benaderingen die de nadruk leggen op autonomie of andere principes. Precies om die reden wordt soms beweerd dat in medische confrontaties een zorgethiek kan botsen met het recht van een individu of autonomie. Een zorgende verpleegkundige kan bijvoorbeeld bezwaar maken tegen de wens van een palliatieve patiënt om euthanasie te krijgen. Anderzijds is het ook mogelijk om respect voor autonomie als een integraal onderdeel van zorg te beschouwen. Zorgethiek benadrukt de relationaliteit en we kunnen ook vanuit dat relationele perspectief naar het recht kijken om voor onszelf te beslissen. Een zorgende benadering van het respect voor autonomie bij euthanasie betekent bijvoorbeeld mee denken met de persoon die voelt niet alleen te staan met haar of zijn beslissing. Het kan gaan om zorg en begrip voor de twijfels en gevoelens van de naasten. Dit alles is gebaseerd op een visie op leven die partnership en belichaamde communicatie benadrukt, om de filosofe Eva Kittay (Kittay, 2019) te parafraseren. Dit is dus nooit eenrichtingsverkeer. We zijn allemaal onderling afhankelijk en zorgbehoeftig. Zorg is volgens Kittay een proces: zorg helpt de zorgontvanger die wel impliciet of expliciet de geboden zorgen moet goedkeuren (Skarsaune, Hanisch en Gjermestad, 2021). Een zorgethiek moet ook gezien worden als meer dan een deugdenethiek voor dokters, verplegenden en ouders. Hoewel sommige auteurs zorg nadrukkelijk situeren op het niveau van de interpersoonlijke relaties tussen mensen, stellen filosofen zoals Joan Tronto dat een zorgethiek ook een politieke component moet hebben. In het boek *Caring Democracies*, definieert Tronto zorg als volgt:

> In algemene termen stellen we voor om zorg te zien als een activiteit van de soort die alles omvat wat we doen om onze 'wereld' in stand te houden, voort te zetten, te herstellen, zodat we er zo goed mogelijk in kunnen leven. (Tronto, 2013, p. 19)

Een bio-ethiek die voortbouwt op een zorgethiek als fundament is geen bekrompen bezigheid die zich enkel 'zorgen' maakt over interpersoonlijke en privérelaties. Bio-ethiek moet zowel het individuele als het politieke omvatten, in het besef dat die altijd met elkaar verweven zijn. Voor beginners staat het benadrukken van het alomtegenwoordige belang van zorgen voor mensen- en andere wezens sterk in contrast met de aandacht voor beleid en economie. De pandemie heeft getoond dat jobs in de zorg van het grootste belang zijn, hoewel ze traditioneel niet geassocieerd worden met prestige en hoge lonen. Zorgethici zoals Joan Tronto willen ons daar anders doen naar kijken en zien bezorgdheid over de levens van echte mensen als een integraal onderdeel van het beleid.

Een ethiek van de zorg die nuttig blijkt voor bio-ethici overstijgt het louter menselijke en weerspiegelt een onderliggende waarheid dat het menselijk bestaan verstrengeld is met de wereld als geheel. De relationaliteit beperkt zich niet tot menselijke wezens maar betreft ook mensen en andere entiteiten, van andere-dan-menselijke wezens tot microben en het milieu. In haar baanbrekende *Matters of Care* gaat Maria

Puig de la Bellacasa uit van Tronto's idee van zorg als een complex, levensondersteunend web en beschrijft ze zorg als intrinsiek ethisch en politiek (de la Bellacasa, 2017). Zorg overstijgt dus de vaak vermeende spanning tussen het ethische en het politieke. Puig de la Bellacasa bepleit een concept van posthumanistische zorg die het louter interpersoonlijke en intermenselijke overstijgt. Ze beschrijft zorg als een "veralgemeende toestand die circuleert door de dingen en het oppervlak van de wereld" (de la Bellacasa, 2017). Zorg is dus een manier van denken over milieu- en gezondheidsethiek samen. Zorg weerspiegelt een onderliggende waarheid van het menselijk bestaan en onze verwevenheid met de wereld als geheel, een waarheid die we ook vinden in inheemse kennis en ecofeminisme.

Stromingen in de milieuethiek hebben wel eens iets typisch antropocentrisch of ecocentrisch. Antropocentrisme verwijst naar de overtuiging dat waarde mensgericht is en dat alle andere wezens middelen zijn in dienst van menselijke doeleinden. In de milieuethiek wordt dit vaak gezien als de oorzaak van onze huidige ecologische crisis(sen) (Kopnina et al., 2018). Een positievere houding zou kunnen zijn dat net het centrale van de mens in het antropocentrisme ons ertoe aanzet voor het milieu in actie te schieten. Als we de mens belangrijk vinden moeten we ook belang hechten aan het milieu waarin de mens moet leven. Ecocentrisme daarentegen ziet menselijke wezens als een inherent onderdeel van de natuur en hecht ook intrinsieke waarde aan de natuur en andere vormen van leven. Arne Naess en de deep ecology zijn voorbeelden van een ecocentrische approach (Naess, 1986). Ik situeer mezelf ook in het kamp van het ecocentrisme. Ik denk dat de superioriteit die de mensheid zich vaak toedicht misplaatst is en zelfs gevaarlijk. Tegelijk is het moeilijk om niet te zeggen onmogelijk om het eigen leven en dat van je naasten niet boven dat van andere organismen te plaatsen. Ik denk dat een 'zorgethische' benadering van de milieuethiek, zoals we die zien in het ecofeminisme en in inheemse benaderingen een uitweg kunnen bieden uit het dualisme van de beide stromingen. De rechten van de mens afwegen tegenover die van de natuur is geen vruchtbare aanpak. Het moet mogelijk zijn om een ontologisch ecocentrisme aan te hangen en tegelijk te erkennen dat specificiteit en verwevenheid met andere menselijke en andere-dan-menselijke wezens moreel relevant zijn. Vanuit die positie is het volgens mij mogelijk om tot een milieuethiek te komen waarin de opvattingen van de zorgethiek een centrale plaats krijgen: dit geeft ons redenen en een methode voor actie. We zijn een deel van de natuur, die waardevol is, ook los van ons. Tegelijk hebben we een verantwoordelijkheid tegenover die natuur opdat wij — en het leven in het algemeen — kunnen recupereren en floreren (Cross, 2018). Erkennen dat het welbevinden van onze soort en van onze planeet samenhangen houdt ook de erkenning in dat milieuethiek en ecologische rechtvaardigheid geen afzonderlijke dingen zijn.

Dergelijke ideeën zijn niet nieuw en ook niet bijster origineel. Ecofeministen bepleiten dit soort opvattingen al tientallen jaren en in het inheemse denken komen ze al eeuwen voor, om niet te zeggen millennia.[1] Kyle Powys Whyte en Chris Cuomo komen in het hoofdstuk '*Ethics of Caring in Environmental Ethics: Indigenous and Feminist Philosophies*' tot de volgende conclusie:

> Feministische en inheemse invullingen van zorgethiek bieden een waaier aan opvattingen en instrumenten voor de milieuethiek, die vooral nuttig blijken voor het ophalen van diepe verbindingen en morele verbondenheid en houvast bieden bij beslissingen die het milieu betreffen. [...] De gendergerelateerde, feministische, historische en dekoloniale dimensies van de zorgethiek en de bijbehorende invullingen van de milieuethiek bieden volop materiaal om anders te gaan denken over en om te gaan met de aard en de diepgang van allerlei relaties die het eigenlijke weefsel van het maatschappelijke en ecologische bestaan blijken te zijn. (Whyte en Cuomo, 2016)

V. F. Cordova beschrijft hoe de inheemse Amerikaanse filosofie mensen ziet als in eerste instantie sociaal, geconnecteerd en verbonden met een bepaalde plaats. Dat 'behoren tot' impliceert dat ze een plaats niet bezitten maar ze goed kennen en ze in stand moeten houden. *Belonging*, thuishoren bij en met, is relevant voor de milieuethiek en de biodiversiteit. Cordova schrijft hierover:

> Het ecosysteem waar hij [Edward O. Wilson] zo veelzeggend over spreekt bestaat uit onderling afhankelijke, interagerende gemeenschappen. Het wordt tijd wat we inzien dat mensen deel uitmaken van dat ecologische

---

1   Dat betekent niet dat inheemse opvattingen over zorg noodzakelijk conservatief, onveranderlijk of zelfs atavistisch zijn. We kunnen denken aan het concept *Buen Vivir*, dat een vorm van inheems denken is, aangepast aan de realiteit van vandaag (Acosta, 2012).

web en dat ook zij een rol spelen, niet als de beheerders van een inferieure, geesteloze natuur, maar als een noodzakelijk onderdeel van een gezond en divers levenssysteem. (Cordova, 2007, p. 207)

Zorgen voor de natuur is lastiger dan de ethiek van de natuur beheren en er over heersen en beslissen. Je loopt het risico dat de persoon, het organisme, of het systeem waar je voor zorgt tegendraads doet, weerstand biedt en zich niet gedraagt volgens de verwachtingen. Voor bio-ethici betekent dit op uitdagingen botsen die anderen mogelijk stellen aan onze vaste overtuigingen. Het betekent bij de problemen blijven van een morsige realiteit. Het betekent aanvaarden dat we kunnen falen en leren uit ons falen. Deelnemen aan de ethische argumentatie is veeleer een leerproces dan de juiste argumenten vinden om je punt te maken. Het houdt ook in dat je voor ogen blijft houden waar je het voor doet: om er mee voor te zorgen dat diegenen die na ons komen nog altijd een vreugde- en waardevol leven kunnen leiden.

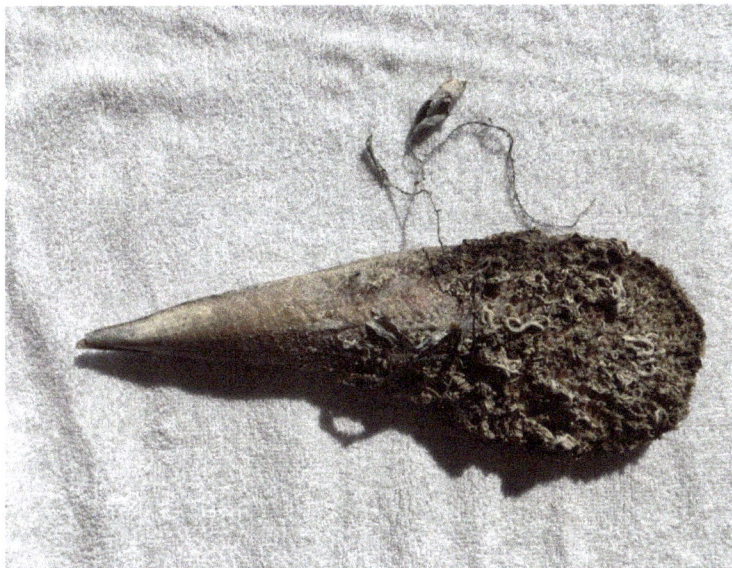

'Untitled'

Hoe inclusief zijn tegenover begeleidende soorten (companion species)?

Uit: De *Pinna nobilis*, de grote steekmossel, is het grootste weekdier dat in de Middellandse Zee leeft. Zijn intiemste gezelschapssoort is Neptunusgras (Posidonia oceanica), zijn intiemste begeleider, en naast andere soorten die open in de schelp leven. Foto: Christina Stadlbauer, 2018[2]

2   Het onderzoek naar de *Pinna nobilis* vond plaats aan het Institute for Relocation of Biodiversity in Sant'Antioco, Sardinië (Italië) en Mar Menor, in het zuiden van Spanje, tussen 2017 en 2019. De 40 cm lange schelp op de foto is gevonden in Mar Menor. De mosselen leven in het ondiepe water van de Middellandse Zee. In de oudheid werden hun byssusdraden verwerkt tot zeezijde die gebruikt werd in decoratief borduurwerk. https://christallinarox.wordpress.com/institute-for-relocation-of-biodiversity/

15. Onvergeten verleden

> In dringende tijden komen velen onder ons in de verleiding om de problemen aan te pakken door een ingebeelde toekomst veilig te maken, om iets af te stoppen dat in de toekomst opdoemt, of om het heden en het verleden op te ruimen, zodat toekomsten ontstaan voor de komende generaties. Bij de problemen blijven vereist niet dat soort relatie met de tijden die we toekomst noemen. Bij de problemen blijven vereist in feite dat we leren om werkelijk tegenwoordig te zijn, niet als een verdwijnende as tussen vreselijke of paradijselijke verledens en apocalyptische of zaligmakende toekomsten, maar als sterfelijke beestjes die vervlochten zitten in ontelbaar vele onafgewerkte configuraties van plaatsen, tijden, kwesties en betekenissen.
>
> Donna Haraway – *Staying with the Trouble* (Haraway, 2016, p. 1)

In de vorige hoofdstukken heb ik gewezen op de idee dat, gezien de existentiële kritieke toestanden waar we voor staan, de voornaamste eis aan de bio-ethiek moet zijn om zich zorgen te maken en zorg te dragen voor een leefbare toekomst. Daarnaast heb ik ook de noodzaak benadrukt van het opnemen van standpunten en gesitueerde kennis. Voor het eerste aspect schaar ik mij achter het project van Potter. Zijn twee boeken schetsen een bio-ethiek die bijdraagt tot het overleven van onze soort. We hebben gezien dat Potter in *Global Bioethics* het belang van feministische perspectieven aanhaalt en die verbindt met zorg en verantwoordelijkheid voor het milieu (Potter, 1988). Toch kunnen die ideeën niet echt dienstdoen als een blauwdruk voor een 21e-eeuwse bio-ethiek, omdat ze het belang verwaarlozen van gesitueerde kennis en leren uit ervaringen uit het verleden. Voor Potter is een 'globale bio-ethiek' gebaseerd op de biologie. Hij denk dat een globale bio-ethiek waarden oplevert die door alle culturen en religies onderschreven kunnen worden. Die seculiere en universele waarden zijn de onverbrekelijk met elkaar verbonden 'levenskwaliteit' en 'kwaliteit van het milieu'. Ik ben het ermee eens dat wat het leven waardevol maakt de creativiteit is, de

https://doi.org/10.11647/OBP.0370.15

wijsheid, de vreugde en een gevoel van verbondenheid. In alle specifieke culturele manifestaties is dit gekoppeld aan de kenmerken van het leven zelf en een 'goed overleven' is beter dan zonder meer overleven.

Niettemin lijkt Van Rensselaer Potter niet te erkennen dat wat de levenskwaliteit bepaalt ook in hoge mate context- en cultuurspecifiek is. Zijn nadruk op bevolkingscontrole oogt nogal 'Amerikaans' en toont weinig respect voor de verschillende rollen die familiewaarden spelen in uiteenlopende culturen. Erger nog is dat Potters suggesties op bepaalde punten zelfs koloniaal te noemen zijn. Hij heeft het bijvoorbeeld over bevolkingscontrole in het globale zuiden als iets wat 'we' moeten aanpakken en zelfs over "de uitdaging van de islam voor een globale bio-ethiek" (Potter, 1988). Dergelijke opvattingen zijn onverdedigbaar en gevaarlijk. Ze sluiten aan bij een prowesters gevoel dat wel eens verantwoordelijk zou kunnen zijn voor de ellende waar we nu mee te maken hebben, eerder dan dat het die zou kunnen oplossen.

Een bio-ethiek die gesitueerde kennis als vertrekpunt neemt moet zich vragen stellen bij zijn westers gerichte opvatting van een goede gezondheid en erkennen dat concepten van het goede leven en een goede gezondheid kunnen verschillen. In het laatste hoofdstuk van Global Bioethics is Potter gewoon visionair in wat hij beschrijft als 'persoonlijke gezondheid' en verantwoordelijkheid nemen voor de eigen gezondheid. Hij is een groot pleitbezorger van wat we vandaag preventieve en precisiegeneeskunde zouden noemen. Hij pleit ervoor dat mensen verantwoordelijkheid opnemen voor hun gezondheid door te bewegen, ongezonde voeding te mijden, het roken te laten enz. Gezien zijn achtergrond in de oncologie is het niet moeilijk raden waar dat vandaag komt. Tegelijk lijkt hij systemische en persoonlijke oorzaken en verantwoordelijkheden te verwarren en te negeren. De 'persoonlijke gezondheid' van Potter of het paradigma van de gepersonaliseerde geneeskunde van de 21e eeuw is vaak allesbehalve persoonlijk. Doorleefde ervaringen en culturele contexten worden verwaarloosd ten voordele van een neutraal idee van gezondheid. Bovendien wordt zo ook voorbijgegaan aan bestaande ongelijkheid en discriminatie in de gezondheidszorg, om vooral de individuele verantwoordelijkheden voor de gezondheid te benadrukken.

Aannemen dat we een toekomst zouden kunnen krijgen waarin ieder de verantwoordelijkheid opneemt voor de eigen gezondheid is utopisch. We kunnen ons voorstellen dat we een representatief staal van de Aardse organismen nemen en onder een geodetische koepel op Mars een nieuwe wereld 'terraformeren' om zo de huidige milieucrisis 'op te lossen'. Dat soort escapisme is geen oplossing waar een toekomstgerichte bio-ethiek kan achter staan. Zoals we al gezien hebben kan utopisme onschadelijk en leuk lijken maar grenst het vaak aan totalitarisme en absolutistische concepten over het soort mensen dat daarbij moet zijn. We kunnen terugdenken aan het gedachte-experiment waarin de deelnemers gevraagd werd om zich een toekomst zonder handicaps voor te stellen. Als we een toekomstgerichte bio-ethiek willen die verhalen bedenkt voor het overleven en floreren van de mensheid moeten we dat doen vanuit een stevige verankering in de wereld zoals we die kennen en erover nadenken hoe die er gekomen is. Slechts dan kunnen we begrijpen op welke toekomst we afstevenen.

We hebben gezien hoe een procesontologie zoals die van Whitehead een wereld in beweging naar voren schuift waarin onze geschiedenis en onze toekomst nauw met elkaar verbonden zijn. Hoe kunnen we creatief met onze toekomst omgaan terwijl we leren uit het verleden? John Rawls wijst erop dat een theorie idealiter ontwikkeld moet worden vanachter een sluier van onwetendheid. Rawls vraag ons om ons voor te stellen dat we niet weten wie we in de toekomst zullen zijn (Rawls, 1999). Stel je voor dat we vanuit die startpositie vanaf de grond een nieuwe samenleving kunnen beginnen opbouwen. Als we dat doen kan dat volgens Rawls alleen door na te denken over een samenleving die aan iedereen gelijke kansen biedt. Rawls' gedachte-experiment is een warm pleidooi voor een meer egalitaire samenleving. Zo'n ideale theorie is wat ons volgens Rawls moet leiden. Stuart Kauffman, die we ook een procesfilosoof kunnen noemen, bekritiseert een ideale theorie 'à la Rawls' die ervan uitgaat dat met een schone lei een oplossing voor de huidige ongelijkheden gevonden kan worden:

> Hoe we met dit probleem geworsteld hebben, want voor elke aanspraak op het morele moeten, kunnen we ons afvragen of dat moeten wel echt moreel is. Op welke grond? God? Kants noumenale locus van het 'morele moeten'? Utilitarisme, 'het grootste geluk voor het grootste aantal mensen' is niet in staat om het probleem op te lossen hoe we het totale 'geluk' rechtvaardig verdelen. Moraliteit en 'rechtvaardigheid' botsen ook op het feit dat we niet altijd de gevolgen kennen. Rawls' (1971) post-Kantiaanse inspanningen rond 'Justice' met zijn beide regels:

wij, vanachter een sluier van onwetendheid, tegenover de instellingen van een samenleving, zouden we die kiezen, als we onze positie niet kennen? En zijn inspanningen rond verdeling: 'zo veel mogelijk voor de minstbedeelden onder ons.' Maar dat werkt niet. Onze instellingen evolueren op manieren die we niet kennen, waaronder de grondwet van de VS die gebruikt werd voor de oorlog tegen drugs waardoor onze gevangenissen volliepen met jonge zwarten. We kunnen geen instellingen ontwerpen. Ze groeien, op een chaotische manier soms, en met gevolgen die niet bedoeld waren [...] Eenmalige overeenkomsten à la Rawls zullen niet volstaan. Onze instellingen en wijzelf, die erin en ermee leven, evolueren op onvoorspelbare manieren. Is onze ethiek 'gearriveerd'? Rawls houdt van de notie 'reflectief equilibrium.' Maar in het veertiende-eeuwse Engeland was hangen, trekken en vierendelen de praktijk. Zouden we dat vandaag doen? Wat is het 'reflectieve equilibrium?' Ik twijfel eraan of we ooit tot dat reflectieve equilibrium komen. (Kauffman, 2016, p. 251)

De meeste bio-ethici zullen het met Kauffman eens zijn dat een reflectief equilibrium geen unieke conclusie oplevert. De oefening moet voortdurend overgedaan worden. Vandaag stellen veel politieke filosofen de mogelijkheid van zo'n ideale theorie van de rechtvaardigheid in vraag. In hun artikel over rechtvaardigheid schrijven Jenny Reardon en collega's:

Rechtvaardigheid is een krachtig argument en op zichzelf moeilijk te weerstaan. Het kan dus aanleiding geven tot rechtlijnig activisme en verlies aan kritische zin. De problemen worden nog groter wanneer rechtvaardigheid hand in hand gaat met het universalisme van de wetenschap. Veel leed is een gevolg van hegemonische en kolonialistische inspanningen om een geüniversaliseerde kennis en rechtvaardigheid te vestigen. Eén enkele kennis en één enkele rechtvaardigheid sluiten te veel mensen uit. (Reardon *et al.*, 2015)

Een niet-ideale theorie vertrekt van de bestaande onrechtvaardigheden om een leefbare toekomst te beschrijven. Iris Marion Young heeft bijvoorbeeld aangetoond hoe structurele onrechtvaardigheden nauw samenhangen met historische onrechtvaardigheden en hoe we een collectieve verantwoordelijkheid dragen om die als leden van de samenleving op te lossen. (Young, 2011). Charles Mills heeft op overtuigende wijze laten zien dat een aanpak zoals die van Rawls blind blijft voor het racisme waarop de huidige samenleving gebaseerd is (Mills en Mills, 1997). Bio-ethiek en politieke filosofie zijn traditioneel afzonderlijke disciplines maar de bio-ethiek kan veel leren van een niet-ideale theorie, zoals aangetoond werd door de bijdragen in het boek *Applying Nonideal Theory to Bio-ethics: Living and Dying in a Nonideal World* (Victor en Guidry-Grimes, 2021). Zo zijn we misschien te snel om bijvoorbeeld te dromen van een wereld zonder handicaps, in onze gedachte-experimenten. Bij dat soort voorbeelden lijken we te negeren dat het probleem misschien niet schuilt in de specifieke belichaming van de handicap maar in normaliserende en zelfs onderdrukkende tendensen.

In hun boek *An Intersectional Feminist Theory of Moral Responsibility* maakt Mich Ciurria de weg vrij voor een intersectioneel feministisch kader, met vijf centrale doelstellingen voor het beoordelen van de bestaande ongelijkheden en om ze te overwinnen (Ciurria, 2019). Die doelstellingen kunnen ook toegepast worden op de bio-ethiek. De eerste doelstelling van Ciurria bestaat erin om (vooral systemische) intersecties van onrechtvaardigheid, onderdrukking en tegenspoed op de voorgrond te brengen en te diagnosticeren. Toekomstgerichte bio-ethiek moet inderdaad geïnspireerd zijn op de stemmen van zij die traditioneel niet gehoord werden. Aangezien bio-ethici vaak medische ethici zijn moeten zij zich bewust worden van de vooroordelen en stereotypen die mensen uit minderheidsgroepen uitsluiten van de gepaste zorg. Die eerste doelstelling brengt ons op een organische manier bij de tweede: onrecht, onderdrukking en tegenspoed actief te bestrijden. Door na te denken over de toekomst die we willen en ons bewust te zijn van bestaande vormen van onrecht dwingen bio-ethici zichzelf ertoe om krachtig weerwerk te bieden tegen dat onrecht en om diegenen die traditioneel niet gehoord worden een stem te geven. De derde doelstelling is het inzetten van een amelioratieve methode. Die methode gaat verder dan het beschrijven van concepten en definieert concepten, verwijzend naar amelioratieve doelstellingen, zoals Ciurria in navolging van Sally Haslanger schrijft. Bio-ethici kunnen bijvoorbeeld, samen met filosofen van de geneeskunde, over concepten van gezondheid en pathologie denken die vertrekken van de ervaringen en uiteenlopende belichamingen van allerhande soorten mensen en erkennen dat het onmogelijk is om pathologie enkel in het individu te situeren. Ik denk dat de opvattingen van Georges Canguilhem een inspiratiebron kunnen vormen voor een dergelijke amelioratieve aanpak. De vierde doelstelling van een intersectionele feministische benadering, volgens Ciurria, is het gebruik van een relationele methode. Hen beschrijft dit als het analyseren van bestaande machtsrelaties en dominantie. Als we dat toepassen op de bio-ethiek denken we spontaan aan het onderzoeken van de relatie tussen dokters en onderzoekers en hun patiënten en deelnemers. Ik denk dat een relationele methode niet alleen moet focussen op machtsrelaties maar ook op macht gevende, empowerende relaties en op de mogelijkheid dat alle actoren samendenken. Het is dan de opdracht van de bio-ethicus om dat meedenken mogelijk te maken. Het vijfde streefdoel is om gebruik te maken van een niet-ideale theoretische methode. Ik denk, net als Ciurria, dat ethiek, en in dit geval de bio-ethiek, moet vertrekken van de slordigheden en onrechtvaardigheden in de wereld. Die manier van denken biedt geen plaats aan naïef utopisme. Ethici moeten zichzelf integendeel zien als de 'loodgieters van de filosofie', om de woorden van Mary Midgley te gebruiken (Midgley, 1992). Samen kunnen die vijf streefdoelen de bio-ethici helpen om bij de problemen te blijven van onrecht uit het verleden en om verhalen te vertellen waarin toekomstig leren gericht is op het beter maken van de dingen.

16. Een creatieve en toekomstgerichte bio-ethiek

In het vorige hoofdstuk heb ik beschreven hoe een tabula rasa-aanpak niet zal volstaan als we willen denken over en streven naar een leefbare toekomst. Een toekomstgerichte bio-ethiek moet integendeel vertrekken bij het bestaande onrecht en van daar op een amelioratieve manier te werk gaan. We hebben in hoofdstuk twee gezien dat Whiteheads procesontologie en Barads nieuw-materialistische ontologie een essentieel wereld-makend aspect omvatten: creativiteit. Dat wil echter nog niet zeggen dat wat gecreëerd wordt zonder meer altijd goed is. Als verkeerde keuzen gemaakt worden kan creativiteit rampzalig uitpakken. Die ideeën komen dicht bij wat V. F. Cordova schrijft over *tijd* in *How it Is*:

> De 'indiaanse tijd' is van een andere aard. Omdat we deelnemers zijn in een proces van beweging en verandering weten we dat we de toekomst kunnen beïnvloeden. Als we alle bomen kappen zullen we leven in een wereld zonder bomen. Als we te veel kinderen krijgen zullen we met overbevolking kampen. Er is nergens een glorieuze 'toekomst' die daar 'ergens' op ons wacht. We bouwen aan die toekomst door wat we vandaag doen. We 'bouwen' echter niet als goden maar als deelnemers in bepaalde omstandigheden. Niet alle gebeurtenissen zijn door ons gecreëerd. Het universum is een proces waar wij slechts een klein onderdeel van uitmaken. (Cordova, 2007, pp. 119–120)

Het doet ertoe — met de woorden van Donna Haraway — welke verhalen we vertellen. In het boek *Meeting the Universe Halfway* noemt Karen Barad een dergelijke aanpak een 'ethico-onto-epistemologie' (Barad, 2007). Barad beschrijft een 'ethics of *mattering*'. Die ethiek houdt in dat we aansprakelijk zijn voor de verwevenheden en de toekomst die we helpen tot stand brengen, door elke beslissing die we nemen en ieder woord dat

https://doi.org/10.11647/OBP.0370.16

we gebruiken. Dat soort ethiek is niet opgelegd van bovenaf, gebruik makende van morele theorieën en principes als belangrijkste middelen. Het is een relationele ethiek, nauw verbonden met onze materialiteit en ons in-de-wereld-zijn. In dezelfde geest benadrukt Donna Haraway het belang van '*response-ability*': responsabiliteit als 'in staat zijn tot respons'. Ze definieert die 'response-ability' als het 'cultiveren van collectief weten en doen' (p. 34), 'sympoiesis' (maken-met) (p. 58) en als reacties van mede-worden en elkaar in staat stellen tot. Ze schrijft:

> Hannah Arendt en Virginia Woolf begrepen beiden de inzet van het trainen van geest en verbeelding om op zoek en op bezoek te gaan, weg van de platgetreden paden, en het onverwachte te ontmoeten, niet-eigen soortgenoten, en om gesprekken aan te gaan, interessante vragen te stellen en te beantwoorden, samen iets onverwachts voor te stellen en de ongevraagde verplichting aan te gaan van het moeten ontmoet hebben. (Haraway, 2016, p. 130)

Het is het denken met elkaar en het vervlechten van de verhalen die we willen vertellen dat ons zal helpen om door te gaan met een leefbare wereld. Thom Van Dooren formuleert vergelijkbare ideeën in de inleiding tot het fascinerende boek *The Wake of Crows*, waarin Van Dooren pleit voor een meersoortenethiek.

> In een context waarin we allemaal onvermijdelijk met anderen werelden maken staat een meersoortenethiek voor een engagement om het wereld-maken goed te doen, om bij te dragen op welke manier dan ook tot het bedenken en vormgeven van bloeiende, overvloedige werelden. Het gaat, met de woorden van Isabelle Stengers, over "aanvaarden dat wat we toevoegen een verschil maakt in de wereld en in staat blijken om het soort verschil te verantwoorden". (Van Dooren, 2019, p. 14)

Dit zijn nuttige ideeën voor de bio-ethiek en ze liggen op één lijn met het pad dat ik probeer te effenen. In de vorige hoofdstukken heb ik gepleit voor een zorg-zame, zorg-vuldige ethische praxis die gericht is op een leefbare toekomst en rekening houdt met particuliere ervaringen en onrecht. Tegelijk is het niet zonder meer evident om de ideeën van Barad en Haraway om te zetten naar de bio-ethische praktijk. Bio-ethici doen aan toegepaste ethiek in uiteenlopende omstandigheden. Ze worden erbij gehaald om dilemma's in klinische settings te helpen oplossen, en denken na over meer algemene vragen over de wenselijkheid van nieuwe technologieën en kwesties van rechtvaardigheid. Het vraagt een inspanning om de mattering-ethiek van Barad en de response-ability van Donna Haraway om te zetten naar de bio-ethische praktijk. Tegelijk ben ik er ook van overtuigd dat hun ideeën niet zo heel veraf staan van de huidige bio-ethische praxis, hoewel het lijkt alsof bio-ethici en posthumanistische denkers vaak een verschillende taal spreken. Ondertussen houdt de bio-ethiek zich ook de hele tijd bezig met individuele waarden en contexten. Hoewel vaak gesteld wordt dat bio-ethiek een apolitieke onderneming is, raken veel redeneringen in de bio-ethiek aan beleidsvorming of ze zijn er in ieder geval relevant voor. Een verschillende gevoeligheid voor de verhalen die we gebruiken en de werelden die we door middel van die verhalen creëren kan de bio-ethisch reflectie zorgzamer maken. Als voorbeeld wil ik hier graag de ethische kwesties nemen die tijdens de COVID-19-pandemie werden opgeworpen.

De COVID-19-pandemie was voor bio-ethici als ikzelf een wake-up call. Plots leek het alsof we konden bewijzen wat we waard zijn door na te denken over kritieke kwesties. We doceren al zo lang over trolleyproblemen en survival lotteries. Nu diende zich de kans aan om te tonen dat we ook kunnen bijdragen tot discussies in het echte leven. Neem bijvoorbeeld de vraag wie prioriteit krijgt als de afdeling intensieve zorg vol ligt. Andere voorbeelden zijn de vraag of we kunnen eisen dat mensen gevaccineerd zijn: hoe verhoudt het recht van mensen om voor zichzelf te beslissen zich tot de plicht tot solidariteit om zo snel mogelijk uit die situatie te geraken? Toch hoeft dat soort ad-hoc-rampenethiek, die op dat moment de enige optie kan lijken, niet de grootste zorg van de bio-ethiek te zijn. Donna Haraway en Maria Puig de la Bellacasa benadrukken het belang van het vertellen van goede verhalen die ons op het spoor kunnen zetten van mogelijke leefbare werelden. 'Response-able' zijn is niet een ethische kwestie bekijken als ze zich aandient. Het is evenmin meegaan in het utopisme van veel bio-ethische gedachte-experimenten en 'wat-alsoefeningen'. Vaak hoort daar een steriele visie bij van een toekomst waarin geen plaats is voor handicaps, toevallige ontmoetingen en complexiteit. Ik geloof dat we verhalen nodig hebben die ons helpen om bij de problemen te blijven en er tegelijkertijd werk van te maken om een zorg-vuldige, relationele wereld tot stand te brengen. Wat we nodig hebben, veel meer dan gedachte-experimenten of steriele utopieën, of dystopieën, zijn ervaringen uit het echte leven en speculatieve fictie die de morsigheid van de wereld niet weg verklaart. Dit doet me denken aan Rebecca Solnits *Hope in the Dark* (Solnit, 2016). Daarin beschrijft Solnit dat we geïnspireerd kunnen worden door kleine overwinningen uit het verleden, en daar de hoop uit putten dat de mensheid nog een toekomst heeft. Hoop is voor Solnit geen irrationele overtuiging dat alles goed komt. Ze schrijft:

> Hopen is gokken. Het is inzetten op de toekomst, op onze verlangens, op de mogelijkheid dat een open hart en onzekerheid beter zijn dan somberte en veiligheid. Hopen is gevaarlijk en toch ook het tegenovergestelde van vrezen, want leven is riskeren. (Solnit, 2016, p. 4)

"Zekerheid", zo schrijft ze nog is "wanhoop. Het is *dapper* om mislukking te accepteren, ook in onze morele beoordelingen". Verwijzend naar de oorsprongsverhalen van inheemse Amerikaanse volkeren en de figuur van de '*coyote-trickster*[1]', stelt ze: "De coyote pist op morele zuiverheid en starre definities".

Als spreekwoordelijke interdisciplinaire ontmoetingsplaats kan de bio-ethiek gebruik maken van uiteenlopende methodieken. Bio-ethici hebben allerhande vormen van empirisch onderzoek gevoerd, lang vóór de experimentele filosofie hip werd. Maar we kunnen nog een stap verder zetten. Naast de traditionele kwalitatieve en kwantitatieve empirische methoden, verwijst ook het belang van het vertellen van de juiste verhalen naar een toenadering tussen bio-ethiek en gezondheidsgeesteswetenschappen en het samen-denken van de beide. Maren Linett stelt in het boek *Literary Bioethics* bijvoorbeeld dat het bestuderen van literaire teksten ons potentieel voor een genuanceerde kijk op bio-ethische kwesties zeer ten goede komt (Linett, 2020). Volgens mij heeft Linett gelijk waar ze zegt dat literatuur ons bio-ethici in staat stelt om ons buiten onze natuurlijke 'habitat' te wagen. Goede literatuur zal ons in staat stellen om 'denkbeeldige stappen' te zetten en onze intuïtieve opvattingen te verlaten door ons te confronteren met de gedachten en handelingen van goed uitgewerkte personages. Literatuur gaat verder dan het afgevlakte narratief van een filosofisch gedachte-experiment en biedt ruimte voor een meervoudige lectuur. Ze ontketent een creatief potentieel om mogelijke werkelijkheden en waarheden te

---

1   De coyote als schelm is een archetypische figuur uit de *native American* cultuur, voor ons taalgebied het best vergelijkbaar met Reinaert (Reintje) de vos.

ontsluiten. En dat doet ze los van de intenties van de schrijver. Door bijvoorbeeld in contact te komen met de gedachten en handelingen van personages met een cognitieve beperking worden we gestimuleerd om onze vooropgezette meningen te herzien over wat het inhoudt om een betekenisvol leven te leiden. Linett haalt het voorbeeld aan van Kazuo Ishiguro's *Never Let Me Go*, om na te gaan wat het betekent om een mens te zijn die enige (ethische) aandacht waard is. Lezen over menselijke klonen die gelijk zijn aan de andere mensen, als ze al niet beter aangepast zijn, doet ons nadenken over de scheidingslijn tussen wie rechten heeft en wie niet. Het confronteert ons ook met de willekeurige grens tussen mensen en andere-dan-mensen. De hoofdpersonages in *Never Let Me Go* worden 'menselijk' behandeld op een kostschool waar ze hun artistieke en intellectuele talenten kunnen ontwikkelen. Het blijven echter klonen die nadrukkelijk in het leven geroepen zijn om, wanneer ze twintigers geworden zijn, hun organen te kunnen oogsten. Linett voert aan dat Ishiguro's boek gelezen kan worden als een kritiek op de 'humane landbouw': de idee dat voor andere-dan-menselijke dieren (of voor klonen) de dood op zich geen slechte zaak is, zolang er een gelukkig leven aan voorafging. Het boek doet ons stilstaan bij wat het menselijke onderscheidt van het anders-dan-menselijke. Maren Linetts aanpak is posthumanistisch. Ze onderzoekt de willekeur van de grenzen tussen species (Linett, 2020).

Als 'levensethici' kunnen we betrokken worden bij uiteenlopende wetenschappelijke onderzoeken naar het leven in het algemeen of naar specifieke levensvormen. Veeleer dan in te stemmen met de concepten van verschil en ziekte uit de medische wetenschap als zijnde accuraat, moeten bio-ethici ze in vraag stellen en pleiten voor het integreren van andere denk- en zijnswijzen. Een dergelijke aanpak staat ver af van de steriele discussies over de vraag of we vanuit een extern gezichtspunt kunnen beslissen welke levens de moeite waard zijn en welke niet. Fictie in al haar vormen kan ons hier behulpzaam zijn. Dat wil nog niet zeggen dat alle verhalen even geschikt zijn om daartoe te komen. Fictie is niet immuun voor stereotype weergaven. Katta Spiel en Kathrin Gerling, die mens-computerinteracties onderzoeken hebben zo 66 artikels uit het MCI-onderzoek bekeken over games en uiteenlopende vormen van neurodivergentie (waaronder autisme, ADHD, dyslexie, dyspraxie) (Spiel en Gerling, 2020). Ze stelden vast dat die publicaties neurodivergentie vaak vanuit een strikt medisch model benaderen: neurodiverse spelers en hun beperkingen werden vaak beschreven in negatieve termen en in de context van problemen en tekorten. Games voor een neurodiverse doelgroep hadden vaak een verborgen therapeutisch doel. Ze waren erop afgestemd om spelers onder het mom van een game bepaalde vaardigheden bij te brengen. Spiel en Gerling stellen terecht dat

> de dominante tendens om medische argumenten aan te halen (zonder er methodologisch of epistemologisch mee door te gaan) schaadt de speelervaring van neurodiverse groepen. (Spiel, 2020)

Het lijkt inderdaad onrechtvaardig dat plezier voor een specifieke populatie altijd met een (verborgen) therapeutisch of pedagogisch doel gepaard moet gaan. Misschien ligt er ook wel werk op de bio-ethici te wachten wat de personages in de verhalen zelf betreft.

De bio-ethiek beweegt zich op het snijvlak van geneeskunde, positieve wetenschappen en menswetenschappen. We zouden kunnen zeggen dat er niet zoiets bestaat als de bio-ethicus. Iedereen die zich op dat snijvlak bevindt en het op zich neemt om ervaringen, intuïties, benaderingen en theorieën aan elkaar te breien is een bio-ethicus. We zouden er goed aan doen om actief aan de slag te gaan met verhalen vertellen. Dat soort engagement houdt in dat we ons laten inspireren door fictie in de ruimste zin. Lezen, kijken, spelen of luisteren naar goede fictie kan ons de weg wijzen naar een toekomst die de moeite loont om voor te vechten, ondanks de vele problemen.

Misschien kan slechte fictie ons bovendien leren hoe we niet moeten denken. Gewapend met haar of zijn verhalen kan de bio-ethicus wetenschappers en clinici te hulp snellen bij het bedenken van hun eigen verhalen over hun technologie of praktijk. Ze kunnen de creatieve oefening aangaan om de mogelijke gevolgen op te roepen van ontwerpbeslissingen en om na te gaan of ze een eenvoudig antwoord vinden op de vraag naar het cui bono.

DEEL VIJF: BIO-ETHIEK

Waarin ik voorstellen doe om wat ik predik ook in de praktijk om te zetten

---

Don't let me die in an automobile

I wanna lie in an open field

Want the snakes to suck my skin

Want the worms to be my friends

Want the birds to eat my eyes

As here I lie

The Clouds Fly By

– Jim Morrison

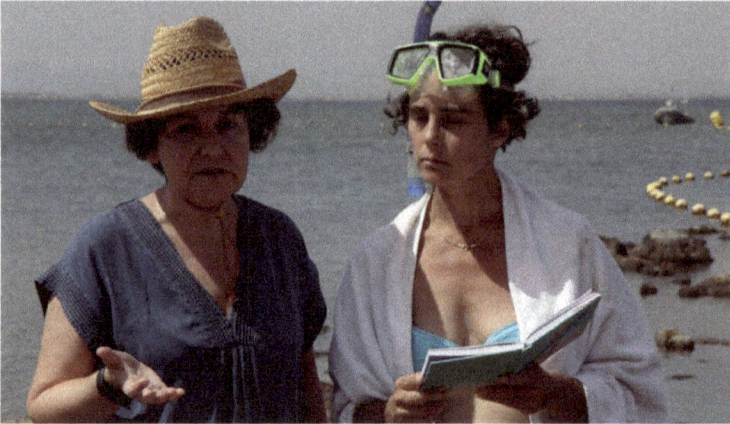

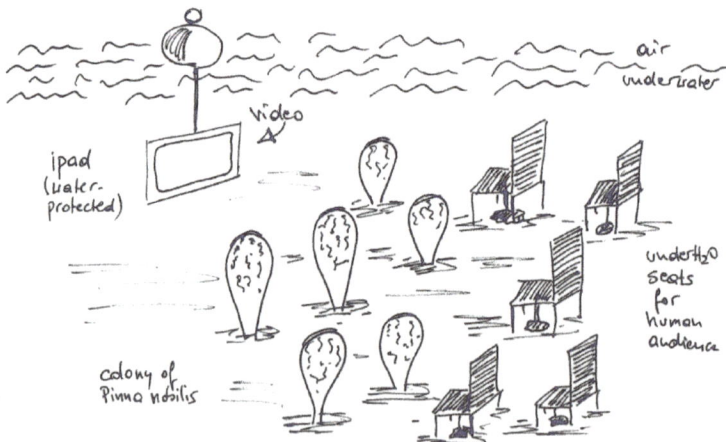

'Underwater Performance for Molluscs'

Is weekdieren signaleren dat ze moeten verhuizen een blijk van zorg?

Uit: 'Training Program for Assisted Migration' — Aflevering 2 *Pinna nobilis*. Videohandleiding voor weekdieren; onderwatervoorstelling in Mar Menor, Spanje, 2019.

Foto: Julio Daniel Suarez, 2019. Schets: Christina Stadlbauer, 2019[1]

---

1   Het Institute for Relocation of Biodiversity, videohandleiding voor begeleide migratie, loopt sinds 2017. De bijbehorende foto is een opname van de performance met Cristina Navarro Poulin en Christina Stadlbauer. Met die de menselijke toeschouwers inleiden in de idee om weekdieren te overtuigen, met behulp van

Tot dusver heb ik een poging ondernomen om heel wat ideeën samen te vatten en aan elkaar te koppelen tot een kader voor een toekomstgerichte maar door het verleden geïnformeerde bio-ethiek. Een dergelijke bio-ethiek kan ons helpen bij het leven op een gehavende planeet en meer specifiek goed leven op een gehavende planeet. Op de volgende pagina's geef ik ter illustratie nog vier andere gevallen. In dit afsluitende deel laat ik zien hoe de ideeën die ik beschreven heb de bio-ethicus kunnen helpen bij het werk van alledag. Die ideeën hebben te maken met de noodzaak van het innemen van uiteenlopende standpunten (standpuntepistemologie), een beoordeling van de contextgevoeligheid van specifieke uitdagingen en de behoefte om ons actief in te laten met de onzekerheden omtrent onze wetenschappelijke en klinische kennis. In een van de voorbeelden sta ik stil bij mijn werk als ethicus in een onderzoeksconsortium rond het vroeg detecteren van autisme. Ik beschrijf daarbij de ethische vragen die rijzen bij een vroege detectie van autisme en die zich stelden binnen dat specifieke onderzoek. Ik toon aan hoe een vruchtbare omgang met die ethische vragen de noodzaak laat zien om ook in te gaan op de ontologische en epistemologische kwesties rond autisme. Ik zal de paradox beschrijven van misschien wel de netelligste van alle ethische kwesties: onze relatie tot andere-dan-menselijke wezens. Tot slot zal ik, gebruik makend van mijn ervaringen met het spelen van een videogame, vertellen hoe open staan voor de onbepaaldheid en het open einde van ethische kwesties noodzakelijkerwijs met zich meebrengt dat men actief de mogelijkheid erkent van falen en ongelijk hebben. Zelfs in een (post)pandemische wereld waar met 'ongelijk hebben' catastrofale gevolgen gepaard kunnen gaan, houden aspecten van geluk(kig) toeval, onzekerheid of onbepaaldheid uitdagingen in voor de ethische reflectie, zoals ik hoop aan te tonen. Ze nodigen ook uit om onze conclusies nog eens te overdenken en constant bij te stellen.

---

een videohandleiding overtuigen ze hierin weekdieren om te migreren naar betere oorden.

17. Concepten
Risico's

Risico's en het afwegen ervan tegen de voordelen komen in de bio-ethiek voortdurend aan bod. Een medische procedure, een onderzoeksprotocol of een milieutechnologie die te veel risico's inhoudt is onethisch. We kunnen denken aan discussies rond het voorzorgsprincipe of 'aanvaardbaar risico' in onderzoek. Door risico en veiligheid mee op te nemen gaat het debat het louter ethische overstijgen: risico en veiligheid geven ethische argumenten een wetenschappelijk tintje. Sociologen en filosofen hebben echter ook de vermeende objectiviteit van risico's in de wetenschap aan een grondig onderzoek onderworpen. Risico is een door en door normatieve term. In wat volgt zal ik aantonen dat we in de bio-ethiek voortdurend het concept 'risico' in vraag moeten stellen. Hoe verhouden ethiek en risico' zich tot elkaar? Ik doceer bio-ethiek aan bachelorstudenten biologie en biochemie. Ik besteed een college aan de voorstelling van een aantal morele theorieën, met hun sterke en zwakke punten, zoals veel bio-ethici dat doen. Er is de deontische ethiek, het utilitarisme, Rawls' theorie van de rechtvaardigheid ... Er is de deugdenethiek en de zorgethiek. In een volgend college bespreek ik een aantal bio-ethische principes. Op dat punt gekomen, als het gaat over specifieke gevallen en het toepassen van morele theorieën en principes op die cases, zijn sommige studenten weleens geneigd om zich 'utilitarist' te noemen. Die morele theorie lijkt het beste aan te sluiten bij hun wereldbeeld als (toekomstige) wetenschappers. Die studenten denken dat vragen beantwoorden over het al dan niet ontwikkelen van een specifieke technologie of het al dan niet moreel verantwoorde karakter van een medische behandeling een kwestie is van afwegen van pro en contra, zonder een beroep te doen op 'vage' concepten als waardigheid of integriteit. Wat betekenen die termen uiteindelijk? Het

 https://doi.org/10.11647/OBP.0370.17

zou gemakkelijk zijn om de houding van die studenten af te doen als naïef, typisch voor wie niet begrijpt waar ethiek over gaat. Als lesgever hebben we veel voorbeelden van waar het met het utilitarisme misloopt. Het trolleyprobleem van Philippa Foot is een goed vertrekpunt om uiteenlopende aspecten van moraliteit te bespreken, hoewel dit gedachte-experiment de tand des tijds niet heeft doorstaan. En toch moeten we toegeven dat de gevolgen van beslissingen ertoe doen en dat er veel te zeggen valt voor het afwegen van voordelen en risico's, zeker bij beslissingen over technologieën en beleidsopties die een invloed hebben op de levens van mensen.

Zeker in de context van de huidige seculiere bio-ethiek is het utilitarisme nogal populair, om redenen die ik hierboven geschetst heb (clean, wetenschappelijk). En risico's zijn natuurlijk relevant voor een dergelijke calculus en voor de moraliteit zelf. Toch blijft het opvallende feit dat de vraag zelf naar wat risico's zijn niet vaak aan bod komt. Het beoordelen van de risico's zelf lijkt inderdaad uitbesteed te worden aan een afzonderlijke discipline, de wetenschap, die zich daarmee conceptueel vóór de ethische reflectie situeert. In projectvoorstellen zijn risico's en veiligheidsoverwegingen dingen die wetenschappers zelf afhandelen omdat ze geen gevolgen hebben voor de ethiek. Als wij dan, de bio-ethici, risico's nodig hebben, bijvoorbeeld als ingrediënt voor een utilitaristische calculus, denken we wel eens dat die informatie uiteindelijk wel beschikbaar wordt naarmate de wetenschappen evolueren. Dat biedt ons bovendien ook de kans om de kwestie van het concept risico bij dat specifieke onderzoeksproject aan de kant te schuiven. Het bestuderen van de specifieke risicokenmerken zal door iemand anders gebeuren. Misschien is het denken over risico's en over de normatieve beslissingen die daarmee gepaard gaan een ander onderdeel van de job van de bio-ethicus. We moeten dat echter zorgvuldig doen en zonder naïeve opvattingen over wat risico en nut inhouden. In wat volgt bespreek ik de vraag hoe de bio-ethicus zich verhoudt tot het concept 'risico' en risicoberekening. Ik laat mij daarbij inspireren door Ulrich Becks baanbrekende werk *Risk Society* (Beck, Lash en Wynne, 1992).

Denk bijvoorbeeld aan de discussie rond reproductieve beslissingen. Of het geval He Jiankui, de Chinese onderzoeker die embryo's bewerkt zou hebben om baby's te maken met een resistentie tegen HIV. Dat experiment werd om allerlei redenen op grote schaal verworpen. De technologie is nog niet klaar om op een veilige manier te worden ingezet bij embryo's. Er is uiteindelijk de vrees dat de technologie ook ingrijpt op andere delen van het DNA, wat tot ernstigere problemen voor de embryo's leidt. Misschien voert de technologie bepaalde epigenetische veranderingen in de embryonale cellen in en komen de gevolgen van die veranderingen pas aan het licht nadat de baby's geboren zijn, of tijdens hun leven. Al die overwegingen maken deel uit van de ethische reflectie.

Niettemin argumenteren bepaalde ethici dat we er moeten op voorbereid zijn dat die risico's door de technologische vooruitgang weggewerkt zullen worden. We kunnen ons ongetwijfeld een voorstelling maken van de implicaties van een risicoloze techniek om embryo's te bewerken. Dat zou mogelijkheden openen om genetische ziekten uit de kiemlijn te verwijderen. In feite zou het waarschijnlijk ook andere opties doen ontstaan: we zouden toekomstige kinderen resistent kunnen maken tegen bepaalde ziekten zoals hiv, of wie weet tegen besmetting met virussen zoals corona. Als de procedure volledig zonder risico zou verlopen zouden we er zelf kunnen voor instaan dat baby's een goede start in het leven krijgen door ze een beter geheugen of een krachtiger verstand te geven. Door elke verwijzing naar risico's weg te nemen lokken we een potentiële toekomst uit waarin technologieën die wellicht definitief te riskant zijn toch mogelijk worden. Door dit als mogelijk te positioneren wordt het ook een onderzoeksonderwerp voor ethici. Is het wenselijk om tot een dergelijke ziektevrije toekomst te komen waarin we kunnen kiezen welk soort kind we willen? Ik zie de aantrekkingskracht in van een dergelijke redenering. Ik zou zeggen dat risico's tot het morsige en oncontroleerbare behoren. Door ze voor de nodige antwoorden naar de wetenschappers door te schuiven maken we ruimte voor het onderzoeken van de mogelijke impact van zo'n 'utopische' toekomst. We kunnen ook op bepaalde nieuwe, afschuwelijke dilemma's botsen. Ongetwijfeld zullen velen zeggen dat het beter is om zonder ziekte te leven. Als dat soort technologie zonder risico ingezet kan worden, welke redenen hebben we dan om dat niet te doen?

Misschien moeten we zelfs besluiten tot een plicht of althans een 'sterk argument' voor toekomstige ouders om die technologieën te gebruiken, zoals Julian Savulescu, bio-ethicus in Oxford zou aanvoeren. Een bijzondere troef van die 'wat-als-scenario's' is dat ze ons in staat stellen ons af te vragen hoe gemakkelijk dat soort utopieën zich presenteren als plekken van geluk. In utopieën hangt welbevinden primair samen met wat zich in onze genen en belichaming bevindt. Uiteraard is dat simplistisch: wat als jongens of heteroseksuele of cisgender mensen een grotere kans op geluk hebben in het leven dan diegenen die niet in die omschrijving passen? Als we aannemen dat ook intelligentie of geheugen tot de designmogelijkheden behoren zouden we dan ook die eigenschappen crispr'en? Dat zou voor veel van mijn collega's wel een brug te ver zijn. We worden hier geconfronteerd met een van de belangrijkste uitdagingen waar de bio-ethiek voor staat. Een simplistische, atomistische en individualistische benadering van welbevinden, ziekte en geluk is op lange termijn gewoon niet genoeg. Het gaat over meer dan de wenselijkheid van de technologie alleen: ethische vragen staan nooit helemaal los van vragen over onrecht of over wat een samenleving rechtvaardig maakt. Ik geef toe dat het gebruik van die fictieve scenario's een manier aanreikt om bredere problemen aan te pakken rond wat mensen met allerhande vormen van (ongewijzigde) biologie van de samenleving kunnen verwachten. En toch, door alleen de 'ware' ethische kwesties af te scheiden van diegene die met risico's en veiligheid te maken hebben komen we niet ver, als we een antwoord willen op de vraag of we met bepaalde reproductieve technologieën moeten doorgaan of niet. Dat komt doordat beslissen wat tot de risico's gerekend moet worden een normatieve kwestie is.

Auteurs maken in filosofische teksten over risico's vaak een onderscheid tussen objectieve en subjectieve risico's. Objectieve risico's zijn diegene die we kunnen berekenen en in een risicomodel gieten. In de context van de discussie over CRISPR zou dat neerkomen op het berekenen van de kans dat een specifieke procedure ongewenste resultaten zou opleveren. Dat impliceert bijvoorbeeld dat we kunnen berekenen of de techniek tot nieuwe mutaties kan leiden in delen van het DNA die niet bewerkt werden.

Subjectieve risico's zijn diegene die we niet kunnen berekenen omdat ze tot het waardesysteem van individuen behoren. De wereld van de risico's is echter complexer dan de dichotomie tussen subjectieve en objectieve risico's kan suggereren. Ulrich Becks *Risk Society* (*Risikogesellschaft*) (Beck, Lash en Wynne, 1992) is wat dat betreft een opzienbarend werk. Beck schreef de eerste editie van het boek in 1986, enkele maanden na de catastrofe in Tsjernobyl. Ik las het in 2020, terwijl de COVID-19-pandemie volop woedde en mij viel op hoe relevant het nog altijd is. In *Risk Society* stelt Beck de idee in vraag dat de globale risico's waarmee we in deze moderne tijden te maken hebben, zoals alles wat met pollutie en aardopwarming gepaard gaat, met wetenschappelijke methoden gemakkelijk af te zonderen, te berekenen en te neutraliseren vallen. Het boek toont aan hoe belangrijk het is dat sociologen en bio-ethici elkaars werk ernstig nemen om een volledig beeld van de problemen te verkrijgen. Risico's zijn tot op zekere hoogte onberekenbaar. Ze gaan over het hypothetische: datgene dat zou kunnen gebeuren. Een utilitaristische calculus is dus altijd een sprong in het duister, behalve in de meest banale omstandigheden. Als we ervoor kiezen om elektriciteit van kerncentrales te blijven gebruiken kunnen we daarmee misschien de globale opwarming afremmen, maar we lopen ook het risico om de hele planeet te vernietigen. We kunnen die twee risico's niet tegenover elkaar afwegen, althans niet op een definitieve manier. De wetenschap zelf zal ons geen definitieve antwoorden geven over hoe met het risico om te gaan. Wetenschappelijke verklaringen kunnen een aura van berekenbaarheid geven, maar uiteindelijk zijn veel risico's gewoonweg onberekenbaar.

Wat we bovendien beslissen als een risico te zien is niet waardevrij. Beck wijst op de idee van een 'aanvaardbaar niveau' als we bijvoorbeeld af te rekenen hebben met pollutie. Hij noemt dit een 'phoney trick', een valse truc: we zouden kunnen denken dat er een wetenschappelijk solide manier bestaat om dat niveau te bepalen, maar we moeten alleen maar aantonen dat onze acties neveneffecten hebben die onder dat aanvaardbare niveau blijven om de indruk te wekken dat we op een wetenschappelijk aangetoonde manier veilig zijn. Toch blijft de vraag wie die aanvaardbare niveaus vastlegt en op basis waarvan? Ethici kunnen die technologische aspecten in vraag stellen in plaats van zonder meer aan te nemen dat de experts ons wel zullen zeggen wat aanvaardbare risico's zijn. Denk aan het voorbeeld van epigenetica en pollutie dat ik in Deel Eén van het boek gegeven heb. Als het leven in een vervuild gebied rechtstreekse gevolgen voor je heeft, moet dit zonder twijfel deel uitmaken van de discussies over welke soorten van technologieën en industrieën we aanvaardbaar vinden. De kennis dat dit gevolgen kan hebben voor toekomstige generaties kan de kwestie van die aanvaardbare niveaus nog ingewikkelder maken. Vragen over onze verantwoordelijkheid tegenover toekomstige generaties zijn geen technische maar normatieve vragen. Misschien kunnen nieuwe inzichten over de moleculaire effecten van pollutie ook een nieuw licht werpen op het verlichten ervan. Het is een kritieke opdracht voor ethici en filosofen om nauw samen te werken met diegenen die die risico's moeten beoordelen en om de aannames en mogelijke oplossingen in vraag te stellen. Samen met Beck denk ik ook dat een dergelijke aanpak niet samen hoeft te gaan met wantrouwen in de wetenschappen en de veronderstelling dat alle risico's subjectief zijn en geen grond hebben. Beck wijst erop dat onze moderniteit reflexief is: we verhouden ons tot die risico's en denken erover na. Erkennen dat veel risico's niet objectiveerbaar zijn, zoals we veronderstellen, en dat er altijd enige onzekerheid bestaat over toekomstige gevolgen maakt de wetenschap niet minder wetenschappelijk. Integendeel. Ik denk dat vruchtbare betrokkenheid van filosofen en wetenschappers de wetenschap in de 21e eeuw wetenschappelijker zal maken en de filosofie relevanter.

Ik heb onzekerheden beschreven over het afwegen van risico's en over de conclusies die we uit die berekeningen kunnen trekken. Er bestaat ook onzekerheid over wat een risico is en wat er gebeurt als we iets een risico noemen. Een risico heeft per definitie de connotatie van iets ongewensts. Het objectiveren in kwantitatieve termen neemt die connotatie niet weg. Ik herinner me een discussie die we hadden met de onderzoekers in een project waarbij ik betrokken was. Dat project onderzocht de mogelijkheid van een vroege detectie van autisme bij jonge kinderen en prematuurtjes, die als baby eetproblemen hadden of een broer of zus hadden met een diagnose van autisme. Er werd van uitgegaan dat die kinderen een groter 'risico' liepen op autisme. De naam van het project was TIARA, een aardig klinkende naam die het niet slecht zou doen voor een hippe huisstijl. TIARA is een letterwoord voor 'Tracking Infants at Risk for Autism'. Ik was erbij gehaald als de hoofdonderzoeker voor het ethische onderdeel. Tijdens de eerste maanden van het project werd duidelijk dat de term 'risico' enigszins problematisch was. Autistische mensen willen zichzelf niet zien als een gevaar. Bovendien bestaat er een ongemakkelijke samenhang tussen vroege detectie en vroege interventie. Als iets immers als een risico beschouwd wordt, zullen projecten om die risico's te detecteren ook bijdragen tot de preventie ervan of minstens het afzwakken van de risico's. De term 'risico op autisme' lijkt te impliceren dat wat vermeden of afgezwakt moet worden het autisme zelf is. Toch zullen veel mensen met autisme aanhalen dat hun autisme een inherent deel is van hun identiteit. Sommigen zullen verder gaan en zeggen dat wat gefikst moet worden onze samenleving is en haar houding tegenover de leden ervan met een verschillend neurotype. Alle projecten moeten daarom in de eerste plaats gericht zijn op begrijpen en mogelijk maken van de nodige ondersteuning en het nodige begrip voor de autistische zijnswijze. We kunnen ons ook afvragen wat bedoeld wordt met 'risico lopen op autisme'. Wil dat zeggen het risico lopen om de gedragingen te vertonen die als voorwaarde gelden voor een diagnose? Wil het zeggen het risico lopen om op een bepaalde atypische manier (zintuiglijke) informatie te verwerken? Wil het zeggen het risico lopen om last te hebben van die fenomenen? Wat me opviel is dat op een gegeven moment tijdens de discussie over de problematische aspecten van dat risicodiscours over autisme een van de onderzoekers, een professor in de psychologie, verklaarde dat 'risico' wat hen betrof een neutrale term was. In die zin dat ze de term 'risico' in hun onderzoek min of meer gebruikten als een synoniem voor 'kans', de mogelijkheid dat iets zou kunnen gebeuren. Een risico is iets dat je berekent en dat daarmee ontdaan is van eventuele negatieve connotaties. Niet meer dan dat. De meeste mensen, wetenschappers incluis, zouden zo ver niet gaan en blijven risico beschouwen als iets dat als schadelijk aangezien wordt, iets dat we willen vermijden, ook al hopen we het door berekeningen onder controle te krijgen. Als we risico echter als iets objectiefs zien veronderstellen we misschien wel dat het losstaat van elke discussie. Misschien is het net andersom: iets een risico noemen is iets creëren als risico. Het is een normatieve stap met specifieke gevolgen, positief of negatief. Het is net die stap waarover we moeten nadenken en die we niet zonder meer mogen aannemen. Ik zal dat illustreren met een aantal voorbeelden. Mijn voorbeelden gaan in de richting van de fronetische risico's van Justin Biddle en Quill Kukla's (Biddle en Kukla, 2017). Die worden gedefinieerd als

> epistemische risico's die opduiken tijdens activiteiten die de voorwaarde vormen voor (inductieve of abductieve) redeneringen of er onderdeel van zijn, voor zover het risico's zijn die beheerd en afgewogen moeten worden in het licht van waarden en belangen. (2017, p. 220)

Ze geven het voorbeeld van hoe wetenschappers concepten van ziekte operationaliseren en criteria uitzetten voor opname in een ziektecategorie die dan het onderwerp wordt van empirisch onderzoek. We kunnen bijvoorbeeld naar long covid kijken: als dat fenomeen geacht wordt een specifieke ziekte voor te stellen effent dat de weg om tijdens pandemieën in risicoberekeningen uit te monden.

Misschien is iets een risico noemen een fronetisch risico: het zal bepaalde praktijken onvermijdelijk maken en verdere vragen over wat fenomenen tot een risico maakt vertroebelen. Een voorbeeld daarvan zijn risicoberekeningen voor trisomie-21. We weten dat de kans op een baby met trisomie-21, het syndroom van Down, toeneemt met de leeftijd van de mama op het moment van de conceptie. Die grotere kans wordt vaak met het woord 'risico' aangeduid. Het is ook geweten dat specifieke genmutaties die tijdens de zwangerschap opgespoord worden een hogere kans opleveren op een kind met een cognitieve handicap. Ook die kansen worden uitgedrukt in risicofactoren. Op basis van die risicofactoren beslissen artsen om over het risico al dan niet met de toekomstige ouders te communiceren. Laten we uitgaan van het fictieve voorbeeld van een specifieke genmutatie die in 1% van de gevallen gepaard gaat met een cognitieve handicap. Heel wat genetici en ook ethici zullen argumenteren dat zoiets geen betekenisvolle informatie is en zullen aarzelen om het er met de zwangere vrouw over te hebben. Net als in het geval van een 'hoger risico op autisme' kan alleen al de associatie van 'risico' met het resulterende fenotype specifieke overwegingen vertroebelen die een persoonlijke en ethische relevantie kunnen hebben. Een vrouw van 45 heeft bijvoorbeeld een kans van 1/30 op een baby met het syndroom van Down. Vaak wordt geschreven dat het risico 1 op 30 is. Laat ons even van dichterbij bekijken wat zoiets kan betekenen. Uiteraard schuilt de betekenis van risico gedeeltelijk in de statistische waarschijnlijkheid: er is een kans van 1 op 30 dat het kind van die vrouw het Downsyndroom zal hebben. 'Risico' daarentegen heeft een normatievere connotatie. Het kan impliceren dat een kind met het syndroom van Down de facto en objectief ongewenst is. Dat kan echter niet kloppen aangezien toekomstige ouders vaak toch de zwangerschap voortzetten als het kind trisomie-21 heeft. Soms kiezen toekomstige ouders ervoor om geen prenatale testen te ondergaan omdat elk kind voor hen welkom is. Los van de ethische connotaties blijkt trisomie-21 als 'risico' bovendien ontologisch problematisch, omdat de aandoening immers gelijkgesteld wordt met 'een persoon met het syndroom van Down'. Het is geen accidenteel kenmerk van een persoon. We kunnen niet denken over trisomie-21 los van een specifieke persoon met het syndroom van Down. Het doet inderdaad bizar aan om personen met specifieke identiteitsbepalende eigenschappen te zien als risico's en nog vreemder is het om te zeggen dat het risico bestaat dat een bepaald type persoon geboren zal worden.

Misschien betekent 'een risico op het syndroom van Down' iets anders. Metonymisch kan het lijken alsof dit verwijst naar de persoon in kwestie, maar we verwijzen eigenlijk naar de ongewenste effecten die met het syndroom van Down gepaard gaan. Het is op dit punt dat ondoordachte praat over risico ethisch problematisch wordt. Door alle denkbare risico's die met het syndroom van Down gepaard gaan in één pakket onder te brengen — 'het risico op het syndroom van Down' — verbergen we de specifieke bijzonderheden waarvan we denken dat het risico's zijn voor ethisch onderzoek. Op dit punt in het debat kan ik me voorstellen dat artsen beginnen te verwijzen naar de grotere kans die mensen met het syndroom van Down hebben op bepaalde hartaandoeningen. Het heeft zin om te zeggen dat mensen met het syndroom van Down 30% meer risico lopen op bepaalde hartaandoeningen die een ingreep en chirurgie vereisen als ze nog baby's zijn. Ik denk dat het gebruik van het woord 'risico' hier helemaal terecht is. Maar het risico om een kind te krijgen met het syndroom van Down en het risico dat een baby met het syndroom van Down een operatie moet ondergaan zijn risico's van een ander niveau. We kunnen niet zomaar zeggen dat ze hetzelfde betekenen. We moeten grondiger ontleden wat met die eerste uiting bedoeld wordt. De vaak vermelde associatie met gezondheidsproblemen, zoals hartaandoeningen en een kortere levensduur tonen ons de weg naar een dergelijke ontleding. Het wordt duidelijk dat het risico waarvan sprake verschillende dingen betekent. De meest voor de hand liggende betekenis is dat mensen ervan uitgaan dat het welzijn van mensen met het syndroom van Down kleiner is dan van anderen. Wat hier op het spel staat is het risico dat iemand zal geboren worden met een suboptimale levenskwaliteit. Dat is een begrijpelijke bezorgdheid maar van een empirisch testbare soort. Uit allerlei empirisch onderzoek blijkt dat het welbevinden van mensen met het syndroom van Down, of ook hun ouders en overige gezinsleden, vergelijkbaar is met dat van mensen zonder syndroom van Down. We kunnen er gerust van uitgaan dat wat we riskeren niet synoniem kan zijn met het risico om een persoon op de wereld te zetten met een kleinere kans op een gelukkig leven, hoezeer mensen intuïtief kunnen denken dat zulks wel het geval is. Een ander risico waar men het vaak over heeft hangt samen met de maatschappelijke ondersteuning.

Toekomstige ouders kunnen aanvoeren dat ze begrijpen dat een kind met het syndroom van Down in principe, net zo goed als iedereen, een kans heeft op een gelukkig leven. Toch kunnen ze bijvoorbeeld ook vrezen dat het kind zwaar gepest zou kunnen worden. Of ze kunnen zich zorgen maken over wat er moet gebeuren als zij sterven en het kind hen overleeft. Zal het dan wegkwijnen in een instelling? Of komt de zorglast bij een van de overlevende broers of zussen die echter nooit betrokken waren bij het beslissingsproces? Het zijn vaak die zorgen over de toekomst waar mensen aan denken bij een kind met het syndroom van Down op de wereld zetten. Dat zijn echter overwegingen die drastisch verschillen van de bedenkingen omtrekt het welbevinden van het kind. We kunnen gerust aannemen dat kinderen met het syndroom van Down niet per definitie ongelukkiger zijn of minder welbevinden genieten dan kinderen zonder het syndroom van Down. Sommigen zullen gelukkiger zijn, andere minder gelukkig, net zoals er tussen mensen altijd individuele verschillen zijn. Ethische overwegingen op basis van hypothesen omtrent het welbevinden en het geluk van diegenen die nog geboren moeten worden zijn misplaatst en ethici horen die te vermijden. Maar overwegingen over het gebrek aan ondersteuning voor mensen met een handicap en hun ouders zijn van een fundamenteel andere aard. Het overdenken daarvan hoeft niet automatisch te leiden tot de conclusie dat het syndroom van Down een risico is dat we moeten vermijden. Toegegeven ... in tijden en omstandigheden waarin de ondersteuning voor en de maatschappelijke aanvaarding van mensen met het syndroom van Down om te huilen is, vormt dat best een goede reden voor toekomstige ouders om ervoor te kiezen dat soort kind niet geboren te laten worden. De sociale aard van het 'risico' is dus op zich geen duidelijke reden waarom de conclusie zou moeten zijn dat ouders niet het recht hebben om een dergelijke keuze te maken. Voor ethici kan een dergelijke analyse van wat risico betekent de ogen openen voor het feit dat die overwegingen niet alleen gebaseerd mogen zijn op individuele risico's maar dat ze samenhangen met de bredere samenleving. Er blijkt uit dat die keuzen geworteld zijn in contexten die op zich onrechtvaardig zijn. Tegelijk vraagt dit om een herbeoordeling van hoe we naar handicaps kijken.

Achter 'een risico op het syndroom van Down' kunnen nog minstens twee betekenissen schuilgaan. Toekomstige ouders kunnen vrezen voor de last die het opvoeden van zo'n kind op het gezin legt. Ze kunnen er zich zorgen over maken dat ze niet in staat zullen blijken om een gehandicapt kind groot te brengen, hoewel ze weten dat kinderen met het syndroom van Down een rijk en zinvol leven kunnen leiden. Ze denken misschien dat ze niet de mensen zijn die een kind dat soort leven kunnen geven. Hun bezorgdheid kan ook samenhangen met het gebrek aan ondersteuning vanuit de samenleving aan gezinnen met gehandicapte kinderen. Of verband houden met een ongegronde vrees over die ondersteuning. Uit die bezorgdheid blijkt dat toekomstige ouders, om hun vrees weg te nemen, correcte informatie moeten krijgen over de beschikbare ondersteuning en over hoe het leven met een gehandicapt kind er uitziet. Het is zeer goed denkbaar dat die vrees gegrond is en dat de sociale omstandigheden van dien aard zijn dat de ouders van gehandicapte kinderen een onredelijk zware last op hun schouders krijgen. Zo kan het bijvoorbeeld onvermijdelijk blijken dat minstens één ouder zijn persoonlijke hoop en dromen zal moeten opgeven, wat dan weer een financiële druk op het gezin legt en dat kan een belangrijkere overweging zijn dan het loopbaanverlies. Reproductieve ethiek moet niet alleen stilstaan bij de individuele keuzen die we kunnen aanbieden. Er moet ook nagedacht worden over de bredere maatschappelijke context. Beter dan de beslissing van de ouders te verwerpen of toe te juichen, kunnen bio-ethici zich ook actief inzetten voor rechtvaardige, inclusieve samenlevingen. Een dergelijke samenleving is er een waar mensen kinderen met een handicap in hun gezinnen kunnen verwelkomen, zonder zich zorgen te moeten maken over het opgeven van hun baan en over de financiële problemen die daarbij komen kijken. Sommigen zullen zeggen dat dit een politieke of ideologische stellingname is. Wel, dat is dan allicht onvermijdelijk.

Toch, en daarmee zijn we bij de meer omstreden argumenten aanbeland, kan het risico op het syndroom van Down waar toekomstige ouders aan denken niet te maken hebben met ondersteuning of geluk. Het kan ook zo zijn dat ouders een zeer perfectionistische droom hebben over hoe hun kinderen moeten zijn. Het risico dat zij dan voor ogen hebben is dat het kind dat ze zullen krijgen niet het leven heeft waar zij van dromen. De kans dat een kind met het syndroom van Down ooit afstudeert aan een topuniversiteit zou wel eens kleiner kunnen zijn dan voor een kind zonder dat syndroom van Down. Sommige mensen kunnen een dermate belang hechten aan specifieke eigenschappen voor hun toekomstige kinderen dat een kind met een handicap gewoon niet in die visie past. De meeste literatuur laat die moeilijke kwesties onaangeroerd. Argumenten zoals deze worden vaak vermomd door te verwijzen naar het welzijn van de kinderen zelf. Wanneer academici reproductieve technologieën bespreken om het syndroom van Down te voorkomen, ontwijken ze meestal de gedachte dat bepaalde mensen de voorkeur geven aan kinderen met een hogere kans om bepaalde dromen waar te maken. Met de vaak vage verwijzing naar risico's wordt de suggestie gewekt dat het vanzelfsprekend is om een kind met een handicap te vermijden. Men gaat ervan uit dat het beter is voor iedereen, inclusief de potentiële kinderen zelf die nooit zullen geboren worden. Dat is in zekere zin te begrijpen. Zeer weinig toekomstige ouders of clinici zullen één specifieke en welomschreven reden hebben om te denken dat bepaalde zwangerschappen beter niet voortgezet worden. Ook motivatie en gevoelens zijn morsige dingen: mensen kunnen tegelijk geloven dat het kind ongelukkig zal zijn, gepest zal worden en voelen dat dit niet de toekomst is die ze voor ogen hadden met hun gezin. We kunnen niet verwachten dat toekomstige ouders een ethische analyse maken van al hun argumenten en die aftoetsen aan empirische gegevens om tot één transparante, ethische beslissing te komen. Het is de taak van biomedische ethici om ervoor te zorgen dat de ethische analyse rond dat soort onderwerpen duidelijk is. Ethici kunnen een licht werpen op de verschillende niveaus van de analyse en de complexiteit ervan. En toch voelen sommige ethici aan dat er moreel iets niet klopt wanneer toekomstige ouders ervoor kiezen om een specifiek kind niet te hebben omdat het kind niet zou voldoen aan hun respectieve esthetische of intellectuele idealen. Sommige auteurs hebben vanuit een deugdenethiek dergelijke praktijken in dit verband veroordeeld. Zij zouden stellen dat een goede ouder zijn of haar kinderen hoort te aanvaarden zoals ze zijn. Ik heb veel sympathie voor die visie. Toch denk ik ook dat het geen argument is dat we zomaar kunnen gebruiken bij de bespreking van prenatale diagnoses. Daar zijn uiteenlopende redenen voor. Om te beginnen kunnen we denken dat zulke ouders (of trouwens ook zij die embryo's zouden bewerken om mooie kinderen te krijgen) in één opzicht tekortschieten om goede ouders te zijn. Dat maakt ze echter nog niet tot slechte ouders over de hele lijn. Wat iemand tot een goede ouder maakt is moeilijk te omschrijven. Er zijn wel meer 'criteria' en ze veranderen bovendien doorheen de tijd. Diezelfde mensen worden misschien wel uitstekende ouders voor hun droomkind. Ten tweede, en ik verwees er al naar, zijn redeneringen en argumenten achter prenatale beslissingen zelden duidelijk. Het zal doorgaans over een mix gaan van overwegingen over welzijn, de opvattingen over het zorgaanbod, de financiële last voor het gezin, en de verloren hoop en dromen over de toekomstige kinderen. Ten derde blijft het moeilijk om het ideaal van de deugdzame ouder te gebruiken om het afbreken van een zwangerschap te verbieden, ook als die beslissing ingegeven is door kosmetische zorgen of omdat mensen vinden dat hun kind over sterke cognitieve vermogens moet beschikken. Moeten we argumenteren ten gunste van een ongeboren en ongewenst kind en zeggen dat het beter is om ongewenst ter wereld te komen dan helemaal niet? Dat impliceert de stelling dat een zwangerschapsafbreking weigeren belangrijker is dan het recht van een vrouw op reproductieve autonomie. De motivatie achter reproductieve beslissingen beoordelen is moeilijk, net vanwege hun morsigheid. Dat betekent evenwel nog niet dat wij als bio-ethici dat soort keuzen moreel onproblematisch moeten vinden. Het is van essentieel belang om te erkennen dat wat we bepleiten, zoals de reproductieve autonomie, in andere opzichten ethisch problematisch kan zijn en misschien wel ingaat tegen onze morele intuïties of ons geweten. Tegelijk volstaat dat niet als grond om iets af te keuren laat staan te verbieden.

Een ander soort risico hangt samen met de uitdrukking 'risico op het syndroom van Down'. Het ligt gevoelig en is moeilijk om toe te geven. Als we een duidelijk beeld willen krijgen van de opdrachten van een bio-ethicus mogen we het echter niet uit de weg gaan. Mensen kunnen met het risico op het syndroom van Down ook bedoelen dat er een risico bestaat dat een kind geboren gaat worden dat de samenleving met een last zal opzadelen. Weinigen zullen openlijk toegeven dat hier de reden ligt voor de wijdverspreide beschikbaarheid van prenatale screeningprogramma's. In de meeste gevallen worden die programma's voorgesteld als bedoeld om de reproductieve autonomie van de toekomstige ouders te vergroten. Mensen krijgen een prenatale diagnose aangeboden opdat ze zelf kunnen beslissen of ze klaar zijn om een kind met een bepaalde handicap op te voeden. De kostprijs van personen met een handicap kan echter ook een rol gespeeld hebben toen dat soort programma's voor het eerst ter sprake kwam. Er zijn artikels te vinden in de gezondheidseconomie die de uitrol van niet-invasieve prenatale screeningprogramma's gericht op het syndroom van Down afzetten tegen de kosten voor de levenslange ondersteuning van de mensen die met het syndroom geboren worden (Ohno en Caughey, 2013).

Globaal zullen de meeste beleidsmakers en specialisten in reproductieve geneeskunde het echter een verderfelijk idee vinden dat de uitrol van prenatale screeningprogramma's in eerste instantie een besparingsoperatie zou zijn.[1]

Toch moeten we stilstaan bij die mogelijke interpretatie van wat het betekent het 'risico te lopen' op een kind met het syndroom van Down.

---

1   Ik heb dit soort argumenten minstens twee keer voorbij zien komen. De eerste keer was in een interviewonderzoek met koppels in een fertiliteitsbehandeling voor chromosomale translocaties. Die chromosomale afwijkingen verkleinen de kans op een natuurlijke conceptie. Soms kunnen dergelijke translocaties ook leiden tot de geboorte van een kind met beperkingen. Bij de discussie over de selectie van embryo's met handicaps verklaarden sommige van mijn respondenten te denken dat ze geen gehandicapt kind op de wereld mochten zetten, precies omdat ze al van overheidsgeld gebruik gemaakt hadden om zwanger te raken. Ze vonden om die reden dat het onethisch zou zijn om dan een kind op de wereld te zetten dat het publieke gezondheidssysteem nog meer zou belasten (Hens *et al.*, 2019). Een andere keer was toen mijn universiteit de Britse bio-ethicus John Harris had uitgenodig voor een lezing. John Harris en ikzelf waren het erover eens om het oneens te zijn over handicaprechten en de lezing ging vooral over veiligheid en privacy op het internet. Maar aangezien John Harris ook bekendstaat voor zijn standpunten over reproductieve ethiek (zie bijvoorbeeld Harris, 2005) en er in bepaalde artikels voor gepleit had om beter geen mensen met handicaps op de wereld te zetten, kwamen ook hierover vragen uit het publiek. Het viel me op dat verschillende van die vraagstellers het een perfect geldig argument vonden om geen gehandicapten op de wereld te zetten vanwege hun kosten voor het gezondheidssysteem, hetgeen als ik het goed begrepen heb niet eens het punt is van Harris. Ik denk niet dat we die toekomstige ouders dat soort van denken kunnen verwijten — wat we volgens mij in het geval van bio-ethici wel kunnen — maar het is wel tekenend voor wat mensen denken verschuldigd te zijn aan de maatschappij die hen in bepaalde opzichten geholpen heeft.

Het is het 'risico' op de geboorte van een kind dat een last zal zijn voor het gezondheidszorgsysteem. De vraag hier is of we dit moeten aanvaarden als een mogelijke interpretatie van het 'risico op het syndroom van Down'. Ik vind van niet, al geef ik toe dat het moeilijk kan zijn om daar argumenten voor te vinden. Vragen over welke samenleving we willen en wat we kunnen verwachten van de leden van die samenleving zijn politiek en mogelijk ideologisch van aard. Het zou een mogelijkheid kunnen zijn om te argumenteren dat een samenleving die zorg draagt voor haar kwetsbaarste leden en erin investeert beter is dan een samenleving die elke vorm van kwetsbaarheid wil weren. Tegenstanders kunnen aanhalen dat we middelen veiligstellen voor diegenen die later kwetsbaar worden, net doordat we zoveel mogelijk kwetsbaarheid op voorhand vermijden, onder meer door ervoor te zorgen dat kwetsbare kinderen niet geboren worden. Een tegenargument daarvoor is dan weer dat een diverse samenleving beter is dan een samenleving van alleen mensen die voldoen aan een bepaald ideaal van gezondheid of autonomie. Het argument van de maatschappelijke kostprijs voor het voorkomen van kinderen met het syndroom van Down is in mijn ogen onaanvaardbaar. Tegelijk vind ik wel dat we de individuele keuze van de ouders moeten respecteren. Hun overwegingen over hun financiële situatie en het welzijn van hun bestaande kinderen kunnen valabel zijn.

Het kan tot de taken van de bio-ethicus behoren om het brede publiek verhalen voor te houden over de rijke levens die mensen met een handicap kunnen leiden, zonder een oordeel te vellen over individuele keuzen en zonder afbreuk te doen aan het recht van vrouwen op lichamelijke integriteit. Ze kunnen helpen om aan te tonen dat het 'framen' van handicaps en in het bijzonder cognitieve handicaps, als in de eerste plaats een last voor de samenleving, misplaatst is. Halsstarrig weigeren om de doorleefde ervaringen en de alternatieve narratieven te erkennen, zoals sommigen doen, getuigt van kwade trouw. Het analyseren van wat we bedoelen als we het hebben over 'een risico op het syndroom van Down' leidt niet zonder meer naar een ethisch antwoord op de vraag of het goed is om een zwangerschap af te breken als de foetus trisomie-21 blijkt te hebben. Ik denk dat het niet de taak van bio-ethici is om dat soort antwoorden te geven. Het is wel hun taak om ervoor te zorgen dat artsen en beleidsmakers zich bewust zijn van die mogelijke interpretaties, de vraag naar rechtvaardigheid en de mogelijke misinterpretaties van handicaps die ze blootleggen. Op die manier kunnen ze leiden tot beter geïnformeerde keuzen.

Op het moment dat ik dit hoofdstuk schrijf zitten we volop in de COVID-19-pandemie. In België, waar ik woon, staat de derde golf voor de deur. Ook tijdens deze pandemie blijft de onzekerheid over wat als een risico geldt en met welke risico's we rekening moeten houden bij de berekeningen die de basis vormen voor het beleid. Omdat het risicovraagstuk tijdens een pandemie complex is, bestaat de neiging om de risicoberekening te beperken tot een louter technocratische oefening. Wat we riskeren wordt in deze context gedefinieerd als het risico op besmetting of het sterfterisico. Niettemin heeft de pandemie perfect duidelijk gemaakt dat het onmogelijk is om een beleid voor lockdowns of andere maatregelen uit te zetten, louter en alleen op basis van die technische risico's. Om te beginnen houdt een lockdown tegen het risico weer andere risico's in, zoals inkomensverlies voor wie afhangt van steunmaatregelen, zoals hotels, bars, kappers en restaurants (Schaubroeck en Hens, 2021). Door de scholen dicht te houden kunnen we de verspreiding drastisch beperken, maar kinderen lopen leerachterstand op, wat op zijn beurt blijkbaar weer correleert met een lagere levensverwachting (Hummer en Hernandez, 2013). Bovendien kennen we de risico's van de ziekte zelf niet erg goed en hangen die mogelijk af van het specifieke individu en de context. Sommige mensen ondervinden gevolgen op lange termijn en het is niet geheel duidelijk wie op dat vlak het grootste risico loopt.

Het smaak- en reukverlies waar veel mensen lange tijd mee te kampen hebben kan misschien een kleine prijs lijken die we moeten betalen voor onze vrijheid en zou dan geen lockdown rechtvaardigen. Maar voor een sommelier of chef-kok is het dan weer een catastrofe. Ulrich Becks analyse van de risicosamenleving en de globale risico's blijkt relevanter dan ooit: een louter technologische aanpak van het risico zal niet automatisch leiden tot een rechtvaardig beleid en de aanpak van het ene risico genereert er misschien weer andere (Beck, Lash en Wynne, 1992). Het zou naïef zijn om te denken dat bio-ethici ethische dilemma's tijdens pandemieën kunnen oplossen. Wel kunnen we op de verschillende aspecten van risico's blijven wijzen en aantonen dat allerlei risico's niet beperkt of tegenover elkaar afgewogen kunnen worden. We bewegen ons in een modus van onzekerheid en dat vaststellen en erkennen kan al nuttig blijken.

18. Ontwikkeling
Autismeonderzoek

In het eerste deel van dit boek heb ik de tijd genomen om een ontwikkelingsgerichte visie op het leven uiteen te zetten die de genocentrische en soms zelfs reductionistische benaderingen kan aanvullen of zelfs vervangen. Een dergelijke ontwikkelingsgerichte visie is niet nieuw maar gaat terug op aloude discussies over hoe organismen aan hun vorm komen. Recente bevindingen op het vlak van genetica en epigenetica en de betekenis van onze darmflora voor onze gezondheid en persoonlijkheid hebben ons een veel genuanceerdere visie op organismen bezorgd. Die vormt een aanvulling en uitbreiding van wat beschikbaar was binnen de klassieke 'moderne synthese' van de twintigste eeuw, die zo'n beetje het leven uit de biologie had gehaald. We keren terug naar een visie op biologie die krioelt van het leven, klein en groot. Behalve zelfzuchtige genen, die nog altijd een rol spelen, weliswaar bescheidener, gonst het in die visie op biologie van de samenwerkende entiteiten, toevallige ontmoetingen en onverwachte kansen. Het leven is per definitie onvoorspelbaar en zelfs onvoorstelbaar — *'unprestatable'* in de woorden van Stuart Kauffman. Om het te kunnen vatten moeten we de idee opgeven dat we het uiteindelijk zullen weten te controleren. Wat we in de plaats krijgen is een toekomst waarin nog heel wat kansen open liggen, een toekomst die we voor een stuk zelf in de hand hebben. We kunnen echter niet om het feit heen dat 'biologie' uiteenlopende connotaties heeft en bij het beoordelen van bepaalde fenomenen op specifieke manieren werkzaam is. Biologie maakt iets reëel en verleent zo geloofwaardigheid aan ervaringen van mensen. Dat doet me denken aan een interviewonderzoek dat ik ooit deed met volwassenen met een recente diagnose van autisme (Hens en Langenberg, 2018). De deelnemers aan dat onderzoek voelden zich

https://doi.org/10.11647/OBP.0370.18

in zekere zin geholpen door het feit dat autisme zo sterk verbonden was met iets neurologisch en genetisch. Het maakt hun ervaringen authentiek en geloofwaardig. Maar net dat gaat misschien wel verloren als we de nadruk leggen op een dynamischere, eerder procesmatige visie op het leven. Ik heb elders gesuggereerd dat een terugkeren naar een dynamischer perspectief op biologie kan helpen om anders te gaan denken over neurologische ontwikkelingsfenomenen zoals autisme: het kan de ontwikkelingsstoornis autisme herpositioneren als daadwerkelijk een kwestie van ontwikkeling. In wat volgt wil ik wat blijven stilstaan bij de betekenis van een dergelijke aanpak voor het autismeonderzoek.

Autisme wordt in de wetenschappelijke literatuur en door mensen met autisme benaderd als nauw verbonden met genen en biologie. Genen worden vaak geconceptualiseerd als informatie over een zekere, of ten minste waarschijnlijke toekomst. We weten nog niet alles wat er te weten valt over genen, maar naarmate de wetenschap vooruitgang boekt komt dat wel. In de bio-ethiek wordt die denkwijze gemakshalve wel eens zonder meer overgenomen. Discussies nemen vaak een van de volgende vormen aan: 'wat als we embryo's kunnen selecteren op intelligentie' of 'moeten we prenataal gaan testen op autismegenen?', wat doorgaans een onderliggende vraag impliceert of autisme dan een goede reden is om een zwangerschap af te breken. Door recente ontdekkingen in de epigenetica en over het microbioom en het feit dat de genetische kennis niet opgeleverd heeft wat ervan verwacht werd, verschijnt dat idee van genetische voorspellingen en determinatie nu als enigszins naïef. Biologie ligt niet vast. Ze is dynamisch, zoals ook onze persoonlijkheid en identiteit mede bepaald worden door de relaties die we aangaan. Ons leven lang worden we zwaar beïnvloed en hebben we zelf zo'n invloed op wie en wat we ontmoeten. We zijn verstrengeld met onze fysieke en biologische omgeving. De nieuwe wetenschap van de epigenetica, genexpressie, herinnert aan de epigenese, die betrekking heeft op de ontwikkeling. Ontwikkeling is bovendien meer dan wat zich in de eerste drie jaar van ons leven afspeelt: we blijven ons ontwikkelen van onze geboorte tot onze dood. Bio-ethici moeten meer doen dan slaafs meelopen met de biomedische wetenschappen en kunnen de fundamentele aannames van de wetenschap zelf in vraag stellen. We kunnen ook een rol spelen door te pleiten voor een ontwikkelingsgerichte benadering van pakweg het autismeonderzoek. Decennialang hebben onderzoekers geprobeerd om autisme te verklaren aan de hand van genetische analyses. Dat is begrijpelijk: biologische verklaringen kunnen inzicht verschaffen in iemands functioneren, met de bijbehorende sterke punten en problemen. Niemand ontkent de rol van de biologie in het doorgronden van fenomenen als autisme. Tientallen jaren lang heeft men de verklaring gezocht in de genen. Die genetische kruistocht was een reactie op eerdere psychogene verklaringen die stigmatiserend waren voor de ouders. In de jaren vijftig wezen psychoanalytische verklaringen voor autisme het kille gedrag van de moeders tegenover hun kind met de vinger. Het resultaat was dat veel autistische kinderen in instellingen verdwenen en hun ouders met schuld beladen en gestigmatiseerd achterbleven. Vandaag mikt het onderzoek naar vroegtijdige detectie op het vinden van een gen of een andere biomarker om autisme te voorspellen of te detecteren van voor de symptomen zich manifesteren. Een genetische verklaring heeft bovendien het voordeel dat de opvatting dat het 'in de genen zit' gekoppeld is aan iemands identiteit en wie zij of hij is, meer dan met wat zij of hij meegemaakt en ervaren heeft en wat de ouders gedaan of misdaan kunnen hebben.

Genetisch onderzoek om een beter beeld te krijgen van de biologische mechanismen is zeker waardevol. Toch lopen we, door op zoek te gaan naar genetische verklaringen, kansen mis om meer te leren over mensen met autisme en hun interactie met de fysieke, biologische en sociale omgeving. De tegenstelling tussen statische biologie en dynamische ervaring is een valse tegenstelling. We hebben het daar uitgebreid over gehad bij de bespreking van de ontwikkelingssysteemtheorie en de ideeën van Georges Canguilhem. Bij het onderzoek gericht op vroege detectie, dat de mogelijkheid van een autismediagnose in het latere leven probeert te voorpellen, is soms niet duidelijk wat precies wordt nagestreefd. Oorspronkelijk werd het vaak verkocht als verlichten of zelfs genezen, een doelstelling die we nu niet meer zouden aanvaarden. Omgekeerd kan vroegtijdige detectie ook het nobele doel nastreven om proactief in te spelen op de verschillen. Detectie die louter gebaseerd is op biomarkers levert echter alleen kennis op buiten elke context en situatie en dus partieel. Het is opvallend dat autisme tot de categorie behoort van de ontwikkelingsstoornissen, hetgeen impliceert dat bepaalde atypische gebeurtenissen zich voordoen tijdens een specifieke ontwikkelingsfase vroeg in het leven van de betrokkene. Indien vroeg genoeg gedetecteerd zouden we die dan kunnen rechtzetten of minstens verlichten. En toch zou het bestuderen van autisme als ontwikkelingsfenomeen op een andere, meer epigenetische manier vruchtbaarder en zelfs ethischer kunnen blijken. Het is een feit dat autisme voor het individu in kwestie gedurende zijn of haar leven verschillende en dynamische betekenissen heeft. Echt inzicht in autisme en echt begrijpen van autistische mensen betekent dat we bereid zijn om hen en hun ervaringen tijdens hun leven te bestuderen, en om te luisteren naar hun verhalen en hun zingeving in een specifieke relationele context. Een dynamische benadering van het leven is echter niet eenzijdig. Dat houdt in dat onderzoeksdoelstellingen adaptief kunnen zijn. Dit geldt in het bijzonder voor klinisch onderzoek dat er uiteindelijk op gericht is — zo hopen we althans — om het leven van mensen beter te maken. Ethisch autismeonderzoek is dus onderzoek dat van meet af aan tot stand is gekomen in cocreatie met de autistische mensen zelf en hun gezinnen.

Ik heb aangevoerd dat een werkelijk wetenschappelijke wetenschap over meer gaat dan de ultieme oorzaken. Om echter mensen met autisme en hun ervaringen een leven lang te kunnen onderzoeken zullen structurele wijzigingen nodig zijn aan de manier waarop wetenschappen en onderzoeksprojecten nu gefinancierd worden. Een doorsnee onderzoeksproject loopt vier jaar. Dat is net lang genoeg om een PhD-student te betalen en op het werk te zetten. Het valt te begrijpen dat mensen focussen op 'quick wins', snelle resultaten, zoals een statistisch verband tussen een specifiek gen en een welbepaald fenotype, of een moleculaire vondst in een gezin met een specifiek fenotype dat ook een autismediagnose omvat. Tegelijk heeft de wetenschap ook de morele verplichting om op zoek te gaan naar de beste en volledigste kennis van de wereld. Behalve de gefragmenteerde kennis die genen genereren moet ze dus ook uitzoomen en naar de interacties en ontwikkelingen kijken. Bovendien, zo hebben we vastgesteld, tonen wetenschapsfilosofen als Ian Hacking, Bruno Latour en de nieuwe materialisten zoals Karen Barad ons dat wetenschap niet alleen een representatie is van de externe realiteit. Ze brengt ook realiteiten tot stand. Met dat inzicht gaat een ethisch appel gepaard voor wie aan wetenschap doet: doe het correct en maak de juiste keuzes. Veel in het autismeonderzoek is in het verleden misgelopen. Theorieën die probeerden om autisme te verklaren — denk aan de theorie dat autisten een gebrek zouden hebben in 'Theory of Mind' of de veronderstellingen dat het hun aan empathie ontbreekt — hebben geleid tot een context die actief schadelijk was voor mensen met autisme. Zij werden weggezet als niet tot ons behorend, tot de normaal functionerende mensen. Ethici en wetenschapsfilosofen moeten de wetenschappelijke praktijk niet klakkeloos aannemen maar de conceptuele aannames en de realiteiten die hij tot stand brengt in vraag stellen. Vanuit een authentiek ontwikkelingsgericht en ethisch perspectief moet een wetenschap die autisme of andere fenomenen bestudeert, de individuele ervaringen en verschillen naar waarde schatten, veeleer dan de veralgemeningen over autistische mensen en hun functioneren, of hypothesen over hoe hun brein wel zou kunnen werken. De methoden die in het biomedische onderzoek traditioneel gebruikt worden, zoals statistische methoden en het vergelijken van biomarkermetingen volstaan niet. De ervaringen van mensen met autisme zijn doorslaggevend voor het begrijpen van autisme. Een echte wetenschap van het autisme zal dus interdisciplinair moeten zijn en werken met input uit mens- en andere wetenschappen. Dat betekent omgaan met autistische mensen, autistische onderzoekers rekruteren en actief samenwerken aan methoden om de ervaringen te integreren van zij die traditioneel buiten bepaalde onderzoeken gehouden worden, zoals mensen met niet-standaard communicatievoorkeuren. Daartoe kunnen zeker de op kunst gebaseerde methoden gerekend worden, zoals diegene die Leni Van Goidsenhoven gebruikte, al mee-denkend met een jonge vrouw die op een niet-traditionele manier communiceerde (Van Goidsenhoven en De Schauwer, 2020). Artistieke methoden kunnen helpen om nieuwe mogelijkheden te ontsluiten om het leven in al zijn diversiteit te begrijpen en kunst en wetenschap kunnen elkaar aanvullen en nieuwe opportuniteiten ontwikkelen om tot kennis te komen. Samenwerken met de menswetenschappen is een integraal onderdeel van een holistische wetenschap die fenomenen wil begrijpen in al hun nuances en dynamiek. Het volstaat bovendien niet om in specifieke onderzoeksprojecten aan te dringen op een dergelijke aanpak. Ethici hebben ook een belangrijke rol te spelen als pleitbezorgers voor een hervorming van de manier waarop wetenschappen gefinancierd worden en van de praktijken in de uitgeverswereld. Zo kan het onderzoek beter aansluiten bij de uitdagingen die de volgende decennia op ons afkomen. Paradoxaal genoeg wil dat zeggen dat meer ruimte gecreëerd moet worden voor niet-traditioneel, longitudinaal onderzoek dat fenomenen probeert te begrijpen in hun tijdelijkheid en niet zomaar op zoek is naar snelle verklaringen en oplossingen.

19. Trouble
Krokodillen en muizen

Een vast onderwerp in elke zichzelf respecterende cursus bio-ethiek course is de relatie tussen menselijke en andere-dan-menselijke dieren. We bespreken daarbij gewoonlijk utilitaristische benaderingen ('kunnen ze lijden?'), deontologische benaderingen ('zijn andere-dan-menselijke dieren subjecten van een leven? Welke kenmerken hebben ze nodig om als dusdanig erkend te worden?') en misschien zelfs zorgethische benaderingen, bijvoorbeeld in de cursus ethiek voor dierenartsen. Een ethiek van de zorg biedt echter geen simpele antwoorden op de vraag hoe goede zorg eruitziet. Als het gaat over wat we aan dieren te danken hebben kan in een zorgethiek de indruk ontstaan dat die alleen geldt voor de dieren die we onder onze hoede hebben. Dat is strijdig met de visie dat dieren niet onder onze hoede hoeven te staan. We zijn hun herders niet, zij niet ons bezit. Ethische vragen rond dierenrechten zijn uitstekende voorbeelden van hoe de bio-ethiek bij de 'trouble' van onoplosbare conflicten en plichten kan blijven. Bij de problemen blijven is geen defaitisme. Een dergelijke ethiek zal moeilijke problemen en tragedies resoluut aanpakken en erkennen dat paradoxen erbij horen. We kunnen de paradoxen niet weg verklaren maar erover nadenken kan ons de weg tonen naar een leefbaardere toekomst voor andere-dan-menselijke dieren.

Bio-ethiek wordt vaak geassocieerd met autonomie, het goede doen, niet schaden, rechtvaardigheid, solidariteit, integriteit en waardigheid. Die principes worden geïnterpreteerd als universeel, dan wel als cultureel relatief. We komen in de problemen als we proberen om het toepassingsgebied van onze morele overwegingen uit te breiden voorbij het menselijke. Velen onder ons zullen het ermee eens zijn dat een principe als niet schaden van toepassing is op hoe we met dieren omgaan.

 https://doi.org/10.11647/OBP.0370.19

Voor velen onder ons, inclusief mezelf houdt dat ook in dat we ons onthouden van het eten van dieren. Tegelijk worden we geconfronteerd met roofdieren in de wilde natuur. Hoe kunnen we het feit onder ogen zien dat andere-dan-menselijke dieren elkaar moeten opeten? Er zijn ethici die tot de conclusie kunnen dat we als mens tussenbeide moeten komen om predatie een halt toe te roepen. We beschikken zelfs over een hoop kennis over cognitie bij planten en schimmels. *What Does a Plant Know?* luidt de titel van een boek van David Chamovitz (Chamovitz, 2012) en het antwoord blijkt heel wat te zijn. Moeten we planten rechten toekennen als blijkt dat ze zich bewust zijn van elkaar? En wat moeten vegetariërs met de uitdagende opmerkingen van vleeseters over hun inconsequente houding: als het ertoe doet wat een oester of mossel voelt, moet je toch ook rekening houden met wat planten ervaren. Hoe kunnen we bij de problemen blijven en toegeven dat predatie voorkomt in de natuur, dat er andere vormen van cognitie kunnen bestaan bij niet-dieren en toch blijven pleiten voor het afschaffen van vleesconsumptie door menselijke wezens? Ook die paradox moeten we oplossen als we een consistente en waterdichte ethiek nastreven.

Een interessant werk over de kwestie van predatie en onze relatie met de natuur is *The Eye of the Crocodile* van Val Plumwood (Plumwood, 2012). In dit korte werk, gratis online verkrijgbaar, heeft Plumwood het over de ervaring om net niet opgegeten te worden door een krokodil in het Australische Kakadu National Park, in februari 1985. Die ervaring heeft haar tot de conclusie gebracht dat ook wij mensen vlees zijn. Ze schrijft:

> Het is geen onbelangrijk of bijkomstig kenmerk van ons menselijke bestaan dat we voedsel zijn: sappige, voedzame lichamen. Maar, toen ik in de ogen van de krokodil keek, besefte ik dat ik bij de planning van mijn reis stroomopwaarts onvoldoende aandacht had geschonken aan dat belangrijke aspect van menselijke leven, aan mijn eigen kwetsbaarheid als eetbaar, dierlijk wezen. (p. 11)

Zoals Plumwood aan den lijve ondervond zijn we voedsel in de ogen van de krokodil. Als dusdanig maken we essentieel deel uit van het ons omringende ecosysteem. Plumwood stelt voor om ons bij dat feit neer te leggen: "ikzelf en de cultuur die mijn bewustzijn vormgaf waren verkeerd, grondig verkeerd — op veel punten, maar vooral over onze menselijke belichaming, dierlijkheid en de betekenis van menselijk leven" (p. 12).

Menselijke wezens willen graag ontkennen dat ze in verschillende opzichten lichamen zijn van vlees en bloed. De Cartesiaanse opsplitsing tussen lichaam en ziel is daar een uitstekend voorbeeld van: onze zelven, onze zielen zijn gescheiden van onze lichamen. Ze zijn eeuwig. Het hiernamaals suggereert volgens veel denkers dat de rottende lichamen die we achterlaten niet meer zijn dan een omhulsel. Mensen verkiezen soms crematie omdat ze de gedachte niet verdragen als voedsel voor de wormen te dienen. En toch zat Descartes er volgens Plumwood naast: we leven in een herakleitisch universum. We maken deel uit van de stroom van alle dingen. We staan daar niet boven: net als planten, schimmels en andere-dan-menselijke dieren zitten we in de voortdurende stroom van eten en gegeten worden. Het is goed om dat te erkennen. Dat opent mogelijkheden voor een nieuw ecologisch bewustzijn:

> Het oog van de krokodil biedt ons ook een perspectief dat kan helpen om onszelf vanuit een ecologischere bril te bekijken en tot een theorie over onszelf te komen in doorgedreven evolutionair–democratische termen, die een breuk betekenen met ons zelfbeeld als onderscheiden en speciaal. We moeten rationeel reageren op de milieucrisis door een veel ecologischere democratische positie in te nemen. Vanuit een dergelijk standpunt kunnen we van onze medemensen houden zonder dat we daarom een stigmatiserende houding moeten innemen ten aanzien van niet-mensen. (Plumwood, 2012, p. 16)

In een dergelijke visie moeten de dood en gegeten worden niet langer gezien worden als een tragedie of iets wat we moeten overwinnen. De dood getuigt dan van het feit dat we een deel zijn van de omgeving die ons voedt en die wij uiteindelijk ook mee voeden.

In een discussie over dierenethiek plaatst Plumwood dit herakleitische universum waarin we een deel zijn van de voedselketen tegenover het universum van de individuele rechtvaardigheid, waar menselijke wezens gezien worden als gescheiden van hun omgeving en geregeld door morele principes zoals autonomie, het goede doen en rechtvaardigheid. Plumwood voelt aan dat in veel hedendaagse debatten over dierenethiek en -rechten dat laatste universum de achtergrond vormt. We trekken principes door tot het dierenrijk of op zijn minst de dieren waarmee we ons kunnen identificeren. Dieren krijgen in zo'n visie rechten toebedeeld omdat ze pijn en genot kunnen ervaren en hun eigen doelstellingen hebben. We leven echter in beide universa en zijn tegelijk prooi en onderdeel van het ecologische systeem. Tegelijk zijn we echter ook bekommerd om dieren en we willen dat ze recht wordt gedaan. Samen met Haraway zou ik willen stellen dat we bij de problemen moeten blijven en de beide realiteiten samen moeten denken. In die visie heeft het geen zin om predatie geheel te verwerpen, bijvoorbeeld bij stammen die leven van de jacht of bij wilde dieren. Maar het zou ook weer verkeerd zijn om predatie als een argument te gebruiken om wat vleesconsumptie betreft voor een status quo te pleiten. Haraway stelt voor om dieren als verwanten te zien. Het bestaan van predatie kan dan nooit een excuus zijn om dieren slecht te behandelen. Plumwood schrijft:

> Door dat te doen erkennen we de spanning tussen beide en onszelf als wezens die in beide werelden leven. De ziel van onze voeding erkennen is erkennen dat wijzelf en dat wat we eten tot beide werelden behoren. Het is een poging om die beide werelden in balans te brengen op het punt waar ze aan elkaar raken. Dat is ook waar datgene wat we eten aan onze levens raakt. Het is op dat punt dat we recht moeten doen aan ons voedsel en de gulheid ervan bevestigen. (Plumwood, p. 39)

Maar hiermee is nog niet alles gezegd. Het zou verkeerd zijn om de sfeer van de moraal, van zorg, liefde en rechtvaardigheid louter in de menselijke cultuur te situeren en het herakleitische universum louter tot de natuur te rekenen. Plumwood wil af van de dichotomie tussen natuur en cultuur; tussen ons en de rest en van de idee dat alleen bij de mens het lichaam tot de natuur behoort en de geest onderdeel is van de cultuur.

> Onze overtuiging dat 'wij' in een cultuur leven en 'zij' in de natuur is zo sterk dat al wat overblijft een passioneel verhaal is over bewustzijn, geschiedenis en vrijheid — over ons — en een ander verhaal over absolute, niet-betrokken causaliteit en pure horlogemechaniek — over hen. (Plumwood, 2012, p. 44)

Plumwood beschrijft hoe er ook in de natuurlijke wereld sprake is van de ander als ander en niet zomaar vlees. De krokodil kan anderen als individuen zien. Moraliteit en ethiek behoren niet alleen tot de menselijke wezens. Individuele regels en medelijden zitten ook in de andere-dan-menselijke natuur. Die overeenkomsten erkennen vormt een eerste stap naar een nieuw soort van ethiek. Wat de dierenethiek betreft pleit ze daarom voor een *ecologisch animalisme* dat [ecologisch animalisme] ondersteunt en huldigt dieren en zet aan tot een dialogische ethiek van delen en onderhandelen of een partnership tussen mensen en dieren, terwijl een herevaluatie plaatsvindt van de menselijke identiteit die bevestigt dat de mens mee deel uitmaakt van de dierlijke en ecologische sferen. (Plumwood, 2012, p. 78)

Ze zet die positie af tegen het ontologisch veganisme, dat blijft zweren bij de verplichting om alle vlees te weren, maar voorbijgaat aan het feit dat we ook voedsel zijn, en een onderdeel van een natuur die voortdurend in beweging is, die eet en waar gegeten wordt. Toch rechtvaardigt Plumwoods benadering geenszins de grootschalige vleesconsumptie en het instrumentaliseren van dieren: door onszelf te zien als een onderdeel van de voedselketen kunnen we dieren en de natuurlijke wereld in de brede zin naar waarde schatten als verwant aan ons en in een wederzijds afhankelijke relatie, met eerbied. Veel, om niet te zeggen alle huidige praktijken wat vleesconsumptie betreft zijn vanuit het standpunt van het ecologisch-animalisme ook verkeerd. Erkennen van die ogenschijnlijk paradoxale aspecten van menselijke en andere-dan-menselijke levens houdt niet in dat die paradox om een oplossing vraagt. De mensheid moet zich niet blijven overgeven aan industriële vleesconsumptie omdat andere-dan-menselijke dieren ook vlees eten en net zomin moeten we de leeuw aan een vegetarisch dieet zien te krijgen. Paradoxen illustreren dat moraal geen eenvoudig nulsomspel of puzzeltje is. De wereld is een 'vuile' plaats en wij kunnen niet anders dan ook de handen vuil te maken. Een van de meest paradoxale en dringende kwesties waarmee bio-ethici geconfronteerd worden is de aanvaardbaarheid van dierenexperimenten.

Het eerste hoofdstuk in John Bergers *Why Look at Animals* [*Waarom naar dieren kijken*] gaat over een man die muizen heeft in huis (Berger, 2009). Elke morgen opnieuw stelt hij vast dat muizen zijn brood eten. De hoofdfiguur neemt zich dus voor om muizenvallen te kopen, maar de lokale winkel heeft er geen meer. Hij behelpt zich dan maar met een geïmproviseerde val die in het huis rondslingert. De val bestaat uit een klein kooitje waarin de muis gevangen raakt, zonder ze te doden. Wanneer hij zijn eerste muis vangt toont dat ding hem de muis zoals hij eerder nooit naar muizen had gekeken. Het valt hem op dat ze met haar sterke achterpootjes vaag op een kangoeroe lijkt. Hij observeert hun gedrag in het kooitje en wanneer hij ze vrijlaat in de velden.

Eén muis geeft hij zelfs een naam, Alfredo. Wanneer de laatste muis gevangen is en zijn huis vrij is van muizen komt hij tot het besef dat hij ze zal missen. Hij heeft anders leren kijken naar muizen en ziet hen nu als de wonderbaarlijke wezens die ze zijn, veel meer dan ongedierte of materiaal voor onderzoekers. Elk jaar sterven duizenden ratten en muizen in dierproeven. In 2020 werden in het Vlaamse landsgedeelte alleen al 126.797 muizen en 9.937 ratten gebruikt in experimenten.[1] Het aantal dieren dat voor onderzoek gebruikt wordt neemt elk jaar af, wat wijst op de ethische gevoeligheid van het gebruik van proefdieren. Experimenten met dieren worden evenwel gezien als betreurenswaardig maar in een aantal gevallen onvermijdelijk. Colleges bio-ethiek omvatten een verplicht hoofdstuk over dierproeven, waarin we de studenten laten kennismaken met de 3 R'en zoals die beschreven werden door Russel en Burch: Replacement – bewuste, levende dieren zoveel mogelijk vervangen door materiaal zonder gevoel of bewustzijn; Reduction – het beperken van het aantal gebruikte dieren; en Refinement – maximale afname van het gebruik of van de hardheid van inhumane procedures die de dieren ondergaan die toch nog gebruikt moeten worden. (Russell en Burch, 1959)

Wat bij de drie R'en niet in vraag gesteld wordt is of het gebruik van andere-dan-menselijke dieren voor menselijke doeleinden principieel als 'moreel goed' moet worden beschouwd. Het is misschien gemakkelijker voor bepaalde niet-seculiere bio-ethici om naar menselijke wezens te verwijzen als het hoogtepunt van de schepping, zelfs al is dat dan gelardeerd met een vleugje naturalisme. In een boek over de personalistische bio-ethiek stellen Elio Sgreccia en collega's bijvoorbeeld dat het ontologische en axiologische verschil tussen menselijke wezens en andere levende wezens een van de principes is van wat ze de ontologische bio-ethiek noemen. Zij voeren bijvoorbeeld aan dat de idee van pijn niet op dezelfde manier kan toegepast worden op mensen en dieren, omdat "dieren lijden, maar de mens weet dat hij lijdt en zoekt betekenis in het lijden" (Sgreccia, 2012, p. 323). Dat soort argumenten werkt niet voor mensen zoals ikzelf die niet zo'n duidelijke kijk hebben op wie het meeste lijdt en wiens lijden er het meeste toe doet. En dat zal ook niet het geval zijn voor onderzoekers die in nauw contact staan met

---

1   https://assets.vlaanderen.be/image/upload/v1636360925/Statistieken_proefdieren_2020_olo6oq.pdf

dieren, zoals blijkt uit het volgende citaat van Nicholas P. Money, die daarin terugkijkt op zijn levenswerk als bioloog.

> Als jonge wetenschapper heb ik gedurende korte tijd geëxperimenteerd met pijlinktvissen. Ik moest de dieren vasthouden en voelde ze kronkelen vóór ik de arme schepsels met een vlijmscherpe chirurgische schaar onthoofde. Dat was noodzakelijke om het reuze-axon te isoleren, een dikke zenuwcel die zeer nuttig is om de overdracht van zenuwimpulsen te bestuderen. Uit dit uitstapje richting vivisectie viel voor een student niet veel te rapen. De werking van het 'actiepotentiaal' is te bevatten voor iedereen met een beetje verstand en toegang tot een handboek fysiologie: natrium uit -> depolarisatie, kalium in -> repolarisatie, gevolgd door overshoot en recovery. Voelden mijn slachtoffers de versnellende hartslag in mijn vingers vóór ze in een wanhopige smeekbede voor hun leven inkt spuwden? Disciplines als neurologie en cardiologie berusten al eeuwen op het folteren van dieren. (Money, 2021, p. 39)

Dierproeven worden vaak voorgesteld in de context van een noodsituatie. Als we die dierproeven achterwege laten zullen zieke kinderen sterven. Nochtans zijn tal van experimenten van weinig nut. Zoals Money in het citaat hierboven aanhaalt is voor veel van de wetenschap, die dierproeven geacht worden te bewijzen, helemaal geen bewijs nodig. Vinciane Despret geeft daar allerlei voorbeelden van in haar boek *What Would Animals Say if We Asked the Right Questions?* (Despret, 2016). In hoofdstuk S [van 'Separation'] beschrijft ze onvoorstelbaar wrede experimenten met moederdieren en hun kinderen, bedoeld om te 'bewijzen' dat jonge dieren lijden als ze gescheiden worden van hun zorgende moeder en dat moederdieren tot heel wat bereid zijn, ook ten koste van zichzelf, om hun jongen te redden. (Despret, 2016, p. 158)

Ik denk dat we collectief de bal misslaan als het over dierproeven gaat. De 3 R'en die we onze studenten voorhouden gaan er uiteindelijk nog altijd van uit dat dierproeven, omdat ze ogenschijnlijk onvermijdelijk zijn, dan wel ethisch moeten zijn. Uiteindelijk willen we vooruitgang boeken in de geneeskunde en mensenkinderen redden. Die aanname vertrekt van een zwart-wit visie op moraal en het onvermogen om twee schijnbaar tegengestelde visies tegelijk aan te houden. Die visies zijn dat dierproeven tot op zekere hoogte, in het huidige tijdskader, onvermijdelijk zijn en tezelfdertijd ook op een nadrukkelijke en fundamentele manier moreel problematisch. Erkennen dat het gebruik van andere-dan-menselijke dieren voor onderzoeksdoeleinden zeer verontrustend is, is nog wat anders dan verklaren dat we nooit menselijke dieren mogen offeren. De moraal speelt zich niet af binnen de grenzen van een nulsomspel. Het gaat niet om het vinden van de juiste oplossing van de morele puzzel. Dierproeven zijn een voorbeeld van waar bio-ethici, gesteld dat ze betrokken willen worden en bij de problemen willen blijven, de vraag moeten blijven stellen 'voor wie OncoMouse het leven laat', zoals Donna Haraway het kernachtig wist uit te drukken (Haraway, 1997). Als horzels moeten we de vraag blijven stellen 'cui bono', waartoe doen we dit? Welke kennis kan dit ons opleveren en is die kennis significant? Als andere-dan-menselijke dieren geofferd worden is het minste streven dat we daar tegenover kunnen stellen dat hun dood menselijke en andere-dan-menselijke wezens ten goede komt. Ik rond hier af met een vrij lang citaat van Haraway dat alles mooi samenvat:

> De vraag die ik, in de voetsporen van Susan Leigh Star (1991) wil stellen aan mijn tweelingsoort, cyborgs met borsten, net als ik, is simpel: cui bono? Voor wie moet OncoMouse™ leven en sterven? Als z/hij een personage is in de sterke betekenis staat z/hij voor iedereen. Z/hij is significant. Dat maakt zoiets als de vraag 'cui bono?' onvermijdelijk. Wie leeft en sterft — menselijk, niet-menselijk, en cyborg — en hoe, want OncoMouse™ bestaat? Wat offert OncoMouse™ op als, tussen 1980 en 1991, de sterftecijfers voor borstkanker bij Afro-Amerikaanse vrouwen met 21 percent toenamen terwijl die voor witte vrouwen stabiel bleven. Beide groepen vertoonden een lichte toename in de incidentie van de ziekte. Wie sluit aan bij de norm die OncoMouse™ en haar opvolgers belichamen? Draagt z/hij bij tot een diepere gelijkheid, een uitgesprokener waardering van heterogene meervoudigheid en een sterker plichtsgevoel gericht op leefbare werelden? Is z/hij een veelbelovend personage, dat volslagen artefactuele, zelf bewegende organisme? Wordt het lijden van het proefdier gecompenseerd door verlichting van menselijk lijden? En wat houdt zo'n compensatie in? Hoe moet de vraag de praktijken beïnvloeden in de werktuigbouw van de wetenschap, zijnde het ontwerpen van onderzoeksprotocollen? Op dat soort vragen kunnen geen eenvoudige, enkelvoudige of definitieve antwoorden komen. (Haraway, 1997, p. 113)

Cui bono, voor wie leven en sterven OncoMouse en haar erfgenamen? Dat is de vraag die bio-ethici keer op keer moeten blijven stellen.

20. Creativiteit

Een game dat bio-ethici inspireert[1]

Death Stranding, een videogame van Hideo Kojima, vertelt het verhaal van de verwoeste VS en een mensheid die op de rand van de zesde massa-extinctie staat. De hoofdfiguur is Sam Porter Bridges, gecontroleerd door de speler. De buitenwereld is gevaarlijk geworden, met toxische regen, monsters en terroristen. Sam (de speler, dus) moet, de vele gevaren trotserend, vracht afleveren bij de overlevers die zich schuilhouden in ondergrondse gebouwen, verspreid doorheen het landschap. Hij gaat connecties aan met de mensen, herstelt wegen en zorgt voor vreugdevolle momenten bij de preppers als zij hun pakketten ontvangen. Het game kwam uit in het najaar van 2019, maar commentatoren wezen op de griezelige gelijkenissen met de periode van de pandemie in 2020–2021, waarbij 'essentiële beroepen' ook de confrontatie met de besmettelijke buitenwereld aangingen om goederen af te leveren bij diegenen die binnen bleven. Toegegeven, de wereld die het game te zien geeft is er veel erger aan toe dan de onze voorlopig. En toch heeft de pandemie ons ook doen nadenken over het vermogen van onze soort om met catastrofen om te gaan en heeft ze ons anders doen kijken naar onze kwetsbaarheid en verantwoordelijkheid tegenover een totale mondiale instorting.

Een filosofisch stuk schrijven over *Death Stranding* lijkt een open deur intrappen. Het spel is doordrongen van filosofische reflectie en speculatie. Hideo Kojima heeft een game uitgebracht waarin nagedacht wordt over trauma en genezing, verbinding en de aard van de biologie. Er worden vragen in gesteld over ectogenese en mannelijke zwangerschappen,

---

1   Dit is een gewijzigde versie van een tekst die verschenen is op het blog 'And Philosophy'.

https://doi.org/10.11647/OBP.0370.20

de aard van onze seksualiteit en proeven met foetussen. Het achtergrondverhaal zit vol mijmeringen over de oorsprong van het leven, het universum en de relatie tussen leven en dood. Sommigen kunnen dit er wat over vinden en zich afvragen waarom een academisch filosoof en bio-ethicus er 177 uur voor over heeft om alle trofeeën te verzamelen die met het spel te winnen vallen. In wat volgt leg ik uit waarom dit game volgens mij briljant is en waarom ik ervan overtuigd ben dat het een speelbaar voorbeeld vormt van Donna Haraways idee van bij de problemen blijven, zoals ze dat in haar gelijknamige boek *Staying with the Trouble* heeft beschreven. Meer specifiek zal ik focussen op onze relatie met technologie en natuur, het belang van spelen, falen en weer doorgaan en de mogelijkheid om verantwoordelijkheid op te nemen in de nasleep van de catastrofe.

De mogelijke antwoorden op de bijna onvermijdelijke en destructieve gevolgen van de klimaatverandering kunnen in twee grote categorieën gerangschikt worden. De eerste is die van het ecomodernisme rond de idee dat technologische oplossingen, 'technofixes', ons wel zullen redden. Technologie en wetenschap, zo denkt men, zullen een oplossing vinden voor de taaie problemen, de 'wicked problems' van vandaag, als we maar genoeg tijd, geld en energie investeren. Mogelijkheden zijn geo-engineering van het klimaat of het ontwikkelen van CO_2-neutrale middelen om schone energie te produceren. En waarom zouden we ook onszelf niet genetisch kunnen 'engineeren', of onze planten en dieren, zodat we minder hulpbronnen nodig hebben of beter bestand raken tegen de gevolgen van de klimaatverandering. De andere optie is dat we moeten terugkeren naar een ongereptere, natuurlijkere manier van leven. De aanhangers van die laatste opvatting geloven dat technologie ons gebracht heeft in de situatie waarin we ons nu bevinden. Ze heeft geleid tot vervreemding en hybris. In hun ogen is de mensheid een plaag. We zijn parasieten die opnieuw hun eigen plaats moeten vinden.

In de eerste visie is technologie de oplossing en de natuur datgene wat overwonnen moet worden. In de tweede visie is technologie het probleem en de natuur datgene wat we moeten eren en respecteren. De beide benaderingen lijken tegenover elkaar te staan, wat de voorgestelde oplossingen betreft. Toch delen ze ook een gemeenschappelijke aanname over de positie van de mens in de nasleep van de milieucatastrofe en over zijn relatie met natuur en technologie. Natuur en technologie lijken domeinen te zijn die beide buiten ons, hedendaagse mensen, liggen. In de technofix-benadering wordt technologie ingezet om de natuur te manipuleren. In de benadering terug-naar-de-natuur lijkt het alsof onze plaats is om deel uit te maken van de natuur, maar toch zijn we op de een of andere manier in staat gebleken om de natuur achter ons te laten. We kijken ernaar en manipuleren ze vanaf een afstand. Je kunt niet terugkeren naar iets tenzij je het eerder verlaten had.

In *Death Stranding* is de wereld een vijandige plaats geworden, maar nog altijd mooi. Het apocalyptische landschap is ruw. Er blijven weinig bomen over en als speler voel je de opluchting wanneer je plots op een bosje of idyllische weiden en kreken stoot. Meestal gaat het over rotsachtig en zelfs besneeuwd terrein. Wat de apocalyptische landschappen betreft bevindt *Death Stranding* zich ergens tussen de totale verlatenheid van *The Road* en de bucolische landschappen van post-apocalyptische films als *The Quiet Place*, waardoor het lijkt alsof ze duidelijk willen maken dat de wereld misschien een eindpunt bereikt heeft, maar dat wij ons zuiverdere, natuurlijkere zelf hebben ontdekt. In *Death Stranding* staan de menselijke wezens in een veel complexere relatie tot de natuur en de technologie. Wij mensen staan er op de rand van de zesde massa-uitroeiing, die onvermijdelijk ook de mens en de meeste andere-dan-menselijke dieren zal omvatten. Rampzalige gebeurtenissen hebben zich voorgedaan die de technologie niet kon voorkomen en misschien zelfs veroorzaakt heeft. De technologie helpt Sam wel om de verschillende nederzettingen opnieuw met elkaar in contact te brengen en maakt ook zijn tocht ietwat doenbaarder. Toch moet hij met de omgeving aan de slag, niet ertegenin. Als je te veel structuren bouwt, waaronder tokkelbanen, raken de middelen op en moet je eerst oude afbreken om plaats te maken. Uiteindelijk raken structuren ook in verval vanwege de toxische regen die de tijd en de afbraakprocessen versnelt. Wanneer je voor het eerst nieuw terrein betreedt ga je struikelen en vallen. Ik ben uren besneeuwde hellingen opgeklommen en heb daarbij mijn greep verloren, ben weggegleden en weer opnieuw moeten beginnen. Falen hoort inherent bij het game en de verschillende bestemmingen bereiken zou heel anders aanvoelen mocht het een kwestie zijn van er gewoon naartoe stappen.

Sam is de incarnatie van de cyborg zoals beschreven door Donna Haraway in haar baanbrekende essay *A Cyborg Manifesto* (Haraway,

1991). Die figuur stelt de dichotomieën in vraag die het westerse denken achtervolgen. Hij is een figuur op de grens van organisme en machine, man en vrouw. De cyborg is goed noch slecht. Hij is geen vijand van de mensheid, maar ook niet noodzakelijk haar verlosser. Sam maakt gebruik van uiteenlopende prothesen zoals een exoskelet, waardoor hij sneller gaat of meer gewicht kan dragen. Tegelijk heeft hij zeer organische behoeften, zoals plassen, slapen ... Zijn vermoeidheid wordt voelbaar via de PlayStation-controller en de klanktechnologie. Als speler voel je je spelpersonage door de sneeuw ploegen en worstelen met het verraderlijke water. Wanneer hij besmeurd en onder het bloed bij zijn schuilplaats aankomt smeekt Sam je om een douche. Sam Porter Bridges wordt gespeeld door Norman Reedus, een spierbundel met baard. Hij heeft een pot bij met daarin een ongeboren baby die hier als een 'instrument' beschouwd wordt dat je waarschuwt voor naderend gevaar. Tegelijkertijd zien we hier een opvallende gelijkenis met zwangerschap: de baby voelt elke beweging die Sam maakt en als je op je harmonica speelt komt ze tot rust. Sam en de baby groeien geleidelijk naar elkaar toe en hij gaat op in zijn rol van verzorgende.

Het is een harde wereld waarin Sam zich beweegt. De zesde massa-extinctie is nakend. Tegelijk heeft het game veel speelse, vrolijke en grappige momenten. Dat doet me denken aan de ideeën over speelsheid bij Maria Lugones, van wie ik het werk maar heb leren kennen toen ik al flink opgeschoten was met het schrijven van dit boek. Ze is een lesbische vrouw van kleur in een door witte mannen gedomineerde academische omgeving waar ze te horen kreeg een ernstige persoon te zijn. Vrienden en familie vonden haar echter uitzonderlijk speels. Wanneer we onze speelsheid verliezen, gaat ook een bron van wijsheid verloren.

> Speelsheid is voor een stuk openstaan voor de gekte, als een combinatie van je geen zorgen maken over competentie, zonder zelfingenomenheid in het leven staan, normen niet als heilig beschouwen en dubbelzinnigheid aanzien als een bron van wijsheid en vermaak. (Lugones, 1987)

Death Stranding is geen multiplayer game, maar je bent wel verbonden met andere spelers en ziet hun structuren in je spelwereld verschijnen. Sommige zijn nuttig, andere houden tekens in als hartjes en smileys die je aanmoedigen om door te gaan. Je kunt 'likes' van andere spelers krijgen voor je constructies en ook zelf likes sturen. Zelfs je baby in zijn pot en de monsters die je bestrijdt kunnen je likes sturen. Het enorme aantal likes dat je kunt verzamelen kan gezien worden als kritiek op onze verslaving aan sociale media of onze behoefte aan bevestiging en geruststelling. Tegelijk maken ze het spel ook grappig en lichtvoetig. Je krijgt dat indruk dat Kojima laat weten dat we onze wereld enkel kunnen heropbouwen als we onszelf niet te ernstig nemen. Op een bepaald ogenblik duiken er tokkelbanen op waarmee het afleveren van pakjes in de besneeuwde bergen een heel stuk efficiënter verloopt. Die banen zijn pure fun voor Sam, de baby en jezelf, de speler, die de duizelingwekkende snelheid door het landschap bijna echt kan voelen. Net als Sam kun je ook plassen, als je maar water genoeg drinkt. Je kunt onder meer op de monsters pissen, die dan verdwijnen. Hoe zou je zelf zijn? Waar je geplast hebt duiken zwammen op en je kunt door erop te plassen de zwammen van andere spelers doen groeien. Als ze maar genoeg 'bewaterd' worden gaan die zwammen grote structuren vormen, die er zowat uitzien als een macroscopisch beerdiertje. Die kun je eten om je vitaliteit weer op peil te brengen. De combinatie van paddenstoel, urine en beerdiertje is geen toeval: organisch afval maakt deel uit van de humus die de wereld moet heropbouwen. Met de woorden van de antropologe Anna Tsing: beerdiertjes en zwammen zijn veerkrachtige schepsels die kunnen gedijen op kapitalistische ruïnes (Tsing, 2015).

Death Stranding is een flagrante, schaamteloze allegorie van onze nabije toekomst. De vooruitzichten zijn verschrikkelijk en er zijn geen magische oplossingen die het onvermijdelijke kunnen tegenhouden. En toch is het ook een game van hoop. Het is juist dat de zesde uitstervingsgolf niet te vermijden is en onze tijd in dit universum beperkt. Mensen vormen maar één episode in de opeenvolging van dood en mogelijkheid die met iedere uitsterving gepaard gaat en zal blijven gaan. En toch kan het nog de moeite waard zijn om uitstel na te streven, "nog een paar honderdduizend jaar", zoals een personage in het spel zegt. Tegen het einde van het spel ligt Amerika nog steeds in puin maar de mensen zijn opnieuw verbonden via het 'chiral network', een toekomstige incarnatie van ons 'world wide web'. Sam, een eenzaat die gezelschap niet erg op prijs stelt, heeft vrienden gemaakt. Hij heeft leren leven met het landschap. Hij werkt ermee en geniet ervan. Het Amerika van *Death Stranding* is Donna Haraways Chthulucene: een soort van tijd/plaats waar je leert bij de problemen van leven en dood te blijven in respons-abiliteit voor een gehavende Aarde ... (Haraway, 2016).

Sam blijft bij de problemen: hij kan ook niet terug naar vroegere tijden, er is geen technofix. Als spelers daarentegen gebruiken we technologie die verstrengeld is met de mogelijkheden van het landschap, maar we moeten daarbij verantwoord te werk gaan. Sam vindt troost in wandelen door het landschap, klimmen over kliffen, tokkelbanen afsnellen, praten tegen zijn baby en baden in warme natuurlijke bronnen. Al spelende komen we erachten wat de mensheid de moeite van het bewaren waard maakt en dat zijn niet noodzakelijk de grote ideeën. Wel plezier en verbinding die inspireren tot verantwoordelijkheid. In het licht van de totale vernietiging is ernst de grootste zonde. Voor mij is het spel een allegorie voor de kern van de bio-ethiek.

Epiloog
Denken met ...

Waarin ik veel te wensen overlaat.

Als we ons de Wij voorstellen in een cirkel van zijn eigen eenheid, omring door andere cirkels die hun eigen eenheid in stand houden, krijgt het concept van menselijk handelen als een kei die in een vijver gegooid wordt wellicht meer betekenis. Nooit kan een kei in een vijver gegooid worden zonder dat zijn rimpeling andere rimpelingen ontmoet, die door die ontmoetingen dan weer andere gevolgen krijgen.

— V. F. Cordova (2003)

https://doi.org/10.11647/OBP.0370.21

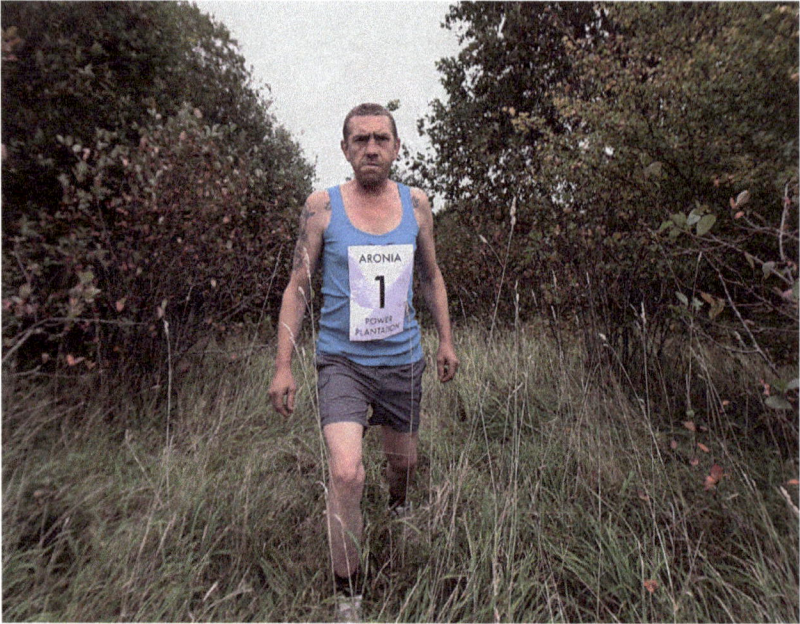

'Aroniathon #1: The Grasses are Taking Over'

Hoe het gras temmen dat de verwilderde plantage van *Baroa belaobara* (appelbes) overwoekert?

Uit: 'The Aroniathon Series'.

Model: 'Dzucks'. Foto: Bartaku, 2011[1]

---

1   Eerste foto van de Aroniathon #1 fotografische interventie van 42 fotos: een in scène gezette marathon met een nep-atleet. Onderdeel van Bartaku kunst_onderzoek geïnspireerd door een verwilderende appelbesplantage in Aizpute, Letland, tussen 2009 en 2019, https://bartaku.net/aroniathons/.

Met dit boek wou ik bij de problemen van de bio-ethiek blijven en er een nieuwe kijk op werpen als een ethiek van het leven. Ik bedoel daarmee niet louter nadenken over ethische levensvragen maar stel mij de bio-ethiek eerder voor als een discipline die zich laat inspireren door het leven en het leven koestert. Dat houdt een bevestiging in van het feit dat als we als mensensoort moeten denken *met* alle vormen van leven, als we willen overleven op een gehavende planeet. Het betekent dat we utopische voorstellingen en steriele gedachte-experimenten laten varen. Tegelijk lijkt het wel godslasterlijk om een ontologie naar voren te schuiven waarop we een dergelijke bio-ethiek kunnen bouwen. Dat is wellicht de reden waarom ik, na het schrijven van een traditioneel proefschrift over kinderen en biobanken, jarenlang iets anders wilde worden dan bio-ethicus. Ik stelde me voor dat ik een filosoof van de biologie kon worden en mijn tijd kon doorbrengen met nadenken over wat (het) leven is. Alternatieven waren om antropoloog of socioloog te worden. Uiteindelijk hou ik erg van empirisch onderzoek. Tegelijk kwam ik tot het besef dat bio-ethici over de vrijheid beschikken om zich met al dat soort onderzoek in te laten. Ik raakte in de ban van de grijze zone die de bio-ethiek inneemt tussen wetenschappen, geneeskunde, filosofie en de menswetenschappen. 2022 bracht onzekerheid en doemscenario's, met oorlogen en pandemie. Sommigen besluiten daaruit dat de mensheid geen hoop meer rest. Ik daarentegen geloof dat wij als 'ethici van het leven' net kunnen bijdragen tot het versterken van de hoop. Dat houdt in dat we het terrein van de bio-ethiek opentrekken en ons ook inlaten met de milieuethiek of er zelfs mee samengaan en ons bezighouden met diversiteit en ervaringen. Het betekent dat we ons informeren over het verleden en met het verleden leren denken over mogelijke toekomsten. De bio-ethiek moet heel dringend vooruitblikken en zich afvragen wat van waarde is, in welke wereld die waarden kunnen gedijen en hoe we tot zo'n wereld komen.

Een dergelijke benadering van de bio-ethiek is niet nieuw. We kunnen wel stellen dat ze al aan de wieg stond van de discipline, zoals blijkt bij een terugblik op het boek *Bioethics, A Bridge to the Future* van Van Rensselaer Potter (Rensselaer Potter, 1971). Daar werkt hij een bio-ethiek uit op basis van een specifieke visie op biologie, met als uiteindelijke doel om de mensheid in stand te houden. Nu, vijftig jaar na de publicatie van Potters boek, is zijn hoop op een nieuwe wetenschap naïef gebleken. De bio-ethiek, als de discipline die we kennen, staat ver af van het omvattende idee dat hij had. Zelfs de impact van de bio-ethiek op de wetgeving is beperkt. Het zou schitterend zijn mochten wetgevers en beleidsmakers het overleven van de menselijke soort als leidend principe huldigen en als een gemeenschappelijk waardenstelsel met het oog op de wezenlijke toekomstige onzekerheid en gevaren. De pandemie heeft aangetoond dat we nog helemaal niet zover zijn. Meer zelfs, bio-ethici zouden er vandaag wellicht niet mee akkoord gaan dat wat Potter voorstelde verband houdt met hun huidige discipline. Nadenken over een gemeenschappelijk waardenstelsel dat het hele domein omspant, van individuele waarden en deugden tot een wereldwijd beleid, staat ver af van onze huidige praktijk.

Toch denk ik dat onze discipline wel wat te winnen heeft door enkele van Potters ideeën in haar praxis over te nemen, in een aan de tijd aangepaste versie. Anderzijds hebben we ook frisse ideeën nodig en kunnen we best een nieuwe kijk op onze job gebruiken. In dit boek denk ik met heel wat inspirerende filosofen en wetenschappers waarvan ik de relevantie voor de bio-ethiek heb willen aantonen. Ik ben begonnen met een beschrijving van de idee van filosofie als loodgieterij, zoals Mary Midgley die had uiteengezet, en positioneerde de bio-ethicus daarbij als de loodgieter bij uitstek. Bio-ethici worden vaak betrokken bij wetenschappelijke onderzoeksprojecten. Ze bevinden zich in de perfecte positie om structuren en verhalen naar boven te halen en in de richting van een specifieke wetenschappelijke praktijk te leiden. Soms zijn die structuren kaduuk en is er wat werk aan. We kunnen bijvoorbeeld het dualisme in vraag stellen dat nog overheerst in het denken over genen, aanleg en omgeving, niettegenstaande alles wat op wetenschappelijk evidente wijze in de andere richting wijst. Zoals loodgieters in de stank van rioleringen moeten werken gaan bio-ethici om met de morsige en modderige waarheden die verborgen zitten in de onderbuik van de wereld. Met steriele gedachte-experimenten en van alle complexiteit ontdane argumenten komen we er niet meer. Behalve het denken over structuren en het resoluut omgaan met het rommelige van de wereld hebben bio-ethici en loodgieters ook gemeen dat ze dingen verbinden. Bio-ethici zijn vis noch vlees en als grensfiguren kunnen zij disciplines die anders gescheiden werelden vormen, zoals de menswetenschappen, de biologie en de filosofie, met elkaar verbinden en in gesprek brengen.

Die verfrissende relationaliteit is nadrukkelijk aanwezig in veel aspecten van Mary Midgleys filosofie. Ze schrijft over de relaties met andere disciplines en het belang van de relaties die we onderhouden met ander menselijke en andere-dan-menselijke wezens en de wereld in zijn geheel. Een dergelijk wereldbeeld van verbondenheid is in het westerse filosofische denken misschien niet zo gebruikelijk, maar zit wel diep geworteld in inheemse filosofieën. V. F. Cordova, zelf ook een 'native American' beschrijft de inheemse Amerikaanse filosofie en het bijbehorende wereldbeeld als fundamenteel relationeel. Mensen zijn geen atomistische wezens. Ze zijn integendeel geconnecteerd en staan in een dynamische relatie met hun omgeving die ze beïnvloeden en waardoor ze beïnvloed worden. Hun wereldbeeld doet denken aan de procesfilosofie, een westers concept dat in de filosofische canon lang wat marginaal gebleven is, maar nu in opmars is. De inheemse Amerikaanse filosofie beschrijft het belang van de idee van 'belonging', van samenhorigheid en verbondenheid, van behoren tot en toebehoren aan een plaats. Menselijke wezens hebben in hun gesitueerdheid een specifieke rol te spelen. Ze zorgen voor plaatsen en voor alle schepsels die er thuishoren. Ik denk dat onze huidige zin voor plaats kosmopolitisch is. We zijn schepsels die tot de hele wereld behoren en die wereld beïnvloeden. Wat we doen en ondernemen heeft vergaande gevolgen. Het idee van de inheemse Amerikanen om zorg te dragen voor plaatsen is een krachtige metafoor voor onze relatie met en plicht tegenover het Aardse ecosysteem in zijn geheel. De rol van zorgenden overstijgt de discussies in de milieu-ethiek over antropocentrisme en ecocentrisme en geeft ons menselijke wezens een specifieke taak als specifieke organismen binnen dat ecosysteem.

Het valt me op als significant dat in de 21e-eeuwse wetenschappelijke praktijk de idee van onderlinge verbondenheid van mensen en andere-dan-menselijke organismen, zoals dieren, planten, zwammen en bacteriën gerechtvaardigd is. Dit erkennen impliceert volgens mij ook erkennen dat we rekening moeten houden met die verbindingen als we een leefbare toekomst willen. Zoals de epigenetica heeft aangetoond, maar meer nog zoals blijkt uit recente bevindingen in de microbiologie en de mycologie, moet de verstrengeling van alle levende wezens er ons doen bij stilstaan dat de bio-ethiek nooit alleen over mensen en hun overleving kan gaan. Nieuwe visies binnen de biologie hebben inderdaad aangetoond hoe speelsheid, creativiteit en toevallige ontmoetingen al vanaf het prilste begin deel uitmaken van het leven. Creativiteit zou een vast onderdeel moeten zijn van de methodiek van wetenschappers en filosofen, als we verder willen blijven leven in een leefbare wereld. Bio-ethici kunnen daar als ethici van het leven een belangrijke rol in spelen. Het leven zelf kan ons inspireren met vreugde en de mogelijkheid om ons de toekomst voor te stellen die we zouden willen. We kunnen er helpen toe bijdrage dat die toekomst plaatsvindt door te denken met de problemen en aan te dringen op hoopvolle paden en discoursen. Dat kan nooit het wapenfeit zijn van één discipline alleen. De bio-ethiek als interdisciplinaire bezigheid is een gemeenplaats, maar ik hoop toch de idee van interdisciplinariteit enigszins gestalte te hebben gegeven. We kunnen op een speelse manier omgaan met collega's uit heel wat verschillende disciplines, niet als concurrent of als dienstmeid, maar meedenkend met hen over de wereld en de toekomst ervan.

Bibliografie

Acosta, A. (2012) *Buen Vivir Sumak Kawsay: Una oportunidad para imaginar otros mundos*. Editorial Abya-Yala.

Agar, N. (2008) *Liberal Eugenics: In Defence of Human Enhancement*. John Wiley & Sons.

Ahmed, E. en Hens, K. (2021) "Microbiome in Precision Psychiatry: An Overview of the Ethical Challenges Regarding Microbiome Big Data and Microbiome-Based Interventions," *AJOB Neuroscience*, pp. 1–17. https://doi.org/10.1080/21507740.2021.1958096.

American Psychiatric Association (2013) *Diagnostic and Statistical Manual of Mental Disorders* (DSM-5®). American Psychiatric Pub.

Barad, K. (2007) *Meeting the Universe Halfway: Quantum Physics and the Entanglement of Matter and Meaning*. Duke University Press.

Barnes, E. (2016) *The Minority Body: A Theory of Disability*. Oxford University Press.

Bateson, P. P. G. en Martin, P. (2001) *Design for a Life: How Biology and Psychology Shape Human Behavior*. Simon and Schuster.

Beauchamp, T. L. en Childress, J. F. (1979) *Principles of Biomedical Ethics*. Oxford University Press.

Beck, U., Lash, S. en Wynne, B. (1992) *Risk Society: Towards a New Modernity*. Sage.

de la Bellacasa, M. P. (2017) *Matters of Care: Speculative Ethics in More Than Human Worlds*. University of Minnesota Press.

Benatar, D. (2008) *Better Never to Have Been: The Harm of Coming Into Existence*. Oxford University Press.

Berger, J. (2009) *Why Look at Animals?* London: Penguin.

Biddle, J. B. en Kukla, R. (2017) "The geography of epistemic risk," *Exploring Inductive Risk: Case Studies of Values in Science*. Oxford University Press, pp. 215–235.

Boden, D. en Chan, S. (2022) "Rethinking the Posthuman in Bioethics," in *Bioethics and the Posthumanities*. 1e ed. Routledge, pp. 25–40. https://doi.org/10.4324/9781003020707-4.

Boorse, C. (1975) "On the Distinction between Disease and Illness," *Philosophy & Public Affairs*. Wiley, 5(1), pp. 49–68. http://www.jstor.org/stable/2265020.

Boorse, C. (1977) "Health as a Theoretical Concept," *Philosophy of Science*, 44(4), pp. 542–573.

Boorse, C. (1997) "A Rebuttal on Health," in *Biomedical Ethics Reviews*. Totowa, NJ: Humana Press, pp. 1–134. https://doi.org/10.1007/978-1-59259-451-1_1.

Borinskaya, S. A., Ermolaev, A. I. en Kolchinsky, E. I. (2019) "Lysenkoism Against Genetics: The Meeting of the Lenin All-Union Academy of Agricultural Sciences of August 1948, Its Background, Causes, and Aftermath," *Genetics*, 212(1), pp. 1–12. https://doi.org/10.1534/ genetics.118.301413.

Bosman, A. M. T. (2017) "Disorders Are Reduced Normativity Emerging from the Relationship Between Organisms and Their Environment," in *Parental Responsibility in the Context of Neuroscience and Genetics*. Springer, Cham (International Library of Ethics, Law, and the New Medicine), pp. 35–54. https://link.springer.com/chapter/10.1007/978-3-319-42834-5_3 (Bezocht: 5 april 2018).

Bostrom, N. (2005) "In defense of posthuman dignity," *Bioethics*, 19(3), pp. 202–214. https://doi.org/10.1111/j.1467-8519.2005.00437.x.

Bostrom, N. en Ord, T. (2006) "The Reversal Test: Eliminating Status Quo Bias in Applied Ethics," *Ethics*, 116(4), pp. 656–679. https://doi.org/10.1086/505233.

Bråbäck, L. et al. (2018) "Childhood Asthma and Smoking Exposures before Conception: A Three-Generational Cohort Study," *Pediatric allergy and immunology: official publication of the European Society of Pediatric Allergy and Immunology*, 29(4), pp. 361–368. https://doi.org/10.1111/pai.12883.

Bretz, T. H. (2020) "Discussing Harm Without Harming," *Environmental ethics*, 42(2), pp. 169–187. https://doi.org/10.5840/enviroethics2020111615.

Canguilhem, G. (1989) *The normal and the pathological*. New York: Zone Books.

Canguilhem, G. (2008) *Knowledge of Life*. Fordham University Press. https://books.google.be/books?id=_LXhae-qDscC.

Caplan, A. (2017) "Promise of orld's first head transplant is truly fake news," *Chicago Tribune*, 13 december. https://www.chicagotribune.com/opinion/commentary/ct-perspec-head-transplant-ethics-1215-story.html.

Carson, R. (2002) *Silent Spring*. Houghton Mifflin Harcourt.

Chamovitz, D. (2012) *What a Plant Knows: A Field Guide to the Senses*. Farrar, Straus and Giroux.

Ciurria, M. (2019) *An Intersectional Feminist Theory of Moral Responsibility*. Taylor & Francis Group.

Clare, E. (2017) *Brilliant Imperfection: Grappling with Cure*. Duke University Press.

Cobb, J. B. en Jr. (2015) *Whitehead Word Book: A Glossary with Alphabetical Index to Technical Terms in Process and Reality*. Process Century Press.

Cooper, R. (2002) "Disease," *Studies in History and Philosophy of Science Part C: Studies in History and Philosophy of Biological and Biomedical Sciences*. Elsevier, 33(2), pp. 263–282. https://doi.org/10.1016/S0039-3681(02)00018-3.

Cordova, V. F. (2003) "Ethics: The We and the I," in Waters, A. (ed.) *American Indian Thought. Philosophical Essays*. Hoboken: Wiley-Blackwell, pp. 173–181.

Cordova, V. F. (2007) *How it is: The Native American Philosophy of V.F. Cordova*. University of Arizona Press.

Creighton, H. en Waddington, C. H. (1958) "The Strategy of the Genes," *AIBS Bulletin*, 8(2), p. 49. https://doi.org/10.2307/1291959.

Cross, C. L. (2018) "Ecofeminism and an Ethic of Care: Developing an Eco-jurisprudence," *AA: l'architecture d'aujourd'hui*, 50(1), pp. 28–40. https://doi.org/10.18820/24150479/aa50i1.2.

Daston, L. (2019) *Against Nature*. MIT Press.

Dawkins, R. (2016) *The Selfish Gene*. Oxford University Press.

Daxinger, L. en Whitelaw, E. (2010) "Transgenerational Epigenetic Inheritance: More Questions than Answers," *Genome Research*, 20(12), pp. 1623–1628. https://doi.org/10.1101/gr.106138.110.

De Block, A., Delaere, P. en Hens, K. (2022) "Philosophy of Science Can Prevent Manslaughter," *Journal of Bioethical Inquiry*. Springer Science and Business Media LLC. https://doi.org/10.1007/s11673-022-10198-4.

De Vreese, L. (2017) "How to Proceed in the Disease Concept Debate? A Pragmatic Approach," *The Journal of Medicine and Philosophy*, 42(4), pp. 424–446. https://doi.org/10.1093/jmp/jhx011.

Dehue, T. (2014) *Betere mensen: over gezondheid als keuze en koopwaar*. Atlas Contact, Uitgeverij.

Del Savio, L., Loi, M. en Stupka, E. (2015) "Epigenetics and Future Generations," *Bioethics*, 29(8), pp. 580–587. https://doi.org/10.1111/bioe.12150.

Despret, V. (2016) *What Would Animals Say if We Asked the Right Questions?* University of Minnesota Press.

Di Paolo, E. A. en De Jaegher, H. (2021) "Enactive Ethics: Difference Becoming Participation," *Topoi. An International Review of Philosophy*. https://doi.org/10.1007/s11245-021-09766-x.

Dias, B. G. en Ressler, K. J. (2014) "Parental Olfactory Experience Influences Behavior and Neural Structure in Subsequent Generations," *Nature Neuroscience*, 17(1), pp. 89–96. https://doi.org/10.1038/nn.3594.

Dobson, A. P. et al. (2020) "Ecology and Economics for Pandemic Prevention," *Science*, 369(6502), pp. 379–381. https://doi.org/10.1126/science.abc3189.

Douglas, H. (2000) "Inductive Risk and Values in Science," *Philosophy of Science*, 67(4), pp. 559–579. https://doi.org/10.1086/392855.

Dugatkin, L. A. en Trut, L. (2017) *How to Tame a Fox (and Build a Dog): Visionary Scientists and a Siberian Tale of Jump-Started Evolution*. University of Chicago Press.

Dupras, C., Saulnier, K. M. en Joly, Y. (2019) "Epigenetics, Ethics, Law and Society: A Multidisciplinary Review of Descriptive, Instrumental, Dialectical and Reflexive Analyses," *Social Studies of Science*, 49(5), pp. 785–810. https://doi.org/10.1177/0306312719866007.

Elliott, C. (1999) *A Philosophical Disease: Bioethics, Culture, and Identity*. Psychology Press.

Francione, G. (2012) *Animals, Property & The Law*. Temple University Press.

Frégnac, Y. en Laurent, G. (2014) *Neuroscience: Where is the brain in the Human Brain Project?* https://doi.org/10.1038/513027a.

Fresco, L. O. (2021) *De plantenjager uit Leningrad*. Prometheus.

Fricker, M. (2009) *Epistemic Injustice: Power and the Ethics of Knowing*. Oxford University Press.

Fukuyama, F. (2002) *Our Posthuman Future: Consequences of the Biotechnology Revolution*. 1st ed. New York: Farrar, Straus and Giroux.

Galton, F. (1895) *English Men of Science: Their Nature and Nurture*. D. Appleton.

Garland-Thomson, R. (2012) "The Case for Conserving Disability," *Journal of Bioethical Inquiry*. Springer Verlag, 9(3), pp. 339–355. https://doi.org/10.1007/s11673-012-9380-0.

Gilbert, S. F. (2015) *Ecological Developmental Biology*. Sinauer.

Gilligan, C. (1982) *In a Different Voice: Psychological Theory and Women's Development*. Harvard University Press.

Giroux, E. (2019) "The Individual Relativity of Health and Disease: Personalized Medicine in the Light of Canguilhem's Philosophy of Medicine." https://www.academia.edu/40407055/The_Individual_Relativity_of_Health_and_Disease_Personalized_Medicine_in_the_Light_of_Canguilhems_Philosophy_of_Medicine.

Grosz, E. (2011) *Becoming Undone: Darwinian Reflections on Life, Politics, and Art*. Duke University Press.

Guerrero-Bosagna, C. (2016) "High Type II Error and Interpretation Inconsistencies when Attempting to Refute Transgenerational Epigenetic Inheritance," *Genome Biology*, 17, p. 153. https://doi.org/10.1186/s13059-016-0982-4.

Hacking, I. (1996) "The Looping Effects of Human Kinds," in Sperber, D., Premack, D., and Premack, A. J. (eds) *Causal Cognition.* Oxford University Press, pp. 351–383.

Hacking, I. (2000) *The Social Construction of What?* Harvard University Press.

Hacking, I. (2004) *Historical Ontology.* Harvard University Press.

Hacking, I. (2009) "Humans, Aliens & Autism," *Daedalus,* 138(3), pp. 44–59. https://doi.org/10.1162/daed.2009.138.3.44.

Hacking, I. (2010) "How We Have Been Learning to Talk About Autism: A Role for Stories," in Kittay, E. F. and Carlson, L. (eds) *Cognitive Disability and Its Challenge to Moral Philosophy.* Wiley-Blackwell, pp. 260–278. https://doi.org/10.1002/9781444322781.ch15.

Haraway, D. (1988) "Situated Knowledges: The Science Question in Feminism and the Privilege of Partial Perspective," *Feminist studies: FS,* 14(3), pp. 575–599. https://doi.org/10.2307/3178066.

Haraway, D. (1991) "A Cyborg Manifesto: Science, Technology, and Socialist-Feminism in the Late Twentieth Century," in Simians, Cyborgs and Women: *The Reinvention of Nature.* Routledge, pp. 149–181.

Haraway, D. J. (1997) *Modest—Witness@Second—Millennium.FemaleMan—Meets—OncoMouse: Feminism and Technoscience.* Psychology Press.

Haraway, D. J. (2007) *The Companion Species Manifesto: Dogs, People, and Significant Otherness.* Prickly Paradigm Press.

Haraway, D. J. (2013) *When Species Meet.* University of Minnesota Press.

Haraway, D. J. (2016) *Staying with the Trouble: Making Kin in the Chthuluce*ne. Duke University Press.

Harding, S. (1991) *Whose Science? Whose Knowledge?: Thinking from Women's Lives.* Cornell University Press.

Harding, S. (1995) "'Strong objectivity': A Response to the New Objectivity Question," *Synthese,* 104(3), pp. 331–349. https://doi.org/10.1007/BF01064504.

Harris, J. (2005) "Reproductive Liberty, Disease and Disability," *Reproductive biomedicine online,* 10, pp. 13–16. https://doi.org/10.1016/s1472-6483(10)62197-9.

ten Have, H. A. M. J. (2019) *Wounded Planet: How Declining Biodiversity Endangers Health and How Bioethics Can Help.* JHU Press.

ten Have, H. A. M. J. (2022) *Bizarre Bioethics: Ghosts, Monsters, and Pilgrims.* Johns Hopkins University Press.

Hens, K. (2009) "Ethical Responsibilities Towards Dogs: An Inquiry into the Dog–Human Relationship," *Journal of Agricultural & Environmental Ethics,* 22(1), pp. 3–14. https://doi.org/10.1007/s10806-008-9120-y.

Hens, K. et al. (2019) "Blurring Boundaries. Interviews With PGT Couples About Comprehensive Chromosome Screening," *European Journal of Medical Genetics*, 62(12), p. 103604. https://doi.org/10.1016/j.ejmg.2018.12.009.

Hens, K. (2017) "The Ethics of Postponed Fatherhood," *IJFAB: International Journal of Feminist Approaches to Bioethics*, 10(1), pp. 103–118. https://doi.org/10.3138/ijfab.10.1.103.

Hens, K. (2021) *Towards an Ethics of Autism*. Open Book Publishers. https://doi.org/10.11647/OBP.0261.

Hens, K., Dondorp, W. en de Wert, G. (2015) "A Leap of Faith? An Interview Study With Professionals on the Use of Mitochondrial Replacement to Avoid Transfer of Mitochondrial Diseases," *Human Reproduction*, 30(5), pp. 1256–1262. https://doi.org/10.1093/humrep/dev056.

Hens, K. en Langenberg, R. (2018) *Experiences of Adults Following an Autism Diagnosis*. Springer International Publishing.

Hens, K., Peeters, H. en Dierickx, K. (2016a) "Genetic Testing and Counseling in the Case of an Autism Diagnosis: A Caregivers Perspective," *European Journal of Medical Genetics*, 59(9), pp. 452–458. https://doi.org/10.1016/j.ejmg.2016.08.007.

Hens, K., Peeters, H. en Dierickx, K. (2016b) "Shooting a Moving Target. Researching Autism Genes: An Interview Study with Professionals," *European Journal of Medical Genetics*, 59(1), pp. 32–38. https://doi.org/10.1016/j.ejmg.2015.12.009.

Houri-Zeevi, L. et al. (2021) "Stress resets Ancestral Heritable Small RNA Responses," *eLife*, 10. https://doi.org/10.7554/eLife.65797.

Hummer, R. A. en Hernandez, E. M. (2013) "The Effect of Educational Attainment on Adult Mortality in the United States," *Population bulletin*, 68(1), pp. 1–16. https://www.ncbi.nlm.nih.gov/pubmed/25995521.

IJFAB: International Journal of Feminist Approaches to Bioethics (no date). https://www.ijfab.org/

Jablonka, E. (2016) "Cultural Epigenetics," *The Sociological Review*, 64(1_suppl), pp. 42–60. https://doi.org/10.1111/2059-7932.12012.

Jablonka, E. en Lamb, M. J. (2014) *Evolution in Four Dimensions, revised edition: Genetic, Epigenetic, Behavioral, and Symbolic Variation in the History of Life*. MIT Press.

Johannsen, W. (1911) "The Genotype Conception of Heredity," *The American Naturalist*, 45(531), pp. 129–159.

Johnston, T. D. (1987) "The Persistence of Dichotomies in the Study of Behavioral Development," *Developmental Review: DR*, 7(2), pp. 149–182. https://doi.org/10.1016/0273-2297(87)90011-6.

Jones, K. E. et al. (2008) "Global Trends in Emerging Infectious Diseases," *Nature*, 451(7181), pp. 990–993. https://doi.org/10.1038/nature06536.

Juengst, E. T. et al. (2014) "Serving Epigenetics Before its Time," *Trends in genetics: TIG*, 30(10), pp. 427–429. https://doi.org/10.1016/j.tig.2014.08.001.

Kafer, A. (2013) *Feminist, Queer, Crip*. Indiana University Press.

Kauffman, S. A. (2016) *Humanity in a Creative Universe*. Oxford University Press.

Kauffman, S. A. (2019) *A World Beyond Physics: The Emergence and Evolution of Life*. Oxford University Press.

Kauffman, S. A. (1993) *The Origins of Order: Self-organization and Selection in Evolution*. Oxford University Press.

Keeling, D. M. en Lehman, M. N. (2018) "Posthumanism," in *Oxford Research Encyclopedia of Communication*. https://doi.org/10.1093/acrefore/9780190228613.013.627.

Keller, E. F. (2010) *The Mirage of a Space between Nature and Nurture*. Duke University Press.

Kittay, E. F. (2019) *Learning from My Daughter: The Value and Care of Disabled Minds*. Oxford University Press.

Klosin, A. et al. (2017) "Transgenerational Transmission of Environmental Information in C. Elegans," *Science*, 356(6335), pp. 320–323. https://doi.org/10.1126/science.aah6412.

Kopnina, H. et al. (2018) "Anthropocentrism: More than Just a Misunderstood Problem," *Journal of agricultural & Environmental Ethics*, 31(1), pp. 109–127. https://doi.org/10.1007/s10806-018-9711-1.

Krenak, A. (2020) *Ideas to Postpone the End of the World*. House of Anansi Press Incorporated.

Kvaale, E. P., Haslam, N. en Gottdiener, W. H. (2013) "The 'Side Effects' of Medicalization: A Meta-Analytic Review of How Biogenetic Explanations Affect Stigma," *Clinical Psychology Review*, 33(6), pp. 782–794. https://doi.org/10.1016/j.cpr.2013.06.002.

Lehrman, D. S. (1953) "A Critique of Konrad Lorenz's Theory of Instinctive Behavior," *The Quarterly Review of Biology*, 28(4), pp. 337–363. https://doi.org/10.1086/399858.

Levin, K. et al. (2012) "Overcoming The Tragedy of Super Wicked Problems: Constraining our Future Selves to Ameliorate Global Climate Change," *Policy Sciences*, 45(2), pp. 123–152. https://doi.org/10.1007/s11077-012-9151-0.

Lindemann, H. (2006) *An Invitation to Feminist Ethics*. McGraw-Hill.

Lindemann, H., Verkerk, M. en Walker, M. U. (2008) *Naturalized Bioethics: Toward Responsible Knowing and Practice*. Cambridge University Press.

Linett, M. T. (2020) *Literary Bioethics: Animality, Disability, and the Human.* New York University Press.

Longo, G., Montévil, M. en Kauffman, S. (2012) "No Entailing Laws, but Enablement in the Evolution of the Biosphere," in *Proceedings of the 14th Annual Conference Companion on Genetic and Evolutionary Computation. New York: Association for Computing Machinery (GECCO '12),* pp. 1379–1392. https://doi.org/10.1145/2330784.2330946.

Lugones, M. (1987) "Playfulness, 'World'-Travelling, and Loving Perception," *Hypatia,* 2(2), pp. 3–19.

Ma, Y. et al. (2018) "Help, Hope and Hype: Ethical Considerations of Human Microbiome Research and Applications," *Protein & Cell,* 9(5), pp. 404–415. https://doi.org/10.1007/s13238-018-0537-4.

Maienschein, J. (2000) "Competing Epistemologies and Developmental Biology," in Creath, R. and Maienschein, J. (eds) *Biology and Epistemology.* Cambridge University Press, pp. 122–137. https://philpapers.org/rec/MAICEA.

Margulis, L. (2008) *Symbiotic Planet: A New Look At Evolution.* Basic Books.

Meloni, M. (2016) *Political Biology: Science and Social Values in Human Heredity from Eugenics to Epigenetics.* Springer.

Midgley, M. (1992) "Philosophical Plumbing," *Royal Institute of Philosophy Supplement,* 33, pp. 139–151. https://doi.org/10.1017/S1358246100002319.

Midgley, M. (2004) *The Myths We Live by.* Psychology Press.

Midgley, M. (2018) *What Is Philosophy for?* Bloomsbury Publishing.

Mills, Charles W. en Mills, Charles Wade (1997) *The Racial Contract.* Cornell University Press.

Millum, J. en Emanuel, E. J. (2012) *Global Justice and Bioethics.* Oxford University Press.

Money, N. P. (2021) *Nature Fast and Nature Slow: How Life Works, from Fractions of a Second to Billions of Years.* Reaktion Books.

Moore, D. S. (2003) *The Dependent Gene: The Fallacy of "Nature Vs. Nurture."* Henry Holt & Co.

Moore, G. E. (1993) *Principia Ethica.* Cambridge University Press.

More, M. (1994) "On Becoming Posthuman," *Free Inquiry,* 14(4), pp. 38–41. https://philpapers.org/rec/MOROBP.

Morgan, T. H. (1910) "Sex Limited Inheritance in Drosophila," Science, 32(812), pp. 120–122. https://doi.org/10.1126/science.32.812.120.

Murphy, D. (2021) "Concepts of Disease and Health," *The Stanford Encyclopedia of Philosophy. Spring.* Edited by E. N. Zalta. Metaphysics Research Lab, Stanford University. https://plato.stanford.edu/archives/spr2021/entries/health-disease/.

Naess, A. (1986) "The Deep Ecological Movement: Some Philosophical Aspects," *Philosophical Inquiry*, 8(1/2), pp. 10–31. https://doi.org/10.5840/philinquiry198681/22.

Nakamura, M. et al. (2021) "CRISPR Technologies for Precise Epigenome Editing," *Nature Cell Biology*, 23(1), pp. 11–22. https://doi.org/10.1038/s41556-020-00620-7.

Nelkin, D. en Lindee, M. S. (2004) *The DNA Mystique: The Gene as a Cultural Icon*. University of Michigan.

Noble, D. (2006) *The Music of Life: Biology Beyond the Genome*. Oxford: Oxford University Press.

Ohno, M. en Caughey, A. (2013) "The Role of Noninvasive Prenatal Testing as a Diagnostic Versus a Screening Tool: A Cost-Effectiveness Analysis," *Prenatal Diagnosis*, 33(7), pp. 630–635. https://doi.org/10.1002/pd.4156.

O'Neill, O. (2002) *Autonomy and Trust in Bioethics*. Cambridge University Press.

Oyama, S., Griffiths, P. E. en Gray, R. D. (2003) *Cycles of Contingency: Developmental Systems and Evolution*. MIT Press.

Oyěwùmí, O. (1997) *The Invention of Women: Making an African Sense of Western Gender Discourses*. University of Minnesota Press.

Painter, R. C. et al. (2008) "Transgenerational Effects of Prenatal Exposure to the Dutch Famine on Neonatal Adiposity and Health in Later Life," *BJOG: An International Journal of Obstetrics and Gynaecology*, 115(10), pp. 1243–1249. https://doi.org/10.1111/j.1471-0528.2008.01822.x.

Parfit, D. (1984) *Reasons and Persons*. Oxford University Press.

Perroud, N. et al. (2014) "The Tutsi Genocide and Transgenerational Transmission of Maternal Stress: Epigenetics and Biology of the HPA Axis," *The World Journal of Biological Psychiatry: The Official Journal of the World Federation of Societies of Biological Psychiatry*, 15(4), pp. 334–345. https://doi.org/10.3109/15622975.2013.866693.

Phelan, J. C. (2005) "Geneticization of Deviant Behavior and Consequences for Stigma: The Case of Mental Illness," *Journal of Health and Social Behavior*. 46(4), pp. 307–322. https://doi.org/10.1177/002214650504600401.

Plumwood, V. (2012) *The Eye of the Crocodile*. ANU E Press.

Potter, V. R. (1988) *Global Bioethics: Building on the Leopold Legacy*. Michigan State University Press.

Potter, V. (1971) *Bioethics: Bridge to the Future*. Prentice-Hall.

Pozzer, A. et al. (2020) "Regional and Global Contributions of air Pollution to Risk of Death From COVID-19," *Cardiovascular Research*, 116(14), pp. 2247–2253. https://doi.org/10.1093/cvr/cvaa288.

Prigogine, I. V. en Stengers, I. (1984) *Order Out of Chaos: Man's New Dialogue with Nature*. Bantam Books.

Prigogine, I. en Stengers, I. (1997) *The End of Certainty*. Simon and Schuster.

Railton, P. (1986) "Moral Realism," *The Philosophical Review*. Duke University Press, 95(2), pp. 163–207. https://doi.org/10.2307/2185589.

Rawls, J. (1999) *A Theory of Justice*. Rev. ed. Belknap Press of Harvard University Press.

Reardon, J. et al. (2015) "Science & Justice: The Trouble and the Promise," *Catalyst: Feminism, Theory, Technoscience*, 1(1), pp. 1–49. https://doi.org/10.28968/cftt. v1i1.28817.

Regan, T. (1983) *The Case for Animal Rights*. University of California Press.

Rhodes, R. (2016) "Ethical Issues in Microbiome Research and Medicine," *BMC Medicine*, 14(1), p. 156. https://doi.org/10.1186/s12916-016-0702-7.

Richards, R. J. (1974) "The Innate and the Learned: The Evolution of Konrad Lorenz's Theory of Instinct," *Philosophy of the Social Sciences*, 4(2–3), pp. 111–133. https://doi.org/10.1177/004839317400400201.

Richerson, P. J. en Boyd, R. (2006) *Not by Genes Alone: How Culture Transformed Human Evolution*. 1e ed. University of Chicago Press.

Richie, C. (2019) *Principles of Green Bioethics: Sustainability in Health Care*. Michigan State University Press.

Robles-Matos, N. et al. (2021) "Environmental Exposure to Endocrine Disrupting Chemicals Influences Genomic Imprinting, Growth, and Metabolism," *Genes*, 12(8). https://doi.org/10.3390/genes12081153.

Rockström, J. et al. (2009) "A safe operating space for humanity," *Nature*, 461(7263), pp. 472–475. https://doi.org/10.1038/461472a.

Rogers, W. A. et al. (2022) *The Routledge Handbook of Feminist Bioethics*. Taylor & Francis.

Roy, M.-C., Dupras, C. en Ravitsky, V. (2017) "The Epigenetic Effects of Assisted Reproductive Technologies: Ethical Considerations," *Journal of Developmental Origins of Health and Disease*, 8(4), pp. 436–442. https://doi. org/10.1017/ S2040174417000344.

Russell, W. M. S. en Burch, R. L. (1959) *The Principles of Humane Experimental Technique*. Methuen.

Sands, D. (2022) *Bioethics and the Posthumanities*. Routledge.

Santaló, J. en Berdasco, M. (2022) "Ethical Implications of Epigenetics in the Era of Personalized Medicine," *Clinical Epigenetics*, 14(1), p. 44. https://doi. org/10.1186/s13148-022-01263-1.

Savulescu, J. (2001) "Procreative beneficence: why we should select the best children," *Bioethics*, 15(5–6), pp. 413–426. https://www.ncbi.nlm.nih.gov/pubmed/12058767.

Savulescu, J. en Kahane, G. (2009) "The moral obligation to create children with the best chance of the best life," *Bioethics*, 23, pp. 274–290. https://doi.org/10.1111/j.1467-8519.2008.00687.x.

Schaffner, K. F. (2016) *Behaving: What's Genetic, What's Not, and why Should We Care?* Oxford University Press.

Schaubroeck, K. en Hens, K. (2021) "Pandemic Risk and Standpoint Epistemology: A Matter of Solidarity," *Health Care Analysis: HCA: Journal of Health Philosophy and Policy*. https://doi.org/10.1007/s10728-021-00443-z.

Schick, A. (2016) "Whereto speculative bioethics? Technological visions and future simulations in a science fictional culture," *Medical humanities*, 42(4), pp. 225–231. https://doi.org/10.1136/medhum-2016-010951.

Scully, J. L. (2008) *Disability Bioethics: Moral Bodies, Moral Difference*. Rowman & Littlefield.

Scully, J. L. (2012) "The Convention on the Rights of Persons with Disabilities and Cultural Understandings of Disability," in Anderson, J. and Philips, J. (eds) *Disability and Universal Human Rights: Legal, Ethical and Conceptual Implications of the Convention on the Rights of Persons with Disabilities*. Utrecht: Studie- en informatiecentrum mensenrechten (SIM), pp. 71–83.

Sgreccia, E. (2012) *Personalist Bioethics: Foundations and Applications*. National Catholic Bioethics Center.

Sheldrake, M. (2021) *Entangled Life: How Fungi Make Our Worlds, Change Our Minds & Shape Our Futures*. Random House Publishing Group.

Shepard, P. (1997) *The Others: How Animals Made Us Human*. Island Press.

Skarsaune, S. N., Hanisch, H. en Gjermestad, A. (2021) "Self-Determination: What can we Learn from Persons with Profound Intellectual and Multiple Disabilities?," *Scandinavian Journal of Disability Research: SJDR*. Stockholm University Press, 23(1), pp. 317–327. https://doi.org/10.16993/sjdr.830.

Skinner, M. K. (2014) "Environmental Stress and Epigenetic Transgenerational Inheritance," *BMC Medicine*, 12, p. 153. https://doi.org/10.1186/s12916-014-0153-y.

Snow, C. P. (1993) *The Two Cultures*. Cambridge University Press.

Solnit, R. (2016) *Hope in the Dark: Untold Histories, Wild Possibilities*. Haymarket Books.

Spiel, K. en Gerling, K. (2020) "The Purpose of Play: How HCI Games Research Fails Neurodivergent Populations," *ACM Trans. Comput.-Hum. Interact.*, 1(1).

Stegenga, J. (2018) *Medical Nihilism*. Oxford University Press.

Steinbock, B. (1992) *Life Before Birth: The Moral and Legal Status of Embryos and Fetuses.* Oxford University Press.

Stengers, I. (2005) "The Cosmopolitical Proposal," in Latour, B. and Weibel, P. (eds) *Making Things Public.* MIT Press, pp. 994–1003. https://philpapers.org/rec/STETCP-4.

Stengers, I. (2020) *Réactiver le sens commun: Lecture de Whitehead en temps de débâcle.* La Découverte.

Stramondo, J. A. (2021) "Tragic Choices: Disability, Triage, and Equity Amidst a Global Pandemic," *Journal of Philosophy of Disability*, 1, pp. 201–210. https://doi.org/10.5840/jpd20219206.

Strugatsky, A., Strugatsky, B. en Bormashenko, O. (2012) *Roadside Picnic.* Chicago Review Press.

Tavory, I., Jablonka, E. en Ginsburg, S. (2014) "The reproduction of the social: a developmental system theory approach," in *Scaffolding in Evolution, Culture and Cognition: Vienna Series in Theoretical Biology.* MIT Press, pp. 307–327. https://nyuscholars.nyu.edu/en/publications/the-reproduction-of-the-social-a-developmental-system-theory-appr.

The Lancet (2020) "Facing up to long COVID," *The Lancet*, 396(10266), p. 1861. https://doi.org/10.1016/S0140-6736(20)32662-3.

Tronto, J. C. (2013) *Caring Democracy: Markets, Equality, and Justice.* New York University Press.

Tsing, A. L. (2015) *The Mushroom at the End of the World: On the Possibility of Life in Capitalist Ruins.* Princeton University Press.

Tsing, A. L. et al. (2017) *Arts of Living on a Damaged Planet: Ghosts of the Anthropocene.* University of Minnesota Press.

Tuan, Y.-F. (1984) *Dominance & Affection: The Making of Pets.* Yale University Press.

Van Dooren, T. (2019) *The Wake of Crows: Living and Dying in Shared Worlds.* Columbia University Press.

Van Goidsenhoven, L. en De Schauwer, E. (2020) "Listening beyond words: Swinging together," *Scandinavian Journal of Disability Research: SJDR.* Stockholm University Press, 22(1), pp. 330–339. https://doi.org/10.16993/sjdr.756.

Vanaken (2022) "Cripping vulnerability: A disability bioethics approach to the case of early autism interventions," *Journal for Gender Studies / Tijdschrift voor Genderstudies.* https://doi.org/10.5117/TVGN2022.1.002.VANA.

Varela, F. J., Rosch, E. en Thompson, E. (1992) *The Embodied Mind: Cognitive Science and Human Experience.* MIT Press.

Veldkamp, S. A. M. et al. (2019) "Genetic and Environmental Influences on Different Forms of Bullying Perpetration, Bullying Victimization, and

Their Co-occurrence," *Behavior Genetics*, 49(5), pp. 432–443. https://doi. org/10.1007/s10519-019-09968-5.

Victor, E. en Guidry-Grimes, L. K. (2021) *Applying Nonideal Theory to Bioethics: Living and Dying in a Nonideal World*. Springer International Publishing.

Waddington, C. H. (1944) *Science and Ethics: An Essay*. G. Allen & Unwin.

Watchmen (2008). *Dc Comics*.

Wee, M. (2022) "Therapy, Enhancement, and the Social Model of Disability," in *Bioethics and the Posthumanities*. 1st ed. Routledge, pp. 15–24. https://doi. org/10.4324/9781003020707-3.

Wessel, A. (2009) "What is epigenesis? or Gene's Place in Development," *human_ ontogenetics*. Wiley, 3(2), pp. 35–37. https://doi.org/10.1002/huon.200900008.

Whitehead, A. N. (1967) *Science and the Modern World*. Simon and Schuster.

Whitehead, A. N. (2010) *Process and Reality*. Simon and Schuster.

Whitehead, A. N. en Price, L. (2001) *Dialogues of Alfred North Whitehead*. David R. Godine Publisher.

Whitehead, A. N. en Russell, B. (1927) *Principia Mathematica*. Cambridge University Press.

Whitelaw, E. (2015) "Disputing Lamarckian epigenetic inheritance in mammals," *Genome Biology*, 16, p. 60. https://doi.org/10.1186/s13059-015-0626-0.

Whyte, K. en Cuomo, C. J. (2016) "Ethics of Caring in Environmental Ethics: Indigenous and Feminist Philosophies." https://papers.ssrn.com/ abstract=2770065 (Bezocht: 9 maart 2022).

Wieseler, C. (2020) "Epistemic oppression and ableism in bioethics," *Hypatia*, 35(4), pp. 714–732. https://doi.org/10.1017/hyp.2020.38.

Wilson, E. A. (2015) *Gut Feminism*. Duke University Press.

Young, I. M. (2011) *Responsibility for Justice*. Oxford University Press.

Zylinska, J. (2009) *Bioethics in the Age of New Media*. MIT Press.

Index

aangrenzende mogelijkheid 107
aarde 5, 119
ADHD 98–99, 134, 142, 145, 147, 155, 190, 209
Agar, Nicholas 151, 257
agential cut 113
agentieel realisme 112
Alexander, Benita 20
Alzheimer 22
Antropoceen 15
archimedisch 8
Arendt, Hannah 206
artificiële intelligentie 22, 46
autisme 11, 31, 40, 44–45, 96, 98–99, 109, 112–113, 140, 168–171, 173, 175, 209, 213, 220, 222, 231–234
autonomie 2–3, 8, 141, 151, 189–190, 192, 227–229, 237, 239

bacteriën 119–120, 161, 255
Barad, Karen 90, 94, 107, 110–112, 122, 205–207, 234, 257
Barnes, Elizabeth 140, 185, 257
Bartaku vii, 16, 74, 79, 126, 161, 178, 252
Bateson, Patrick 30
Beauchamp en Childress 2
Beck, Ulrich 216, 218–220, 230, 257
Berdasco, María 181, 266
Berger, John 241, 257
Biddle, Justin 221, 257
biodiversiteit 131, 157, 175, 181, 195
biologische normativiteit 144
Bishop, Jeffrey P. 23
blauwdruk 33, 37, 51, 158, 199
Boden, David 155–156
Bohr, Niels 111
Boorse, Christopher 136–137, 144, 258
Bosman, Anna 145–146, 258
Bostrom, Nick 153, 258
Bretz, Thomas H. 184–186, 258
Brocher stichting 66
Bubandt, Nils 1

Burch, R.L. 242, 266

Canavero, Sergio 22
Canguilhem, Georges 12, 125, 132, 142–145, 155, 159, 163, 181, 186, 203, 233, 258, 260
Caplan, Arthur 22, 258
Carson, Rachel 4, 182, 258
Cartesiaans 239
C. Elegans 54–55, 263
Chamovitz, David 238, 258
Chan, Sarah 155–156
Chthulucene 249, 261
Ciurria, Mich 203–204, 258
Clare, Eli 184–186, 259
concreetheid 95–96
Cooper, Rachel 137, 259
Cordova, V. F. 75, 123, 195–196, 205, 251, 255, 259
COVID-19 1, 23, 29–30, 66, 133, 135, 138, 155, 171, 179, 181, 185, 207, 219, 230, 265
creativiteit ix, 4, 11, 13, 63, 77–78, 94, 101–102, 104–107, 109, 122, 127, 142, 199, 205, 256
Crick, Francis 36–37
CRISPR/Cas9 67, 90, 148, 158
cui bono 210, 244
culturele epigenetica 60
Cuomo, Chris 195, 269

Darwin, Charles 33, 49
Daston, Lorraine 82, 259
Dawkins, Richard 25, 37, 51, 259
DDT (dichloordifenyltrichloorethaan) 66
De Beauvoir, Simone 154
De Block, Andreas 20, 137, 259
Dehue, Trudy 99, 259
De Jaegher, Hanne 86, 259
Delaere, Pierre 20–21, 23, 259
Deleuze, Gilles 146, 173
Descartes, René 239

Desmet, Ronny 91
Despret, Vinciane 243, 259
Developmental origins of health and
    disease (DOHaD) 64
Developmental Systems Theory (DST) 72
De Vreese, Leen 138, 259
*Diagnostic and Statistical Manual of
    Mental Disorders (DSM)* 99, 257
dieren 34, 55, 93, 119, 167, 185, 209, 237,
    239, 241–243, 246–247, 255
dierenethiek 13, 239–240
dierenexperimenten 241
Di Paulo, Ezequiel 86
diplomaat 172–175
DNA 36–37, 40, 43–45, 48, 50–53, 56, 67,
    71, 80, 96, 120–121, 185, 217–218,
    265
dood 21, 60, 72, 153, 159, 185, 209, 232,
    239, 244, 246, 249
Dostojevski, Fjodor 173
Douglas, Heather 167, 260
drieouderbaby 68
Dupras, Charles 64, 66, 260, 266
dynamisch nominalisme 109

ebola 131
ecologische rechtvaardigheid 2, 131,
    184–187, 195
elektron 93–94, 111
Elliott, Carl 189, 260
Emanuel, Ezekiel J. 7, 264
embryo 5, 27, 66–68, 70, 72, 85, 90, 102,
    105, 114, 130, 134, 147, 149–151,
    156, 167, 186, 216–217, 227–228,
    232
Engelhardt, H. Tristam 23
enhancement 131, 134, 152, 155
epigenese 33–34, 49, 59, 73, 232
epigenetica 33–34, 47–50, 54, 56, 59,
    62–64, 71–72, 77, 89, 94, 118, 146,
    181, 219, 231–232, 255
Epistemic Injustice 167, 260
epistemische onderdrukking 168
epistemische onrechtvaardigheid 167
epistemische uitbuiting 168
epistemisch imperialisme 168–169
epistemisch risico 221
erfelijkheid 36–38, 96

ervaring 55, 72, 93, 95, 103, 112, 114,
    123, 125, 138–139, 145, 169, 171,
    181, 233, 238
ethico-onto-epistemologie 111, 113, 205
ethisch naturalisme 84
ethisch niet-naturalisme 84
Europese Commissie 22
evenwicht 104

feitelijke gelegenheid 89, 92–93
filosofie van de biologie 11
Foot, Philippa 216
fragiele-X-syndroom 44
Francione, Gary 83, 260
Franklin, Rosalind 36–37
Fricker, Miranda 167–168, 260
fronetisch risico 221
Fukuyama, Francis 158, 260
fungi 117

Gaia 177
Galton, Francis 33, 41, 260
Gan, Elaine 1
Garland-Thomson, Rosemarie 7, 187,
    260
GATTACA 101, 105
geesteswetenschappen ix, 140
genen 11, 17, 19, 24–25, 27, 30–43, 45,
    47, 49–54, 56, 59–60, 63, 65,
    67–68, 71–72, 85, 89, 96, 112, 114,
    118–121, 123, 127, 134, 147–148,
    151–152, 158, 165, 218, 231–232,
    234, 254
genexpressie 34, 48, 52–54, 57, 60, 232
Genoombrede methyleringsanalyse 53
Georgetown University 129
Gerling, Kathrin 209–210, 267
gesitueerde kennis 3, 6–8, 12, 123, 163,
    170, 199–200
Getuigenisonrecht 167
Gilligan, Carol 192, 260
Ginsburg, Simona 60–61, 154, 268
globale noorden 152
globale opwarming 2, 219
globale zuiden 200
Global North 3
God 25, 40, 91, 94, 201
god trick 163
Graeber, David 183

Grosz, Elizabeth 133, 146, 260
Guattari, Félix 146

Hacking, Ian 107, 109–110, 113, 234, 261
handicap 113, 139, 141–142, 167–168, 170, 174, 181, 183–187, 203, 222, 224–226, 228–229
handicapparadox 141
Haraway, Donna 6
Harding, Sandra 165–166, 261
Haslanger, Sally 203
Hastings Institute 129
Heisenberg, Werner 111
Heraclitus 92
hermeneutische onwetendheid 168
hermeneutisch onrecht 168
het goede doen 2–3, 190, 237, 239
historiciteit 73, 102, 112, 122
HIV 67, 148–149, 156, 216
horzel 11
Human Brain Project 21, 23, 260
humanities 140, 267
hybridisme 142

ideale theorie 201–202
idioot 173, 175
intelligentie 22, 31, 33, 35, 38, 41, 75, 91, 154, 156–157, 218, 232
interdisciplinariteit 235
intra-actie 111–112
in-vitro fertilisatie (IVF) 106, 147–148
IQ 31, 101, 105, 149, 151, 153
Ishiguro, Kazuo 209

Jablonka, Eva 48, 50, 60–61, 154, 262, 268
Jiankui, He 67, 149, 216
Johannsen, Wilhelm 36, 262
Johnston, Timothy D. 32, 262
Joly, Yann 64, 260
Joods-Orthodox 61
Juengst, Eric 63, 263

Kabasenche, William P. 66
Kakadu National Park 238
kanalisatie 50
Karolinska-instituut 20
katholieke kerk 65

Kauffman, Stuart 9, 11, 90, 94, 103, 107–110, 201–202, 231, 263–264
Keeling en Lehman 160
Kittay, Eva 141, 193, 261, 263
Klosin, Adam 54, 263
Kojima, Hideo 245, 249
Krenak, Ailton 15, 263
kritisch posthumanisme 159
Kukla, Quill 221, 257
kunst 16, 75, 106, 109, 145, 178, 235, 252

Lamarck, Jean-Baptiste 51
Lamb, Marion J. 48, 50, 262
Latour, Bruno 113, 234, 268
Lehrman, Daniel 34, 263
Lemoine, Maël 137–138
Levinas, Emmanuel 6
Levin, Kelly 8
Lindee, Susan 40, 265
Lindemann, Hilde 7–8, 192, 263
Linett, Maren 208–209, 264
literatuur 2, 12, 72, 106, 109, 118, 134, 138, 140, 154, 170, 183–184, 208, 226, 232
loodgieterij 25–27, 254
Lorenz, Konrad 34, 83, 263, 266
luddieten 21
Lugones, Maria 248, 264
Lysenko, Trofim 41

Macchiarini, Paulo 19–21, 23, 72
Margulis, Lynn 9, 119–120, 122, 264
Markram, Henry 22
Mars 201
Martin, Paul 30, 41, 257
matsutakezwam 117
Maxwell, James Clerk 92
Mead, Margaret 4
Meloni, Maurizio 42, 264
Mendel, Gregor 37, 51
mens-computerinteractie 209
menswetenschappen 2, 4, 9, 25, 81, 103, 105, 179, 210, 235, 253–254
methylering 48, 53, 56
microarray-analysetechnieken 48
microben 15–16, 120, 126, 193
microbioom 47, 118, 159, 232
microRNA 53
Midgley, Mary 25–27, 204, 254, 264

milieu 2–3, 16, 41, 53, 59, 63, 65, 73, 118,
    127, 129, 131, 143, 146, 156–157,
    160, 179, 181, 184, 186–187,
    193–195, 199, 255
milieucrisis 94, 201, 239
milieuethiek 7, 127, 129–130, 146, 181,
    194–195, 253
Mills, Charles 7, 202, 264
Millum, Joseph 7, 264
minderheidslichaam 140
mitochondria 68, 120
moderne synthese 15, 36, 49, 51, 231
Money, Nicholas P. 243, 264
Moore, David S. 38
Moore, G. E. 84
More, Max 153
Morgan, Thomas 36
mucoviscidose 42, 148–149

Naess, Arne 194
Native American 123, 259
naturalisme 8, 85, 142, 146, 242
nature vs. nurture 27, 30–31, 77
nazi 151
ncRNA-spectrum 56
Nederlandse hongerwinter 55
Nelkin, Dorothee 40, 265
neodarwinisme 119
neurodivergentie 209
neurofibromatose 42
Newtoniaans 103, 107
niet-ergodisch 108
niet-ideale theorie 203
niet-identiteitsprobleem 65–66, 69, 71
nieuw materialisme 113
Nobelprijs 102
Noble, Dennis 40, 265
normativisme 142
numerieke identiteit 70–72

Oekraïne 179
Okholm, Simon 137
OncoMouse 244, 261
onderzoeksethiek 3, 20, 23, 149
O'Neill, Onora 9, 265
ontwikkelingsperspectief 49, 72, 89, 94
onzekerheid 11, 89, 104, 106, 111, 143,
    208, 213, 220, 230, 253–254
Oyĕwùmí, Oyèrónké 123, 265

pandemie 1, 23, 29, 101–102, 110, 119,
    127, 131, 133, 141, 152, 156, 171,
    179, 181, 185, 187, 193, 207, 219,
    230, 245, 253–254
Parfit, Derek 65, 69–70, 265
pathologie 12, 137, 142–145, 155, 160,
    179, 181, 203
Pellegrino, Edmund D. 23
pijl van de tijd 93, 103–105
plasticiteit 50
pleistoceen 83
Plumwood, Val 238–241, 265
Polhaus, Gaile 168
politiek 8, 41, 165–166, 174, 194, 229
populatiegenetica 38
posthumanisme 8, 117, 150, 159
poststructuralisme 110
Potter, Van Rensselaer ix, 3–9, 17, 19,
    75, 77, 80–82, 85, 96, 102, 127,
    129–131, 139, 181–182, 192,
    199–200, 253–254, 265
preformatie 33, 49
prehensie 93
preventieve geneeskunde 134, 155
Prigogine, Ilya 90, 102–109, 122, 266
principes 130
procesfilosofie 8–9, 11–12, 92, 117, 179,
    255
procreatieve beneficiëntie 130, 151
PTSD 57
Puig de la Bellacasa, Maria 194, 207
pythagorees 107

Railton,Peter 84, 266
Ravitsky, Vardit 66, 266
Rawls, John 201–202, 215, 266
Reardon, Jenny 202, 266
rechtvaardigheid 3, 7–8, 131, 170, 189,
    201–202, 206, 215, 229, 237,
    239–240
reflectief equilibrium 202
Regan, Tom 83
reïficatie 98–99
representationalisme 111–112
reproductieve autonomie 130, 227
response-ability 206–207
Richerson en Boyd 60
Richie, Cristina 181, 266

risico 2, 13, 19, 21–23, 29, 35, 44, 48, 56, 67–68, 91, 106, 121, 149, 166–167, 196, 215–225, 227–230
Risico 215, 219, 222
RNA 51, 53, 262
Romito 2 183
Rose, Nicolas 113
Roy, M.C. 66, 266
Russell, Bertrand 92, 269
Russell, W;M.S. 266
Russell, W/M.S. 242

Sands, Danielle 159, 266
Sanger-sequencing 48
Santaló, Josep 181, 266
Saulnier, Katie Michelle 64, 260
Savulescu, Julian 69, 151, 217, 267
Schaffner, Kenneth F. 37, 267
Schick, Ari 101, 105–106, 267
Scully, Jackie Leach 7, 141, 267
Sgreccia, Elio 242, 267
Sheldrake, Merlin 117, 267
Shepard, Paul 83, 267
Skinner, Michael K. 56, 66, 267
Snow, C.P. 3, 267
Socrates 25
Solnit, Rebecca 208, 267
soort-specifiek functioneren 136
Sovjet-Unie 41
speculatieve bio-ethiek 5, 101
speelsheid 13, 248, 256

Spiel, Katta 209–210, 267
stadia in de morele ontwikkeling van Kohlberg 192
Stadlbauer, Christina iv, vii, x, 76, 197, 212
standpuntepistemologie 170, 213
Stanford Encyclopaedia of Philosophy 91, 135
Star, Susan Leigh 244
Stegenga, Jacob 135, 137–138, 267
Stengers, Isabelle 8, 90, 94, 102–109, 122, 172–175, 206, 266, 268
Steunpunt Adoptie 32
Stramondo, Joseph A. 141–142, 268
Swanson, Heather 1
symbiogenese 15
symbiose 15, 47, 120

sympoiesis 15, 206
syndroom van Down 222–229
systeembiologie 47, 107, 159

Tavory, Iddo 60–61, 268
technologie 6, 85, 90, 102, 110, 117, 126, 139, 148–149, 153, 155, 157–159, 166, 190, 210, 215, 217–218, 246–247, 250
ten Have, Henk 2–3, 5, 7, 131, 261
Theory of Mind 235
transgenerationeel 62
Tremain, Shelley 142
trisomie-21 222, 229
trolleyprobleem 216
Tronto, Joan 193–194, 268
Tsing, Anna 1, 117, 249, 268
Tsjernobyl 218
Tuan, Yi-Fu 83, 268
Twain, Mark 38
twee culturen ix, 3, 109

Utilitarisme 201
utopisch 174, 217, 253

vaccin 29–30
validisme 29, 140–141, 167, 169, 185–187
valkuil van de misplaatste concreetheid 98
van der Weele, Cor 72
Van Dooren, Thom 206, 268
Van Goidsenhoven, Leni 235, 268
Varela, Francisco 60, 268
VCOK (Vormingscentrum Opvoeding en Kinderopvang) 32
verantwoordelijkheid 1, 6, 43, 62, 64, 71, 112, 135, 181–183, 189, 195, 199–200, 202, 220, 245–246, 250
Verkerk, Marian 7–8, 263
verlichting 153, 244
vervuiling 146, 182, 184–185, 187
verwevenheid 7–8, 15, 17, 73, 112, 118, 145, 181, 186, 194
videogame 213, 245
volledige-genoomsequencing 48
voorzorgsprincipe 215

Waddington, Conrad 50, 59, 61, 81, 94, 259, 269

Walker, Margaret Urban 7–8, 263
Wastell, David 64
Watson, James 36–37
Wee, Michael 155
Wengrow, David 183
Wereldgezondheidsorganisatie 133
wetenschapsfilosofie 11, 23–25, 77, 102
Whitehead, Alfred North 11, 90–96, 98,
    102, 108, 122, 201, 259, 268–269
White, Susan 64
Whyte, Kyle Powys 195, 269
Wieseler, Christine 154, 167–169, 269
Wilson, Elizabeth 159

Wolff, C.F. 49
Woolf, Virginia 206
world-making 9

Yonghui, Ma 119
Yorùbá 123
Young, Iris Marion 202, 269

ziekteconcept 12, 137
ziekte van Huntington 42
zorgethiek 86, 179, 191–193, 195, 215,
    237
Zylinska, Joanna 6–8, 269

Over het team

Alessandra Tosi was de hoofdredacteur voor dit boek.

Luk Vanrespaille vertaalde het boek van het Engels naar het Nederlands.

Jeevanjot Nagpal ontwierp de omslag. De omslag is gemaakt in InDesign met het Fontin-lettertype.

Cameron Craig zette het boek in InDesign en produceerde de paperback en hardbackedities. Het lettertype van de tekst is Tex Gyre Pagella; het lettertype van de koptekst is Californian FB.

Cameron heeft de EPUB, PDF, HTML en XML edities geproduceerd. De conversie werd uitgevoerd met open source software zoals pandoc (https://pandoc.org/) gemaakt door John MacFarlane en andere tools die vrij beschikbaar zijn op onze GitHub-pagina (https://github.com/OpenBookPublishers).

Dit boek hoeft hier niet te eindigen...

Deel

Al onze boeken - inclusief het boek dat je zojuist hebt gelezen - zijn gratis toegankelijk online, zodat studenten, onderzoekers en het mensen uit het brede publiek die zich geen gedrukte editie kunnen veroorloven toegang hebben tot dezelfde ideeën. Deze titel zal online toegankelijk zijn voor honderden lezers per maand over de hele wereld: waarom niet de link delen zodat iemand die je kent een van hen is?

Dit boek en aanvullende inhoud is beschikbaar op:
https://doi.org/10.11647/OBP.0370

Doneer

Open Book Publishers is een bekroonde, door wetenschappers geleide pers zonder winstoogmerk.

We willen kennis vrij beschikbaar maken, boek voor boek. We brengen auteurs geen kosten in rekening om bij ons te publiceren: in plaats daarvan wordt ons werk ondersteund door onze bibliotheekleden en door donaties van mensen die vinden dat onderzoek niet ontoegankelijk mag gemaakt worden achter betaalmuren.

Je kan ons helpen bij onze missie door ons te steunen:
https://www.openbookpublishers.com/support-us

Volgen @OpenBookPublish

Lees meer bij Open Book Publishers BLOG

Je bent misschien ook geïnteresseerd in

Towards an Ethics of Autism
A Philosophical Exploration
Kristien Hens

https://doi.org/10.11647/OBP.0261

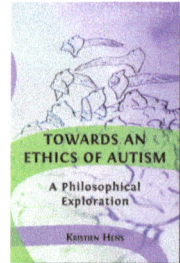

Foundations for Moral Relativism
Second Expanded Edition
J. David Velleman

https://doi.org/10.11647/OBP.0086

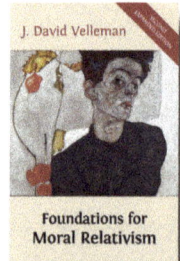

Human Cultures through the Scientific Lens
Essays in Evolutionary Cognitive Anthropology
Pascal Boyer

https://doi.org/10.11647/OBP.0257

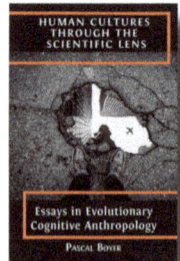

www.ingramcontent.com/pod-product-compliance
Lightning Source LLC
Chambersburg PA
CBHW040147270326
41929CB00025B/3411